2007, Sylvia Kunert <Warum gehen Männer wirklich fremd?>

Herstellung und Verlag:
Books on Demand GmbH, Norderstedt
ISBN: 978-3-8370-0169-3

Über die Autorin:
Die gebürtige Nürnbergerin ist ledig und arbeitet seit vielen Jahren als Radio- und TV Moderatorin (u.a. ZDF/3sat, Radio GONG, Radio Franken). 2002 erschien ihr erstes Buch <Traumberufe in den Medien> (mvg-Verlag). Mehr über die sympathische Journalistin gibt's unter www.sylvia-kunert.de

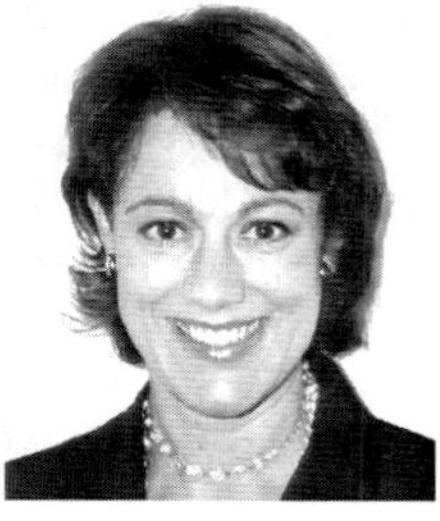

Danksagung:

Danke an meine Musen und Freundinnen Miriam, Manuela, Juliane, Jutta, Claudia, Tanja, Elke und Brigitte, die mich bei diesem Buch inspiriert und unterstützt haben. Ein dickes Bussi und ein großes Dankeschön geht auch an all die Männer, die den Mädels-Fragenkatalog so ehrlich beantwortet haben!
Ein spezielles Dankeschön geht an Tom Röthlingshöfer (PC-Feuerwehr) und Michael Will (Agentur Sitekick). Ein dickes, dickes Dankeschön an Helmut Föttinger für das Überarbeiten des Manuskripts, Design und Grafik. Extradank gebührt dem Damen-Lektorat M. Scholz und M. Haberkorn, ohne die es das Buch nicht in dieser Form gäbe. Und nicht zu vergessen Anja Seidel und Michi Lein, die mir genügend Freiraum verschafft haben, damit ich genug Zeit für die Schreiberei hatte.

„Liebe ist die Gabe, einen Menschen so zu sehen, wie er nicht ist“

(Zitat einer Unbekannten)

Kapitel 1	Aller Laster Anfang
Kapitel 2	Meet Beverly!
Kapitel 3	Geht’s wirklich nur um Sex?
Kapitel 4	Das Schweigen der Männer/ Happy wife, happy life
Kapitel 5	Widersprüche in Zahlen
Kapitel 6	Drei sind eine zu viel/Alles was Recht ist
Kapitel 7	Je oller, desto toller
Kapitel 8	Mc Sex und die gekaufte Lust
Kapitel 9	Und Männer ticken wirklich anders...
Kapitel 10	Der Elternführerschein und die Schubladenmänner
Kapitel 11	Fremdgehen als ultimatives Kompliment?
Kapitel 12	Silikon gegen Leder
Kapitel 13	Gibt es Fremdgeh-Wetter?
Kapitel 14	Der Handy-Depp

Kapitel 15	Der notorische Betrüger: Schwein oder arme Sau?
Kapitel 16	E-Mail für mich
Kapitel 17	Germany´s next Top-Moppel
Kapitel 18	Ein Mann wird einsichtig
Kapitel 19	Das Geheimnis der perfekten Beziehung?
Kapitel 20	Männer suchen Liebe
Kapitel 21	Fremdgehen ist toll für die Beziehung
Kapitel 22	Mann ohne Mumm und schwache Spermien
Kapitel 23	Fast alle gehen jagen – es lebe der Partnerklau!
Kapitel 24	Unbewiesene Theorien in Sachen Seitensprung
Kapitel 25	Probieren ist besser als Frustrieren
Kapitel 26	Nie mehr Sex mit dem Ex!
Kapitel 27	Herz-Sex contra Bauch-Sex
Kapitel 28	Sex-Entzug oder Frauen sind dumm
Kapitel 29	Der geschenkte Mann
Kapitel 30	Sex mit dem Ex ist auch keine Lösung

Vorwort

Jeder Mann könnte ein Fremdgeher sein – auch Ihrer! Nein? Doch! Oder hätten Sie gewusst, dass die meisten Männer, die beim Liebesspiel einen Herzinfarkt erleiden, sich zu diesem Zeitpunkt n i c h t im Bett ihrer Ehefrau oder Lebensgefährtin befinden?

Dass jeder zweite Mann mehrmals täglich an Sex denkt? Einfach so. Aber deswegen geht noch lange nicht jeder zweite Mann fremd. Was also ist es, das manche Männer treu sein lässt und andere zum Seitensprung treibt? Was ist mit dem Klischee vom armen Mann, den die Evolution zu einem willenlosen Samenverstreuer zur Verbreitung der eigenen Gene gemacht hat? Mythos oder Wahrheit? Wo beginnt ein Seitensprung überhaupt – nach Ansicht eines Mannes? Erinnern wir uns doch mal an den ehemaligen US-Präsidenten Bill Clinton, der tapfer bis zuletzt behauptete, mit <dieser Frau (Monica Lewinksy) keinen Sex> gehabt zu haben. Die Praktikantin selbst, seine Frau Hillary und die meisten anderen Menschen sahen das irgendwie anders.

Vielleicht ist also alles nur ein Kommunikationsproblem zwischen Männern und Frauen? Wenn ein einstmals treuer, braver Mann zum alles rammelnden Kaninchen mutiert, nachdem er mehrmals von einer Frau belogen und betrogen wurde – gut, da wird selbst die Strengste unter uns ein gewisses Maß an Verständnis aufbringen. Was aber ist mit den anderen Männern? Denen, die eine bildhübsche Partnerin, eventuell süße Kinder, ein gemütliches Zuhause und regelmäßigen Sex haben? Also Männer, die keine Enttäuschung als Ausrede vorweisen können. Warum riskieren die ein perfektes Leben für eine heiße Nacht (oder zwei oder drei heiße Nächte, sei´s drum)? Wieso passieren laut Statistik die meisten Seitensprünge in der Anfangsphase einer Beziehung?

Wenn FRAU das verstehen kann, könnte sie es ja vielleicht auch verhindern und damit sich, dem Mann und der Zweitfrau so einiges ersparen. Allerhöchste Zeit also, herauszufinden, weshalb Männer wirklich fremdgehen, wie wir es merken und ob und wie wir es verhindern können! In gut 2 Jahren Vorbereitung für dieses Buch konnte ich eine Menge interessanter Statements und unglaubliche Meinungen zusammentragen. Das Resultat meiner intensiven Recherche findet sich in nachfolgender Geschichte.

Liebe unbekannte Leserin! Vielleicht fragen Sie sich, weshalb ich eine Geschichte und keinen Ratgeber schreibe. Ganz einfach:

1. Weil ich mir nicht anmaße, anderen Menschen einen Rat geben zu können, wenn es um so etwas Persönliches wie eine Liebesbeziehung geht und

2 .um die Privatsphäre meiner Quellen zu schützen und um deren Geschichten so authentisch und unterhaltsam wie möglich erzählen zu können. Um das zu gewährleisten, habe ich die Fakten und Interviews mit fiktiven Rahmenbedingungen und erfundenen Namen zu einer Geschichte verarbeitet. Diese ist übrigens nicht autobiografisch und Ähnlichkeiten mit lebenden Personen sind selbstverständlich rein zufällig.

Männer haben ein Hirn und einen Penis, aber nur so viel Blut, dass nur eines von beiden funktioniert"

(Robin Williams, amerik. Schauspieler)

Kapitel 1 Aller Laster Anfang

Traummann weg. Traumjob futsch.

Wie konnte das nur passieren? Und wieso ausgerechnet mir? Warum nur habe ich meine innere Stimme ignoriert? Diese mahnende Stimme, die Karl vom ersten Augenblick an als das entlarvt hat, was er ist: ein gedankenloses Weichei. Eine weniger nette Frau würde sagen: ein Riesenarsch.

Allerdings ein sehr knackiger. Irgendwie auch liebenswert. In gewisser Weise sogar ein Seelenverwandter. Und der Sex war grandios. Karl ist mein Traummann. Und sogar treu! Leider nur sich selbst.

Das ist blöd, denn ich hielt ihn für den Mann meines Lebens. Wahrscheinlich macht Liebe wirklich blind. Ja, das muss es sein, denn Mr. Germany ist Karlchen nun nicht unbedingt. Schon attraktiv mit seinen hellen Augen, dem hellbraunen nicht allzu kurzem Haar. Männlich mit diesem kantigen Kinn. Immer sehr gepflegt, Figur für sein Alter verdammt gut in Schuss, aber eben kein Adonis.

Aber welche Frau wäre so oberflächlich und schaut auf solche Dinge? Eben. Die inneren Werte zählen! Und außerdem hat er für mich das gewisse Etwas. Genau genommen eben nicht nur für mich. Das ist das Problem... Warum kann das wahre Leben kein Märchen sein? Dann hätte ich vielleicht einen gestiefelten Kater, der mir nicht nur Reichtümer und Ländereien, sondern auch noch meinen Traumprinzen organisieren würde und keinen schnurrenden Macho-Mitbewohner, der es mit jedem Mann in Sachen Brusthaar, Mundgeruch, Rülpsen und Dauerbedürfnis nach Fressen und Schlafen locker aufnehmen kann. Nein, mein Stubentiger ist wirklich kein Zauberkater. Und es wird auch kein Prinz aus ihm, egal, wie oft ich ihn küsse. Aber ich will nicht undankbar sein. Wenigstens weiß er, wo er hingehört.

Jetzt sitzt Baghira mit seiner besseren Hälfte, der dicken Helena, allein daheim in Nürnberg. Denn ich, Frauchen, bin unterwegs nach Hamburg. Der Reisezweck? Sicherstellen, dass wir drei auch künftig genug Geld für leckeres Fressi und weitere schöne Dinge des Lebens haben.

Es war wirklich nicht sonderlich clever von mir, mich ausgerechnet in meinen Geschäftspartner zu verlieben. Jetzt bin ich nicht nur unbemannt sondern auch noch ohne Job. Alles, was mir bleibt, ist, aus meinem Schicksal wenigstens Kapital zu schlagen. Wobei- das klingt ein wenig negativ. Sagen wir lieber: Ich erarbeite mir meine verdiente Abfindung. Oder Schmerzensgeld? Wie auch immer- ich bin ja nicht die einzige Frau auf der Welt, die von einem Mann enttäuscht wurde. Was also liegt näher, herauszufinden, warum Männer so sein können und die Ergebnisse meiner Recherche den Frauen dieses Landes mittels einer Kolumne im <Clever Women>- Magazin kundzutun?! Geteiltes Leid ist halbes Leid und wenn ich fürs Jammern sogar noch bezahlt würde... Die Idee ist da, nun muss ich nur noch die Herausgeber des Blattes davon überzeugen. Die Tatsache, dass ich – auf Einladung des Sauer-Verlages - im Zug nach Hamburg sitze, lässt mich hoffen. Das gleichmäßige Rattern des ICE hat etwas Beruhigendes. Gut so, denn sonst würde mein Kopf vom vielen Nachdenken wahrscheinlich zerplatzen. Auch, wenn Karls

Ende nun schon einige Zeit zurückliegt, tut es immer noch weh. Oder besser – immer wieder weh. Manchmal gibt es Tage, da denke ich kaum an ihn. Fühle mich frei und richtig gut. Dann wieder...ganz plötzlich überrollt mich eine Welle von Liebeskummer pur. Und ich kann nichts dagegen tun. Nur nach vorne schauen. Hoffen, dass die Traurigkeit eines Tages vollständig verschwunden sein wird. Verdrängen bringt nicht viel. Es ist besser, sich der Sache zu stellen. Sie zu verarbeiten. Sie zu verstehen. Damit es nicht noch mal passiert. Die Ratgeber zum Thema <Mann/Frau> füllen ganze Abteilungen in den Buchläden. Wie dumm, dass sie einen nicht wirklich weiterbringen. Mich jedenfalls nicht. Psychologische Vermutungen und Tipps von studierten Analytikern sind bestimmt hilfreich, aber – was denkt und fühlt der ganz normale Mann in meinem Leben? Wieso geht er fremd? Warum hat er ein schlechtes Gewissen? Warum hat er kein schlechtes Gewissen? Weshalb flüchtet er dauernd aus und vor seiner Beziehung – und beendet sie doch nicht? Wie kann er mit seiner Hauptfrau glücklich sein und sie trotzdem betrügen? Warum werden manche Partner untreu und andere nie? DAS will ich wissen. Vielleicht sollte ich ein wenig lesen. Mal sehen, was die Mitreisenden so rumliegen lassen...Naja, sonderlich spannend ist das auch nicht. <Viagra hilft Hamstern gegen Jetlag>. Eine wirklich längst überfällige Erkenntnis. Ach so, es war künstlicher Jetlag und ein Tierversuch. Widerwärtig! Nicht gerade das Richtige, um mich abzulenken. Hoppla! Hier ist doch noch ein Artikel, der mein Interesse weckt: <Was Jungs alles über Sex erfahren> Zwei Psychologinnen haben durch das Befragen von 300 amerikanischen Studenten herausgefunden, wer den größten Einfluss auf deren Sexualerziehung hatte und mit wem sie als Teenager was besprochen haben. Natürlich waren es nicht die Eltern, sondern Medien oder Freunde, die die kleinen, unwissenden Jungs über Sex aufgeklärt haben. Wenn die Eltern, offensichtlich auch in den USA leicht verklemmt, mal was sagten, dann „Wenn du Sex hast, benutze bitte ein Kondom“. Oder „Du solltest erst Sex haben, wenn du verheiratet bist“. Zwei sehr vernünftige Ansätze aus elterlicher Sicht, aber offensichtlich vergebens, denn am meisten tauschten sich die pubertierenden Männchen mit ihren Freunden aus und da ging es, wieso wundert mich das nicht, darum, wer mit wem wie oft geschlafen hat. An zweiter Stelle in der Kommunikation mit Freunden standen Aussagen wie „Sex ist das tollste Gefühl der Welt“ und „Schlafe mit so vielen Frauen wie möglich“. Die Botschaften, die von den Medien ausgingen, entsprachen in etwa denen der Freunde: „Sex ist überall und jederzeit gut.“ Jetzt wollen die beiden Psychologinnen untersuchen, wie junge Männer mit diesen Botschaften umgehen und welche Ratschläge den stärksten Einfluss auf sie und ihr weiteres (Liebes-) Leben haben. Mädels, schenkt euch die nächste Studie! Geht hinaus in die Welt und seht euch einfach an, was große Jungs machen: Sie haben Sex, Sex, Sex. Und zwar nicht nur mit ihrer Lebensgefährtin.

Frau braucht doch nur einen Blick auf die Schlagzeilen der Gazetten zu werfen: Scheidung hier, Betrug dort. Uneheliche Kinder allerorten. Junge Geliebte, die auspacken und aufgeregte Ex- oder Noch-Freundinnen, die sich mit der Zweitfrau öffentliche Schlammschlachten liefern. Bei Meiers und Müllers von nebenan sieht es meistens auch nicht viel besser aus. „Mit unserem Sexualleben ist es wie mit einem Sonderzug der Bahn. Kommt nur einmal im Jahr“ lallte der Gemahl der Gastgeberin kürzlich auf einer Geburtstagsfeier zu später Stunde. Vor allem nicht mehr ganz so taufrische Männer versuchen ihr Glück dann schon mal an einem anderen Bahnhof. Schließlich weiß man(n) ab einem gewissen Alter nicht, wie viele Züge überhaupt noch kommen...Die Fleischeslust zieht sich wie ein roter Faden durch unser

(Liebes-) Leben. Besonders dann, wenn sie nicht stattfindet. Aber was ist in meinem Liebesleben schief gelaufen? Am Sex jedenfalls kann es nicht gelegen haben! Warum, verdammt noch mal, ist mir nicht aufgefallen, dass ich von Anfang an keinen Prinzen, sondern einen Frosch geküsst habe? Warum überhört eine verliebte Frau jegliche Alarmglocken?

„Wissen Sie wer Schuld daran hat, dass Männer fremdgehen? Die Frauen selbst und dreißig Jahre Emanzipation". Das behauptet jedenfalls mein Steuerberater. Selbstverständlich ist der Mann im Unrecht, aber so ganz ohne Fehl und Tadel sind wir Frauen tatsächlich nicht, wenn es um die Liebe geht. Manchmal habe ich den Eindruck, die Liebe macht uns nicht nur blind, sondern auch noch zickig. Stutenbissig! So verdammt wenig solidarisch untereinander, sobald es um einen Kerl geht! Ob dieses gegenseitige Krallenausfahren in unserem genetischen Programm ebenso vorbestimmt ist wie bei den Männern das Fremdge(h)n? Ist doch wahr! Anstatt auf das triebgesteuerte männliche Wesen sauer zu sein, gehen wir intuitiv erstmal auf die böse andere Frau los. Wie war das gleich bei Martinas Chef? Der Gute lebte inmitten der Rama-Familie: Schickes Haus, tolle Frau, zwei süße Kinder, Superjob. Was tut der Mann? Verliebt sich auf Geschäftsreise in eine andere. Kommt vor. Aber der Rest ist einfach Pfui. Der Kerl plant nämlich heimlich akribisch sein neues Leben, sucht ein gemütliches Nest für die neue Liebe. Erst als alles perfekt ist, eröffnet er seiner Noch-Ehefrau, dass es aus ist. Und tschüß! „Die Ärmste ist aus allen Wolken gefallen. Sie hatte nicht den Hauch einer Chance! Sie war total fertig, weil alles so überraschend kam. Die Neue hat scheinbar alle Register gezogen. Seine Frau hatte gar keine Möglichkeit mehr, um ihn zu kämpfen" seufzte Martina empört, als sie mir davon berichtete. Hallo??? Wer will um so eine Ratte kämpfen? Äh. Wir. Denn selbstverständlich hat die andere Frau die

Familienidylle zerstört. Auf keinen Fall der Fremdgeher. Es ist erschreckend und faszinierend zugleich, wie sich intelligente, sympathische, lebenstüchtige und durchaus attraktive Frauen in die berühmten drei Affen verwandeln, wenn es um die Liebe geht:
Nichts hören
nichts sehen
nichts wissen.
Die meisten weiblichen Wesen wurden von der Natur mit einem phantastischen Radarsystem ausgestattet, das ein feindliches Objekt schon in weiter Ferne orten kann. Frauen verfügen über emotionale Intelligenz und einen hervorragenden Geruchssinn. Sie erkennen eine mögliche Rivalin oder eine Lüge ihres Partners schneller, als der die Hosen runterlassen kann (und da sind die Jungs wirklich flott!). Wenn eine Frau also wirklich nichts von einer anderen im Leben ihres Helden gewusst hat, dann hat der entweder einen Job, der sein Zweitleben begünstigt, ist Superman höchstpersönlich oder sie wollte es einfach nicht wissen. Sei es, um sich (meist unangebrachte) Schuldgefühle zu ersparen oder aber um nicht reagieren zu müssen. Schließlich will keine Frau den Mann den sie liebt, verlieren. Wenn das Thema eines Tages doch nicht mehr zu vermeiden ist, weil der sorglose Vollidiot von den Nachbarn beim Romantik-Dinner mit einer anderen Frau gesichtet wurde, greift der nächste weibliche Schutz-Mechanismus: Wir werden zu Weltmeisterinnen im Ersinnen von Ausreden, die seinen Seitensprung rechtfertigen. Wir! Nicht er!
Und für uns einfühlsame, sensible, verständnisvolle Geschöpfe ist die Sache meistens ja auch glasklar; schließlich hat ihn die blöde Schlampe von nebenan einfach so verführt. Die junge Sekretärin ging mit ihm ins Bett, um ihre Aufstiegschancen zu verbessern. Die Kollegin, die schon immer scharf auf ihn war, hat seinen überhöhten Alkoholkonsum auf der letzten

Weihnachtsfeier ausgenutzt. Die dumme Kuh von Ex-Freundin hat ihn so lange genervt, bis er sich endlich zu einem Mitleidsfick herabließ oder wir haben es eben einfach nicht geschafft, ihn glücklich zu machen. Die (andere) Frau ist schuld. Und zwar immer. Sogar, wenn sie nicht Neben- sondern Hauptfrau ist. Die Geliebte denkt, das arme Schwein, das bei ihr Verständnis sucht (selbstverständlich nur das, niemals nur profanen Sex), der Mann, der soooooo süß zu ihr ist, der wird daheim einfach nicht ausreichend gewürdigt. Seine Frau behandelt ihn nicht gut, lässt sich selbst bestimmt gehen. Belästigt ihn mit Alltagskram. Zwingt ihn, Dinge zu tun, auf die er gar keine Lust hat. Drängt ihn, zu malochen, damit sie sich auf seine Kosten einen schönen Lenz machen kann. Sie versteht ihn und seine Bedürfnisse eben einfach nicht. Deshalb geht er abends verzweifelt in die Kneipe, auf den Sportplatz, ins Konzert. Schlägt im Büro Wurzeln. Nur, damit er nicht nach Hause muss. Weil er sich dort eingeengt und erdrückt fühlt, von seiner bösen, kaltherzigen Lebenspartnerin. Was für ein Glück, dass er nun eine verständnisvolle Geliebte gefunden hat, die alles tun würde, nur, damit der arme Kerl wieder ein lebenswertes Dasein führen kann.

Fremdgeher-Verstehen
Lektion 1: Männer sind immer Opfer, niemals Täter.
Ob Hauptfrau oder Geliebte – DIE ANDERE ist die Böse.
ER ist das Opfer.

Auf jeden Fall ist das die einfachste Lösung. Einem soliden Hinterfragen hält diese Vorstellung allerdings nicht stand. Ich meine, wie könnte so ein Überfall auf die männliche Tugend aussehen? Kommen diese intriganten Weiber, die uns unseren Helden entfremden, etwa mit Betäubungsmitteln oder bewusstseinsverändernden Drogen? Wird unser Liebster gar

unter Androhung von Waffeneinsatz vergewaltigt? Gewaltsam verführt, zu leidenschaftlichem Sex gezwungen? Praktisch willenlos? Hat einfach keine andere Wahl!? Keine noch so kleine Chance, das klitzekleine, aber feine Wörtchen „NEIN“ zu sagen? Und was ist mit den Langzeit-Seitenspringern? Die mit dem Zweitleben! Wer hindert sie daran, eine Entscheidung für ein neues (Liebes-)Leben zu treffen? Vermutlich ihr gutes Herz. Sie können der bisherigen Lebensgefährtin unmöglich weh tun, in dem sie endlich Farbe bekennen. Das würde die Ärmste nur schwer verkraften. Es ist bestimmt schonender, sie einfach still und leise zu hintergehen. Und dann sind da ja meistens noch die bösen, bösen äußeren Umstände: Die Kinder brauchen ihn noch. Das gemeinsame Haus ist noch nicht abbezahlt. Man hängt geschäftlich aneinander. Oder der Familienhund hat Blähungen. Oder...
Von der Dauergeliebten lassen wollen die Polygamisten dummerweise auch nur in den seltensten Fällen. Vielleicht lieben sie beide Frauen und können, wollen sich nicht entscheiden? So in unglückliches Gefühlsdesaster kommt häufiger vor, als frau denkt. Andererseits, jedenfalls soweit mir bekannt ist, berufen sich viele Seitenspringer auf gar keinen so noblen, romantischen Grund. Viele geben einfach der guten alten Mutter Natur die Schuld. Die hat sie schließlich so programmiert, dass sie sich permanent bemüßigt fühlen, ihre kostbaren Gene weiterzugeben. Die Wahrheit liegt wahrscheinlich irgendwo in der Mitte. Oder doch nicht? In meiner momentanen Stimmung tendiere ich dazu, das Klischee vom triebgesteuerten Hirni ganz schnell zu vergessen. Wahrscheinlich sind die meisten Männer sogar ziemlich clevere Geschöpfe, die einfach nur gerne Spaß ohne Konsequenzen haben wollen. Eine Scheidung? Kostet Geld! Eine Trennung? Bedeutet Stress, Diskussionen. Wer braucht das? Ein polygames Männchen auf jeden Fall nicht. Das evolutionsbedingt vorgegebene Programm startet ganz

automatisch:

> Phase eins:	Habe Spaß! Verbreite deine Gene!
> Phase zwei:	Wirst du erwischt, probiere es mit Leugnen.
> Phase drei:	Klappt das nicht, könnten geheuchelte Reue, gespielte Verzweiflung und Hinhaltetaktik hilfreich sein.
> Phase vier:	Rausfinden, welche weniger sauer ist und dann dort kleinlaut reinschleimen. Traurigen Hundeblick aufsetzen und davon ausgehen, dass eine der beiden großmütig vergibt und auch noch stolz darauf ist, dass sie diejenige ist, die (ihn) gewonnen hat.
>Phase fünf:	Beim nächsten Mal vorsichtiger sein.

STOP! Das sind ja wohl eindeutig die fiesen Gedanken einer verletzten Frau! Hier spricht eine immer noch sehr verletzte Seele - nicht die Stimme der Vernunft. Wenn wenigstens mein ganz persönliches Liebesleben künftig besser werden soll, muss ich die Sache anders angehen. Rational. Muss herausfinden, warum Männer überhaupt fremdgehen. Vielleicht tut ihnen die Frauenwelt ja Unrecht?!

Also – erstmal beruhigen und dann diejenigen fragen, die es wissen müssen: Männer!
Gedanklich gehe ich meine männlichen Freunde und Bekannten durch. Doch, ja. Da sind einige Fremdschläfer dabei. Während der ICE unaufhaltsam auf Hamburg zufährt, führe ich einige Telefonate mit meinen Mädels. Wir entwickeln den ultimativen Fragebogen für Männer mit dem Fremdge(h)n. Von heute an wird kein Mann mehr an mir vorbei kommen, ohne dieses Dokument ausgefüllt zu haben:

> Wo fängt Fremdgehen für dich an?

> Ist ein Bordellbesuch Fremdgehen?

> Hast du deine Partnerin schon betrogen?

> Warum?

> Würdest du es wieder tun?

> Ja/Nein. Wieso nicht?

> Könnte frau (d)einen Seitensprung verhindern?

Es ist nicht gesagt, dass es besser wird, wenn es anders wird. Wenn es aber besser werden soll, muss es anders werden

(Prof. Lichtenberg, deutscher Physiker, 18. Jhd.)

Kapitel 2 Meet Beverly!

Bevor wir weitere Intimitäten austauschen, sollte ich mich vorstellen: Mein Name ist Beverly Güttel. Ich weiß, das klingt absolut daneben. Aber meine Mutter träumte in ihren jungen Jahren immer von einer Karriere in Hollywood und der dazugehörigen Villa in Beverly Hills. Sie kam allerdings nur bis an ein Londoner Theater, wo sie meinen Vater traf. Um die Luxusbleibe in Kalifornien nicht ganz aus den Augen zu verlieren, wurde ich als Sprössling der beiden Träumer ungefragt mit dem Namen <Beverly> beglückt. In meiner Schulzeit wurde ich dann <Bev> oder <Beffi> gerufen. Gaaanz toll. Irgendein klangvoller englischer Nachname hätte die Sache vielleicht noch retten können, aber da meine Erzeuger nie heirateten, blieb es beim guten deutschen Güttel. Eine Heirat könnte mich aus dem Namenselend erlösen, aber bis dato wollte mich keiner. Jedenfalls keiner, den ich gewollt hätte. Nun bin ich 37, Single, kinderlose Katzenmutter und lebe in der Heimat meiner Mutter, in Nürnberg. Ich habe es zu einem schmucken Häuschen im Stadtteil Erlenstegen gebracht, liebe gutes Essen und meinen Job. Ach ja, mein Job. Ich trete von einer Maskenbildnerin fachkundig aufgehübscht vor eine TV-Kamera und plappere doofes Zeug. Sagt jedenfalls mein alter Freund Werner. „Du kannst wirklich nix als blöd daherreden“. Vielleicht stimmt das, aber ich verdiene ziemlich gut damit. Außerdem sehe ich persönlich mich doch eher als ernstzunehmende Journalistin. Was weiß Werner schon von solchen Dingen?! Sein <Ich-bin-ein-cooler-einsamer-Wolf>-

Dasein, das er bis vor kurzem als Manager einer eher erfolglosen Rockband zwischen Drogen, Alkohol und viel zu langen Nächten fristete, qualifiziert ihn ja wohl kaum für eine realistische Einschätzung meines Berufes. Inzwischen hab ich ihn meiner besten Freundin aufgedrängt und aus dem einsamen Wolf ist ein handzahmer, liebevoll bedüddelter Pudel geworden. Nur bei mir knurrt er ab und zu noch ein wenig. Typisch Mann! Er sollte mir dankbar sein anstatt mich klein zu reden. Schließlich ging es ihm noch nie so gut. Aber so ist das eben mit Männern und besonders Ex-Liebhabern. Allzu große Dankbarkeit darf frau hier nicht erwarten.

Damit sind wir auch gleich beim Thema. Eigentlich müsste ich meine Vita um den Punkt <arbeitslos> ergänzen. Denn dank Karl bin ich im Moment eine 37-jährige Single-Frau ohne festes Einkommen. Reich heiraten, um die Haushaltskasse zu sanieren scheidet aus, denn die Wahrscheinlichkeit, in diesem Alter vom Blitz getroffen zu werden oder im Lotto zu gewinnen ist bekanntlich größer als die, noch einen tauglichen Mann abzukriegen. Diese niederschmetternde Statistik wird praktisch nur noch von meinen miesen Jobaussichten übertroffen. Schließlich arbeite ich in einer Branche, in der es nur so von hyperaktiven Berufsjugendlichen wimmelt. Ich bin immer wieder fasziniert, wie viele Kolleginnen zum X.ten Mal ihren 35. Geburtstag feiern. Leider sehen sie dabei trotzdem jedes Jahr ein wenig älter aus. Ich halte nicht viel von all dem Schummeln, Hungern und Botoxen. Denn in den letzten Jahren kam zum mangelnden Angebot an guten TV-Jobs auch noch die Invasion der Barbie-Klone. 18-Jährige und solche, die es noch werden wollen, strahlen mit eingefrorenem Lächeln, falschen Wimpern und Silikonbrüsten in die Kameras.

Mit schrillen Stimmchen bemühen sie sich, Texte von kleinen Kärtchen oder dem Teleprompter abzulesen. Na gut, manchmal

reicht das nicht, da sind die Kunden doch anspruchsvoller. „Wir suchen eine Blondine, die wenigstens halbwegs frei sprechen kann“ rief kürzlich meine Agentur an „Kennst du jemanden?“ Ein paar Kandidatinnen konnte ich empfehlen. Das war dann meine gute Tat für eine ganze Medien-Woche. Als kleine, kurvige (klingt irgendwie besser als mollige) Brünette, die den dreißigsten Geburtstag schon länger hinter sich hat, kann ich es mir erlauben, solche Stellenangebote großzügig an den Nachwuchs abzugeben.
Meinereins gehört zur selbsternannten <Late-Aging-Generation>. Knackige, verdammt gut konservierte Charakterfrauen zwischen 35 und 55, irgendwie alterslos. Es gibt unzählige Kolleginnen, die dieses Bild par excellence verkörpern.
Dumm nur, dass die augenscheinlich alle mehr Power haben als ich im Moment. Gemessen an meinem gefühlten Alter wäre dieser Tage selbst Johannes Heesters noch zu jung für mich. Nachdem mir eine Verkäuferin in der Kosmetikabteilung kürzlich mitleidsvoll ein Pröbchen für <Reife Haut> in die Hand gedrückt hat, sehe ich vermutlich auch so alt aus wie ich mich im Moment fühle. An einen neuen, guten Job vor der Kamera brauche ich also gar nicht zu denken. Im Moment kann ich meinen Anblick noch nicht mal im Spiegel sehen, geschweige denn auf dem Bildschirm! In Sachen Männer besteht vielleicht noch Hoffnung. So im Bereich 70 aufwärts. Robert Redford, nicht mehr ganz sooo frischer Leinwand-Beau, soll kürzlich gesagt haben, die Zeiten, in denen er hauptsächlich jungen Frauen hinterher sah, seien vorbei. Hurra!
„ Früher war die sexy, mit der man am leichtesten ins Bett konnte. Heute finde ich reife Frauen attraktiv“ und er hat netterweise sogar hinzugefügt, dass er nur die reifen Damen mag, die nicht zu viel an sich herumoperieren lassen. Schließlich „hat graziöses Altern etwas Schönes“ so der Frauenschwarm. Altere ich graziös? Keine Ahnung. Auf jeden

Fall altere ich ziemlich teuer, wenn ich mir die Tiegelchen im Bad so angucke. Und dabei hat´s die Natur mit mir noch ziemlich gut gemeint. Und der gute Mr. Redford? Vielleicht kam seine neue Begeisterung für nicht mehr ganz taufrische Ladies mit dem eigenen Alter. Vielleicht aber doch eher mit der Kurzsichtigkeit, ebenfalls altersbedingt...
Ich merke schon, ich hab dieser Tage einfach nicht die richtige Einstellung, um kraftvoll in ein neues Liebes- und Berufsleben zu starten. Genauso gut kann ich das Geld für die Demo-DVDs an die Armen verteilen. Da wäre es wahrscheinlich sinnvoller angelegt.
Meine Lage ist also ziemlich trostlos. Eine hervorragende Ausrede für wochenlanges Jammern, Frustfressen, Trostkäufe, Selbstmitleid. Das Zweitbeste daran, wenn man ganz unten ist, ist die weit verbreitete Meinung, es könne praktisch nur noch aufwärts gehen! Wollen wir´s hoffen. SO kann es jedenfalls nicht weitergehen.
Mit diesem Zweckoptimismus und dem Konzept für mein neues Projekt im Gepäck geht's nun in den hohen Norden. Mal sehen, wie die Idee für meine <Warum-gehen-Männer-fremd?>-Kolumne beim Sauer-Verlag ankommt.
Hoffentlich besser als bei meiner engsten Freundin Martina. „Oh mein Gott! Wir kennen uns fast 40 Jahre und ich hatte in all der Zeit keine Ahnung, wie verbittert du bist" rief sie aus, als sie meine ersten Artikel-Entwürfe gelesen hatte. „Es ist dir deshalb nicht aufgefallen, weil ich nicht verbittert bin, nur realistisch" erklärte ich ihr. „Männerhasserin" grinste sie mich daraufhin an. „Im Gegenteil! Ich liiieeeebeeee Männer. Aber – wie die meisten Frauen verstehe ich sie nicht. Das soll sich jetzt ändern" versuchte ich, ihr meine Beweggründe zu erklären, während ich meine Klamotten für die Hamburg-Reise in den Trolley stopfte. Hach, es kann wirklich nur noch besser werden. Weitere Tiefpunkte sind in meinem aktuellen Lebensstadium gar nicht mehr möglich.

Ich glaube nicht einmal an das Wort Liebe. Aber das ist die Aufgabe: Liebe so darzustellen, als gäbe es sie“

(Lars von Trier, dänischer Regisseur)

Kapitel 3 Geht’s wirklich nur um Sex?

Was für ein Glück, dass meine Freundin Babs die Chef-Redakteurin des Hochglanz-Magazins, Tabea Räkel, kennt und dieses Treffen arrangiert hat. Mit etwas Dusel kann ich sie von meiner Idee für eine länger angelegte Kolumne zum Thema <Warum gehen Männer wirklich fremd?> begeistern. Nur Mut Beverly! Es wird schon klappen! Abgesehen von der Chance auf einen neuen Job wird Hamburg mir gut tun. Endlich mal ein Tapetenwechsel. 4 ½ Stunden später erreiche ich Hamburg Hauptbahnhof. Das Hotel <Annenhof> liegt nur wenige Meter von der Zugstation entfernt. Ein nettes kleines Jugendstilhotel. Sehr günstig. Rund ums Hotel sind viele alte Gebäude, die bunten Schaufenster in der Seitenstraße lassen mich vermuten, dass hier ziemlich viele Inder ein neues Zuhause gefunden haben. Glitzernde Schmuckstücke, pinkfarbene Saris und geschnitzte Holzelefanten werden angeboten. Poster von Bollywood-Star Shahrukh Khan kleben an jeder zweiten Ladentür. Das Treffen mit Frau Räkel ist erst in zwei Stunden. Ich schnappe mir meine Handtasche und spaziere Richtung Binnenalster. Der Himmel ist tiefblau, die Möwen kreischen, das Wasser schlägt in sanften Wellen ans Ufer. Ich genieße den herrlichen Blick und beschließe, den ersten Mann für meine Intensiv- Recherche anzurufen. Wozu gibt es schließlich Handys? Es kann nicht schaden, wenn ich schon mit einem ersten geständigen Mann im Gepäck beim Sauer-Verlag aufschlage.

Ich lasse mich auf einer der vielen Holzbänke, die den Uferweg säumen, nieder und suche Bernds Nummer raus. Er soll mein

erstes Opfer werden. Bernd ist 47. Lebenskünstler. Beruflich und privat hat er es nie lange irgendwo ausgehalten. Eigentlich kam er immer erst dann zur Ruhe, wenn er mit seinen Eskapaden böse auf die Nase gefallen ist. Im Augenblick lebt er – für seine Verhältnisse – bereits auffällig lange in ruhigen Gewässern. Er hat einen festen Job als Klatschreporter bei einer Tageszeitung und hält seit zwei Jahren einer schlanken Mittvierzigern die Treue. In einer Phase, in der bei anderen Männern die Midlife-Crisis ausbricht, scheint Bernd also endlich zur Ruhe zu kommen. Mehrfach geschieden, unzählige Male liiert, ist er der perfekte Auftakt für meine Recherche. Immerhin scheint er sich vom Saulus zum Paulus gewandelt zu haben. Sehr vielversprechend.
„Beverly! Was kann ich für dich tun? Hast was für mich?“ tönt seine dröhnende Stimme aus meinem Handy. „Nein, mein Lieber. Eigentlich möchte ich was anderes von dir“ erkläre ich und trage mein Anliegen vor. „Was willst´n wissen?“ „Warum gehen Männer fremd?“ „Na, das ist doch einfach. Weil der Sex daheim Scheiße ist.“ Nein, nein, nein. Das klingt mir zu einfach. Außerdem möchte ich nicht auf mir sitzen lassen, dass der Sex mit mir Scheiße gewesen sein könnte. Ich hake nach. „Was soll noch sein?! Is so! Mensch Bev, die meisten Männer sind feige. Sagen ihrer Alten nich´, auf was sie im Bett stehen. Da gehen´se dann lieber zu ´ner anderen. Was glaubste, warum ich mit meiner Püppi so glücklich bin? Die bietet mir sexuell einfach alles. Verstehste? Alles. Ich steh auf Füße. Krieg ich. Will mal in den Swinger-Club. Zieh mir mal Drogen rein. Das macht so richtig geil. Macht sie alles mit. Hat Spaß dabei. Das ist die perfekte Frau für mich. Wozu sollte ich also fremdvögeln?“ „Ja und was ist mit Liebe?“ „Wie – Liebe? Was soll damit sein? Klar lieb ich sie. Läuft doch alles super im Bett. Ich krieg alles.“ Sex. Schon wieder Sex. Als gute Journalistin fasse ich alles noch mal zusammen. Viel ist es ja nicht. „Bernd, deiner Meinung nach gehen Männer also nur

fremd, wenn es sexuell nicht gut läuft?“ Ein kurzes Zögern. „Ja. Definitiv. Schon klar, soll ja auch so ´ne große Liebe auf den ersten Blick geben, wo du dann alles andere vergisst und dich reinhängst. Kenn ich aber keinen, dem das passiert ist. Nö. Sex. Einfach nur Sex. Und wenn der mit deiner Alten geil ist, willste nich´ woanders ficken.“

Na, das fängt ja gut an! Ich beginne mich zu fragen, ob mein Projekt wirklich eine gute Idee ist. Noch ein paar solcher Interviews und ich bin reif fürs Kloster. Trotzdem – als Profi sollte ich meine Gefühle ausschalten und die Sache überprüfen. Also düse ich ins nächstbeste Internet-Cafe. Ein reichlich verdrecktes Eckhaus, auch innen ist es ziemlich schmuddelig. Ich betrete eine mir fremde Welt. Ein Typ mit schlechten Zähnen und dem „Duft“ von <Old Schweiß> zeigt mit seinen Wurstfingern auf eine kleine Wendeltreppe. „Dort oben sind die Computer. Nehmen Sie die Nummer drei. Abgerechnet wird später.“ Angeekelt stakse ich die fleckigen Treppen hoch. Ich frage mich, welche Krankheiten ich mir beim Berühren der schmierigen Tastatur wohl holen werde und tippe mit spitzen Fingern in die Suchmaschine mein Anliegen ein. War ja klar – unzählige Links zu allen möglichen Sex-Seiten.

Hoffentlich finde ich etwas, das nützlich ist. Ich überfliege die gefundenen Seiten. Okay, das hier sieht seriös aus: <Schweigen über Probleme im Bett>. Ich klicke die Seite an.

71 % der Männer und 68 % der Frauen erklärten in einer Umfrage für das Magazin ELLE, dass es ihnen schwer falle, das Thema Sex anzusprechen. Immerhin wurden dafür 1061 Frauen und Männer im Alter zwischen 20 und 60 Jahren befragt. Mehr als die Hälfte der Befragten war der Ansicht, Sex-Talk zerstöre die Romantik. 41 % behaupteten, sie hätten Bett-Probleme zwar angesprochen, aber es habe nie was

gebracht. Viele bevorzugen die Körpersprache um zu zeigen, was sie mögen. Aha.

Was entnehme ich dieser Umfrage nun? Eine generationsübergreifende Verklemmtheit und die erschreckende Erkenntnis, dass die Kommunikation zwischen den Geschlechtern tatsächlich nicht funktioniert. Weder mit Worten noch mit Händen. Noch nicht mal bei der angeblich schönsten Nebensache der Welt. Und dass deshalb der Sex tatsächlich oft unbefriedigend ist. Was dann, wenn ich den Gedanken mal weiterspinne, irgendwann zum Seitensprung führt. Hat Bernd also Recht? Ich würde gerne noch weiterrecherchieren, aber die Zeit läuft mir davon. Außerdem ist es hier wirklich ekelig. Ich merke, wie mich die anderen Besucher des Internet-Cafes mustern. Augenscheinlich falle ich mit meinem feinen Hosenanzug und der weißen Bluse hier auf wie eine bunte Kuh. Ich wiederum komme mir vor wie auf dem Planet der Affen. Solche Typen, wie sie hier abhängen, kannte ich bisher nur aus Fernsehkrimis. Ich will ganz schnell raus und wieder zurück in meine schöne, heile Welt. Also Treppe runter, 5 Euro bezahlen und draußen schnell ein Taxi rufen.

Es ist 16.00 Uhr. Das Taxi lässt mich direkt vor den heiligen Hallen des Sauer-Verlages heraus. Ich bin beeindruckt. Alles schön hell, viel Glas. Weiträumig angelegt. Ein wenig verloren blicke ich mich im Foyer um. „Frau Güttel! Ich hab Sie gleich erkannt! Ich liebe Ihre Sendung!“ flötet eine männliche Stimme. Ach schau an. Was ist das denn? Ein Baby-Klon von Brad Pitt? Offensichtlich hat der Junge nicht nur gute Gene sondern kann auch Gedanken lesen. „Ich bin Martin. Der Assistent von Frau Räkel. Na ja, eigentlich bin ich nur Praktikant, aber als ich hörte, dass Sie kommen würden, wollte ich unbedingt die Möglichkeit haben, Sie zu treffen. Frau

Räkel ist noch in einem Meeting. Darf ich Sie herumführen? Möchten Sie eine Tasse Kaffee?"
Ich beschließe, sofort mit der Tür ins Haus zu fallen. Kein Mitleid. Auch nicht mit einem knackigen Jungen, der offenbar eine Schwäche für mich hat. „Wie alt sind Sie? Haben Sie Erfahrung mit Frauen? Mädchen?" Er sieht mich entgeistert an. „Keine Angst. Ich bin keine Lustgreisin. Aber ich recherchiere gerade für ein neues Projekt und .." „Ja. Fremdgehende Männer! Frau Räkel hat es erzählt. Fragen Sie, was Sie wollen. Ich helfe gerne." „Okay. Alter? Erfahrungen als Betrüger?" frage ich und zücke meinen Notizblock. Lege dem Jungen meinen Fragebogen vor. „Also...ich bin 22...ja, ich bin fremdgegangen. Ich bin selbst schon sehr oft von Mädchen enttäuscht worden. Irgendwann reicht´s. Also hab ich auch schon zweimal jemanden betrogen. Aber danach sofort gestanden. Und was das Bordell angeht… selbstverständlich ist das Fremdgehen. Auch mit jemand anderem Rumknutschen ist schon Betrug. Da fängt´s für mich an. Ich habe übrigens eine ganz süße Freundin. Die würde ich niemals betrügen. Niemals." Interessant. So sieht das also die heutige Jugend. Biederer als ich dachte. „Danke Martin. Sie haben mir sehr geholfen".

So, so. Mit 22 schon <oft von Mädchen enttäuscht>... „na, dann warte mal, bis du so alt bist wie ich. Dann weißt du, was das Wort Enttäuschung bedeutet. Jung. Männlich. Ahnungslos" denke ich. Ich lächle ihn an. Er wirkt sympathisch. Groß, blondes kurzes Haar, fröhliche blaue Augen. Gute Figur. Ja, aus dem wird mal was. Guter Typ. Leider zu jung für mich. Er strahlt mich an. „Wissen Sie, von allen Stars die ich bisher kennenlernen durfte, finde ich Sie am Tollsten!" Ich muss lachen. „Ach Martin, ich bin kein Star! Bestenfalls ein Sternchen. Und zwar eines, das gerade verglüht." „Nein! Wie können Sie so was nur sagen! Ihre Show war klasse...und..."

Bevor er mein Ego weiter aufbauen kann, ruft eine angenehme Stimme „Frau Güttel? Beverly?“ Es rauscht eine hochgewachsene Schwarzhaarige im Nadelstreifenanzug auf mich zu. Wow. Tolle Frau. Hat Stil. Ausstrahlung. Alter schwer zu schätzen. Wir taxieren uns kurz und beschließen, uns sympathisch zu finden. „Babsi hat mir von Ihrer Idee erzählt. Finde ich prima. Was das Honorar angeht...es ist nicht der Brüller, aber Sie können immerhin von zuhause aus schreiben. Allerdings müssten wir die Sache etwas ...nun...ausführlicher angehen. Wenn wir uns nur mal die vielen Promis ansehen, die täglich fremdgehen. All die wunderschönen Filmstars, Topmodels...unsere Stilvorbilder! Ikonen! Und trotzdem werden diese Göttinnen von einem kleinen fetten Troll an ihrer Seite belogen und betrogen. Wieso??? Es gibt soooo viele Facetten an so einer Geschichte. Da müssten Sie schon etwas tiefer gehen als in Ihrem Fragebogen. Das reicht mir nicht. Eine gute Ausgangsbasis, aber nicht spektakulär genug. Nehmen Sie nur die Puffgänger! Keiner geht hin und trotzdem machen die im Milieu jede Menge Geld! Graben Sie da mal! Was sind das für Männer? Bringen Sie mir den Seitenspringer in 1000 Einzelteilen! Frauen wollen ganze Geschichten hören, Emotionen! Nicht nur nüchterne Zahlen und Statistiken lesen. Unsere Zielgruppe will wissen: Wer ist der Kerl dahinter? Was ist seine Motivation? Wie konnte es soweit kommen? Lohnt es sich, um so einen Mann zu kämpfen?“

Mir schwirrt der Kopf. Eigentlich hatte ich mir mein Dasein als Mitglied der schreibenden Zunft etwas einfacher vorgestellt. Meine laufenden Kosten im Hinterkopf heuchle ich dennoch Zuversicht und Selbstbewusstsein. Eine Stunde später habe ich den Auftrag für fünf Kolumnen über Seitenspringer in der Tasche. Schon in der nächsten Ausgabe wird die erste erscheinen. Das heißt, ich muss mich ranhalten, wenn ich das schaffen will. Männer müssen her! Redewillige Männer. Sofort!

Mal sehen, ob einer meiner früheren Showgäste aus dem Nähkästchen plaudern will. Wenn ich schon in der Hansestadt bin, kann ich meine Arbeit genauso gut hier beginnen. Nur - wie packe ich´s an? Mit der Tür ins Haus fallen? Zurückweisung riskieren? Oder heimlich aushorchen? Ich lasse mich von dem Fahrer, den mir der Verlag zur Verfügung gestellt hat, zum Jungfernstieg bringen. Ein wenig Shoppen wird meine Kreativität anregen. Immerhin gibt's in Deutschlands zweitgrößter Stadt um die 135 Schuhgeschäfte...

Zwei Stunden später. Wie ich´s mir dachte, das Einkaufen hat mich in Euphorie versetzt. Bernd und diesen Martin habe ich doch problemlos ausquetschen können. Einen Mann müsste ich heute noch schaffen. Aller guten Dinge sind schließlich drei. Ich beschließe, mein Anliegen ganz offen vorzutragen. Mal sehen, wie weit ich damit komme. Ich blättere in meinem Notizbuch (ja, ich bin einer dieser altmodischen Menschen, die ohne Pager und Co. auskommen. Alles, was ich an Namen, Nummern und Adressen brauche, steht in meinem dicken, roten Miniordner). Hm...wen hätten wir denn hier? Ja. Der ist gut. Frank Schlepper. Schauspieler. Ende fünfzig. Ganz attraktiv. Der hatte schon viele Affären. Ganz öffentlich. Und ist trotzdem immer noch mit der ersten Frau verheiratet. Was der wohl zum Thema sagen kann? Erstmal nichts. Nur ein verlegenes Schnaufen erklingt aus dem Telefon. „Buh, Bev, das ist gar nicht so leicht zu erklären..." „Was ist los? Grade ungünstig oder wollen Sie nicht mit mir reden?" hake ich nach. Vielleicht eine Spur zu barsch. Schweigen. „Ich halte Sie namentlich raus. Ehrenwort. Aber wenn ich die Kolumne glaubwürdig und authentisch schreiben will, muss ich mit echten Menschen, mit vielen verschiedenen Männern sprechen.

Ich möchte nicht unverschämt klingen, aber ...Sie sind doch als Schwerenöter bekannt. Was kann schon passieren? Es ist auch gar nicht schlimm“ hauche ich mit meiner charmantesten Telefonstimme ins Handy. „Also gut. Hören Sie, für ein Face-to-Face-Gespräch hab ich keine Zeit, aber wenn Sie mir Ihre Fragen vielleicht jetzt stellen möchten...“ Nicht optimal, denn bei Interviews mit Fremden entnehme ich viel deren Körpersprache und Mimik. Was soll´s. Es muss reichen. Ich lese meinen Fragenkatalog vor. „Ich kann nicht viel dazu sagen. Eigentlich habe ich Elfie nie betrogen“ behauptet mein Gesprächspartner frech. Natürlich haben Sie sie betrogen, ich hab Sie doch selbst mit der kleine Blonden gesehen, damals bei dem Dreh am Starnberger See“. „Schon, aber das war nur eine Affäre. Ich habe Elfie immer geliebt. Deshalb habe ich sie auch nicht wirklich betrogen. Ich hatte nur ab und zu Sex mit anderen Frauen.“ Na super. Da sind wir doch schon wieder beim Thema.. „Beverly, sind Sie noch dran?“ höre ich Frank fragen. „Ja, die Verbindung ist nur grade nicht so toll. Also...Sie hatten Sex mit anderen Frauen, obwohl Sie Ihre eigene Frau immer geliebt haben. Wieso hatten Sie dann überhaupt...na Sie wissen schon..“ Gar nicht so leicht, mit einem ziemlich fremden Mann über so intime Dinge zu reden. „Weil...ich immer wusste, dass sie mich liebt. Egal, was ich tue. Vielleicht war´s daher mit uns manchmal etwas fad und ich hab ein wenig Ablenkung und Aufmerksamkeit gesucht. Nachdem die Kinder geboren waren, war es in sexueller Hinsicht sowieso ruhiger. Sie wissen doch, wie das in unserem Beruf ist...es gibt schon so manche Gelegenheit.“

Ja. Klar. Gelegenheit macht also Liebe...oder wenigstens Sex. „Wusste Ihre Frau von den ...Ablenkungen?“ „Ja. Schon. Aber sie hat es immer gut weggesteckt.“ Aber selbstverständlich. Frau Schleppers Falten sind garantiert keine Lachfalten, aber so was sieht ein Mann wahrscheinlich nicht. „Was war mit den anderen Frauen? Waren Sie in sie verliebt? Wie viele waren es?" will ich wissen. „Seien Sie mir nicht böse, aber das ist mir doch etwas zu intim. Lassen wir es doch einfach dabei, dass es einige Frauen gab. Manchmal war es nur Sex und manchmal schon mehr. Aber meine Familie hätte ich dafür nie riskiert." Ich kann an Schleppers Stimme hören, dass ich nicht mehr aus ihm herauskriegen werde. Entmutigt gebe ich auf. „Danke für Ihre Offenheit". „Ach Beverly, eins noch – ich bereue absolut nichts aus meiner Vergangenheit. Elfie hat immer alles gewusst und ich hatte nie den Vorsatz, sie zu betrügen. Irgendwie ist es halt passiert. Aber das macht mich nicht zu einem schlechten Mann und Vater. Ich will nur, dass Sie das wissen". „Schon klar Frank. Ich gehe diskret damit um. Danke noch mal". Damit lege ich auf. Bin ich jetzt schlauer? Nein, eher noch verwirrter.

Ich schleiche zurück zum Hotel. Mache automatisch das kleine, alte Fernsehgerät, das in einer Ecke des riesigen Raumes (schöne, hohe Altbaudecke, Lüster, knallorange gestrichen, sogar mit kleiner Waschecke und mehreren Spiegeln ausgestattet!) steht an. Überall das gleiche Blablabla. Plötzlich wird meine Aufmerksamkeit geweckt: Auf irgendeinem englischsprachigen Kanal läuft grade die Show von Talk-Göttin Oprah Winfrey. Mir wird schlagartig klar, weshalb sie die bestbezahlte TV-Frau der Welt ist – ein eleganter Mr. Wichtig (der Bauchbinde entnehme ich, dass er Unternehmer ist) erzählt ihr frank und frei und gänzlich ungeniert vor einem Millionenpublikum, dass er sowohl Ehefrau als auch Geliebte habe. Da es die beiden Glücklichen wüssten und er sich nicht entscheiden möchte, überlasse er es den beiden Damen, sich von ihm zu trennen, wenn ihnen die Situation nicht mehr behagt! Am liebsten, so fügt er verschmitzt hinzu, wäre es ihm übrigens, die beiden Ladies würden Freundinnen werden! Hallooooo??!!! Der Typ hat doch einen in der Klatsche! Hat der Kerl etwa keinen Spiegel

daheim? Ach, was soll´s! Selbst wenn – wahrscheinlich ist er sowieso derart von sich überzeugt, dass auch das grellste und gnadenloseste Umkleidekabinenlicht, das sogar Frauen mit Model-Figur fast in den Selbstmord treibt, ihn nicht davon abhalten kann, sich unwiderstehlich zu finden. Kein Wunder, die zwei dummen Trullas bestätigen ihn ja mit ihrem Verhalten!
Es muss raus! Ein Mann geht in die Kneipe, zischt zwei, drei Bierchen, spricht mit Fremden an der Bar über Fußball und sein Leben ist wieder schön. Eine Frau muss unbedingt mit einer engen Vertrauten über das sprechen, was sie beschäftigt, bevor sie daran erstickt. Also wird auch heute wieder ein Mitarbeiter meines Mobilfunkanbieters sein Monatsgehalt an mir verdienen, denn ich greife zum Handy und wähle Janines Nummer. Scheibenkleister! Keiner da. Ich versuche es bei Johanna. Auch nur der Anrufbeantworter. Ob meine Kollegin Veronika daheim ist? Freizeichen. Juhuu! Kein AB! Uuups, eine männliche Stimme. Es ist Thorsten, ihr Mann. Veronika ist grade mit den Hunden Gassi. Das kann dauern. Da sie in der Freundinnen-für-seelische-Notfälle-Liste relativ weit hinten rangiert und wir privat nicht soooo viel Kontakt haben, kenne ich Thorsten kaum. Ich weiß nur, dass er Regisseur ist, Anfang 40 und recht nett. Und dass er Veronika betrogen hat. Kurz vor der Hochzeit. Da ich nicht weiß, ob er weiß, dass ich es weiß, weiß ich jetzt nicht, was ich ihm sagen soll. Denn er fragt, was mein neues Projekt so macht. Scheinbar hat Veronika ihm von der Kolumne erzählt. Ich druckse herum, entschließe mich dann aber, den Stier bei den Hörnern zu packen. Zu meiner Überraschung ist Thorsten weder peinlich berührt noch versucht er, das Thema zu wechseln. Sondern erweist sich als Bereicherung beim Thema <Warum gehen Männer fremd?>.

„Na ja, Sex ist bestimmt ein wichtiger Faktor“ kichert er nun doch ein wenig verlegen. „Und was diesen Mann in der

Talkshow angeht, ich kann ihn verstehen. Ich glaube, die meisten Männer, die eine längere Affäre haben, hoffen, dass sie entweder auffliegen oder eine der Frauen die große Entscheidung trifft." (Alles klar. Bei ihm war es damals so, dass er zunächst per Internet, dann emotional und letztlich sogar mit einem Köfferchen zwischen Veronika und der Geliebten pendelte. Als er nach einer Woche <Ich-habe-meine-Geliebte-besucht> wieder zurückkam, stellte Ricky ihm den Stuhl, pardon den Koffer, vor die Tür und ihn gleich mit dazu. Durch diese Schocktherapie setzte bei Thorsten damals offensichtlich eine Lebenskrise ein, die ihn nach langen Gesprächen und einsamen Nächten in ekligen Billighotels letztlich wieder zurück zu Veronika führte.) „Für uns Männer ist es immer recht schwer, sich für etwas zu entscheiden. Ob das nun eine neue Rasierer-Marke oder eine Frau ist." Auch wenn Thorsten ganz offensichtlich ein geläuterter Fremdgeher und inzwischen glücklicher Ehemann ist – ein klein wenig Bewunderung für Männer, die mit ihrer Unfähigkeit, sich für eine Frau zu entscheiden, bei der Weiblichkeit durchkommen, kann er nicht unterdrücken. Es scheint ihn auch zu erleichtern, dass aus zahlreichen Umfragen hervorgeht, dass so ziemlich die Hälfte aller Männer ihre Partnerin schon betrogen hat. „Diese Kolumne ist eine gute Idee. Das kann richtig witzig werden!" Jetzt ist mein armer, kleiner Frauenverstand völlig überfordert. Ein geständiger Ex-Fremdgänger findet es also gut, wenn er und seine Geschlechtsgenossen mal so richtig eins auf die Nase kriegen? Oder hofft er darauf, dass wir Frauen, wenn wir uns die Mühe machen, die männlichen Fremdgehmotive zu hinterfragen, künftig milder und verständnisvoller reagieren? Ich werde mutiger. „Du, Thorsten...ich möchte nicht unverschämt werden, aber...warum genau hast du Veronika eigentlich betrogen? Du liebst sie doch." Pause. „Natürlich. Ehrlich gesagt, ich weiß es nicht. Ich war wie verhext. Verblendet. Alles war so ... anders. Also, ein

Mangel an Sex war es bei mir nicht. Offen gesagt, Sex mit Ricky ist sensationell. Das kann keine andere Frau toppen. Es war...irgendwie mehr so eine Romantik-Sache."

„Eine Romantik-Sache?" „Billie und ich, wir haben uns seitenweise wunderschöne E-Mails geschrieben. Sie hat eine so zauberhafte Sprache. Sie hat mir Gedichte geschickt. Ich hab mich bei ihr so...besonders… ja besonders gefühlt. Der Sex mit ihr war nicht der Hit. Aber um Sex ging es mir gar nicht. Es war… naja, Billie hat es irgendwie geschafft, mich mit ihren Beweihräucherungen um den Finger zu wickeln. Ich war wie in Trance. Und irgendwann bin ich aufgewacht." (Klar, wenn man nach einem Rauswurf unsanft auf dem harten Boden landet...)
Alles klar. Keine logische Erklärung, aber wenigstens geht's mal nicht um Sex. Hurra!
Ich genehmige mir einen Schluck Wasser und denke nach: Thorsten ist <aufgewacht>, nachdem Veronika ihm quasi die Pistole auf die Brust gesetzt hat: „Billie oder ich, beide kannst du nicht haben." Und Thorsten hat eingeräumt, dass er froh darüber war, weil Männer – wenigstens in ihrem Liebesleben – nicht die großen Entscheider sind. Er hätte Veronika auch heimlich betrügen können. Aber nein, er hat es sehr offen getan. Unbewusst, weil er hoffte, dass ihm eine der beiden Frauen die Entscheidung abnimmt? Ist doch wahr, abgesehen von diesen superpotenten Mega-Machos, die damit prahlen, dass sie mehrere Frauen gleichzeitig <beglücken>, sucht der klassische Normalo-Mann auf Dauer doch eher ein geordnetes Nest, in dem er es sich gemütlich machen kann.

Diejenigen, die länger zweigleisig fahren, waren nach einiger Zeit alle nicht mehr wirklich glücklich damit: Stress/Terminnot, schlechtes Gewissen, Extrakosten. Nur leider sind sie meist zu feige, eine Entscheidung zu treffen.

Das hat dann immer eine der beteiligten Frauen übernommen. Wenigstens war das bisher in meinem Umfeld so. Wenn ich mir die Welt der Reichen und Schönen ansehe, läuft es dort im Grunde ähnlich. „Ich habe noch nie eine Frau wegen einer anderen verlassen“ soll ein prominenter Sportler mal gesagt haben. Einer, von dem hinreichend bekannt ist, dass er kein Kostverächter ist. Recht hat er allemal mit seiner Aussage, denn wenn wir seinen jeweiligen Hofberichterstattern glauben können, haben ihn immer die Frauen verlassen. Nachdem er ungeniert mit einer anderen Schönen gesichtet worden war. Was das angeht, ist unser Sportsfreund nicht der einzige Promi, der – entgegen sonstiger Gewohnheiten – sich schon soooo auffällig in allen Szene-Lokalen mit einer Zweitfrau zeigt, das angenommen werden darf, dass das Absicht ist.

<Hallo Paparazzi! Seht mal, ich habe eine Neue bei mir! Fotografiert mich bitte, druckt es schön groß ab! Vielleicht sieht es meine Olle daheim und packt endlich freiwillig ihre Koffer!>
Gehen wir mal davon aus, dass Promi-Männer, die es der lauernden Pressemeute derart leicht machen, nicht dumm oder unvorsichtig sind. Sondern dass sie – lässt man Pokale, Glamour und fettes Bankkonto mal beiseite – eben auch nur ganz normale Kerle sind: feige, bequem, eitel. Mit solchen Aktionen kann man(n) zwar ziemlich sicher sein, dass es daheim ordentlich kracht. Aber eben auch, dass vielleicht eine der Damen freiwillig das Handtuch wirft oder wenigstens öffentlich um ihn kämpft. Das bringt fette Schlagzeilen! Das steigert den Bekanntheitsgrad! Zudem darf er seinen Ruhm in der Macho-Welt mehren.
Ein normaler Mann hat diese Möglichkeiten nicht, der muss sich damit behelfen, mit einem lippenstiftverschmierten Hemd heimzukommen, nach einem anderen Parfum zu riechen oder mal eben ein paar Kinokarten unauffällig auf dem Tisch zu

platzieren, die zufällig von dem Tag stammen, als er diese lange Besprechung hatte. Das passiert so häufig, dass ich fast Parallelen zu Serienkillern ziehen möchte, die auch immer fleißig Hinweise hinterlassen, damit sie endlich gestellt und von ihrem schändlichen Tun abgehalten werden. Sind Männer am Ende also gar keine ungeschickten Betrüger sondern arme Jungs, die eigentlich Hilfe suchen? Die wollen, dass frau ihnen die Entscheidung abnimmt? Stopp, Beverly, du bist keine Psychologin! Du willst keine vagen Vermutungen in den Raum stellen sondern konkrete Fakten nennen. Das wollen deine Leserinnen und das sollen sie kriegen.

„Solange du dem anderen sein Anderssein verübelst, hast du den Weg der Weisheit noch nicht betreten.“

(Chinesisches Sprichwort)

Kapitel 4 Das Schweigen der Männer
oder
Happy Wife = Happy Life

Hamburg. Nacht. Hotelzimmer. Frau mit viiiieeel zu vollem Kopf sitzt vor Notebook. Diese Frau bin ich. Ich weiß gar nicht, wo ich anfangen soll. Als ich dem Sauer-Verlag für sein <Clever-Women> - Magazin die Idee mit einer Männer-Kolumne unterbreitet habe, hatte ich natürlich schon ein wenig recherchiert. Und ich habe den Eindruck, dass die meisten Probleme zwischen Männern und Frauen reine Kommunikationsprobleme sind. Wir leben auf dem gleichen Planeten, unsere Anatomie ist ähnlich, aber ansonsten...Wenn unsere unterschiedliche Kommunikationsstruktur aber die Wurzel allen Übels ist, wäre es dann nicht lohnenswert, ihr eine ganze Kolumne zu widmen? Ich werde Tabea fragen, was sie dazu meint. Das mit den Promi-Fremdgehern sollten wir besser lassen.

Auch das muss ich mit ihr besprechen. Klar, ich könnte aus dem Nähkästchen plaudern und unter anderem von der ach-so-biederen-Moderatorin erzählen, die eine Kollegin und ich während einer Münchner Party dabei erblickt haben, als sie sich vom Gastgeber, einem Produzenten, von hinten poppen ließ. Noch dazu in der Küche seiner Frau. Das gäbe bestimmt fette Schlagzeilen. Die Gute würde uns vor Begeisterung über ihren früheren Ausrutscher sicher eine Klage an den Hals hängen. Mit den anderen Promis sieht es auch nicht besser aus. Das, was wirklich interessant ist, muss ich also für mich behalten. Weil es den Betreffenden naturgemäß peinlich ist.

Nein, dann schon lieber die universalen Missverständnisse zwischen den Geschlechtern. Das ist nicht nur interessant sondern superwichtig. Wenn wir dieses Kommunikationsding lösen könnten, dann würden wir bestimmt einen Großteil aller Mann-Frau-Probleme vermeiden.

< *Wir wollen ja hier nicht angeben, aber so ein Frauenhirn ist darauf ausgelegt, pro Tag etwa 20.000 Wörter zu benutzen, ein Männerhirn bringt's gerade mal auf rund 7000. Mehr müsste über das ewige Nicht-Verstehen im Kampf der Geschlechter eigentlich gar nicht gesagt werden. Aber ich bin schließlich kein Mann, also habe ich mindestens noch 13.000 Wörter, die ich zu diesem Thema anbringen kann. Irgendwie sind Männer, rein evolutionstechnisch gesehen, im guten alten Neandertal hängengeblieben. Ob es um Revierkämpfe im Job geht, darum wer den größten was-auch-immer (sagen wir mal: Wagen) hat, wer die größte Beute erlegt – da hat sich in den letzten Millionen Jahren nicht allzu viel bewegt. Wir Frauen dagegen haben uns enorm verbessert. Kein Wunder also, dass da allein sprachlich eine Kluft mit den Ausmaßen des Grand Canyon zwischen den Geschlechtern liegt.*
Beispiel gefällig? TomTom. Ein klassischer Urlaut. Buschtrommel. Männerspielzeug = Navigationssystem. Das Teil mag großartige Dienste leisten, aber wer gibt diesem technischen Meisterwerk so einen Namen? Keine Ahnung, aber es hat funktioniert. Die Kerle fahren total ab auf ihr TomTom. Schlicht. Einfach zu merken. Leicht auszusprechen. Keine große Kaufwunsch- beschreibung nötig. Mann geht in Laden. Sagt „TomTom". Verkäufer weiß sofort was der Kunde will und alle sind glücklich. Sofern sie Männer sind. Männer sind im Grunde eine recht pflegeleichte, angenehme Spezies. So lange sie genug zu essen und zu spielen haben, sind sie zufrieden. Oder wenn's irgendwo Fußball gibt. Glücklich macht sie guter Sex. Und geradezu ekstatisch werden sie, wenn

sie nicht sprechen müssen. Sie lieben ihre Wortkargheit bis zur Selbstaufgabe. Anders kann ich mir nicht erklären, wieso sie in einer fremden Stadt lieber einem alten, nicht upgedateten Navi hörig sind und eine nicht mehr vorhandene Brücke runterrauschen (sprich in den Fluss fallen) anstatt einfach einen Passanten nach dem Weg zu fragen. Das Leben könnte so einfach sein. Könnte...wenn es nicht mit Männern zu tun hätte. Diese Typen können auf den Mond fliegen, Autos und Computer reparieren. In Sachen Mann-Frau-Kommunikation jedoch sind sie absolute Nieten! Vermutlich ein evolutionär bedingter Gendefekt. Wie sonst ist es möglich, dass zweiundzwanzig schwitzende Männer in kurzen Hosen immens viel Kraft und unglaubliche Kreativität entfalten, wenn's darum geht, einen kleinen runden Lederball in einen rechteckigen Kasten zu schieben, aber merkwürdig verstockt und unbeholfen sind, sobald eine Frau ins Spiel kommt? Vielleicht, weil an dem Spruch, dass das Gehirn von Männern etwas tiefer sitzt (...) doch was dran ist? Ich hasse solche Klischees, aber es würde passen. Zumal einige männliche Wesen zumindest während der Balzphase durchaus in der Lage sind, zu kommunizieren. In der Brunft sind sie sogar fähig, zusammenhängende, manchmal sinnvolle, ganze Sätze von sich zu geben! Kaum aber landet man miteinander im Bett, in einer gemeinsamen Wohnung oder gar vor dem Traualtar, verstummen sie plötzlich. Wahrscheinlich, weil dann der Jagdinstinkt befriedigt ist und MANN sich nun nicht mehr anstrengen braucht. Die Beute wurde schließlich erfolgreich erlegt. Oder ist dieses Schweigen der Männer hormonell bedingt? Expertenrat? Pustekuchen! Paartherapeuten kennen dieses Phänomen zwar, haben aber leider keine Lösung parat. Der Mann von der Straße ist auch nicht hilfreicher. Ich bin eben so. Ich lasse generell keinen Menschen zu nah an mich ran" hat mir mein Ehemaliger anvertraut, als ich versuchte, seine Mauer des Schweigens einzureißen. Auch Uli, mein

ehemaliger Nachbar, war diesbezüglich kein Quell der Freude. Im Gegenteil:„Unser Pulver in Sachen Reden ist nach der Flirtphase verschossen. Bei den ganzen Dates, bis endlich was passiert, muss man dauernd stundenlange Gespräche führen. Das reicht doch für die nächsten Jahre. Außerdem ist dann alles Wesentliche gesagt." Ach so.
Schade, dass Männer nicht so schlicht konzipiert sind wie frau ihnen oft nachsagt. Aber diese fiese Natur hat in jedes Modell ein paar verwirrende Extras eingebaut, die uns immer wieder von vorne anfangen lassen, wenn es darum geht, den Mann an sich zu verstehen. Okay, das mit dem Jagdinstinkt ist mir klar. Solange sie dem Objekt der Begierde nachjagen, läuft die Testosteronproduktion scheinbar auf Hochtouren. Danach – pffft. Vorbei. Ich habe zwar noch nie gehört, dass sich das aufs Sprachzentrum auswirkt, aber...wer weiß...Nein, ernsthaft: Ob E-Mail, SMS, Anruf oder ein Gespräch – ER beschränkt sich auf das (für ihn) Wesentliche. Die Fakten eben. Nur leider ist für SIE das wirklich Wesentliche, WIE er uns diese Fakten mitteilt. Deshalb verbringen wir Stunden damit, in die kürzesten Zweizeiler unglaubliche Dinge hinein zu interpretieren. Wir schreiben liebevolle Botschaften, überlegen uns, wie wir ihm was wann am Besten und so einfühlsam wie möglich sagen könnten. Alles, was wir für unsere Mühen ernten, ist ein kurzes Grunzen. Wenn überhaupt eine Reaktion kommt. Irgendwann ist FRAU frustriert und mutiert zum Motzki. Und MANN fühlt sich missverstanden und sucht eine Partnerin, die kritikfrei zu ihm aufsieht. Schon ist es passiert. Er geht fremd.>
Ob das meine erste Kolumne wird? Ich weiß nicht recht...ich bin auf der Suche nach einem Knaller. Aber woher nehmen? Nachdem ich wieder viel zu lange ohne Einfall auf meinen Bildschirm gestarrt habe, gebe ich klein bei und rufe einen Mann an. Manchmal sind sie durchaus nützlich. Und dabei denke ich jetzt weder an Sex oder das Reparieren eines Autos.

Der, den ich jetzt brauche, heißt Rüdiger Fraas, ist 41 und freier Autor. Der wird ja wohl einen sinnvollen Beitrag zum Thema <Was Männer wollen> beisteuern können. Ich habe in einer meiner Sendungen sein erstes Buch vorgestellt. Er schuldet mir also noch was. Und ist um diese Uhrzeit sicher noch wach. Volltreffer! Er ist nicht nur wach, sondern, wie sich bei meinem Anruf herausstellt, sogar willens, mir einen Einblick in die männliche Seele zu gewähren.
„Fremdgehen? Sex? Heißes Thema meine Liebe! Aber was Männer wirklich wollen, das ist ihre Ruhe. Klar, Männer wollen auch mal Sex, aber eigentlich nur, damit sie danach besser einschlafen können." Danke Herr Fraas, sehr hilfreich... „Du bedienst wirklich jedes Klischee, das es über euch gibt! Fällt dir vielleicht auch noch was zum Thema Fremdgehen ein?" „Sicher. Wir gehen fremd, weil wir mit der Frau, die wir lieben, Probleme haben." Ach so ist das? „Wenn wir eine Frau lieben, trauen wir uns vieles nicht. Du weißt schon...Hemmungen, von wegen was sie von uns denkt und so. Geilen Sex, so richtig hemmungslos, das haste nur mit einer Frau, die du nicht zur Lebenspartnerin haben möchtest. Du verstehst?" Nein, tu ich nicht. „Diese Nummer mit der Heiligen und der Hure! Bev, davon musst du gehört haben! Dass Männer mit einer braven, anständigen Frau, die mal die Mutter ihrer Kinder sein könnte, leben wollen, aber so richtig abgehen tun sie im Bett mit einer, die genau deshalb so geil ist, weil sie nicht anständig ist. Das ist die Hure. Es gibt Männer, die sagen, sie brauchen beides. Da ist Fremdgehen oder Bordellbesuch eigentlich nur logisch" werde ich aufgeklärt. Ah ja. Verstehe. Hätte mir das mal einer früher gesagt. Dann wäre der Sex mit Karl weniger aufregend gewesen, aber ich hätte ihn dafür ganz gekriegt? Nö, das ist mir denn doch zu blöde! „Falls es dich beruhigt – es soll auch Fälle geben, wo ein Mann dann derart verknallt ist, dass er alles bei einer Frau findet" stellt Rüdiger abschließend klar. Hurra! Es gibt also Hoffnung... Abgesehen

davon, klingt dieses <Heilige oder Schlampe>-Thema tatsächlich ziemlich interessant. Das kommt auf jeden Fall auf meine Liste für mögliche Kolumnen!

„Glaube keiner Statistik, die du nicht selbst gefälscht hast“

(Margret Thatcher, ehem. britische Premierministerin)

Kapitel 5 Widersprüche in Zahlen

Schade, dass ich nicht länger in der Hansestadt bleiben kann, aber die Pflicht ruft. Meine erste Kolumne wartet! Und meine zwei Katzen ebenso...Also ab in den nächsten Zug Richtung Nürnberg. Nachdem ich mich am Hamburger Hauptbahnhof mit allerlei Lesematerial, äh natürlich Recherchematerial, eingedeckt habe, trete ich tatendurstig die Heimreise nach Nürnberg an. Neugierig werfe ich einen Blick auf die erstandenen Magazine. Was haben wir denn da? Wie schnuckelig! Ein junges Paar lächelt verliebt-debil vom Titel einer Medizin-Zeitschrift. Um <Erfüllte Partnerschaft> soll es gehen. Kann ja nicht schaden, hier mal ein wenig quer zu lesen. Passenderweise stoße ich relativ schnell auf das Kapitel <Gelegenheit macht Liebe>. Im Auftrag des Gesundheitsblattes hat die GfK eine große Umfrage zum Thema Seitensprung durchgeführt. Danach würden sich 60 % der Deutschen von ihrem Partner im Falle eines Liebesbetruges trennen.

Und 79,9 % gar fürchten, dass ihre Welt zusammenbräche, wenn der Partner sie verließe. (Was für eine armselige Welt bitte kann das sein, in der man sich nur über den Partner definiert??? Noch dazu einer, der uns betrügt!)

Die Uni Hamburg unterhält ein Institut für Sexualforschung und das fand heraus, dass knapp ein Drittel aller Seitensprünge bereits in den Anfangsjahren einer Beziehung passiert. Aus diesen Seitensprüngen haben sich der Studie zufolge kaum längere Affären entwickelt; meist blieb es bei einer einmaligen Sache. Daraus schließen die Sexualforscher, dass der Hauptgrund für Seitensprünge sehr banal ist, nämlich, dass sich

einfach die Möglichkeit dafür bietet. Oder wie Barbara und Allan Pease, die Beziehungsgurus aus den USA es formulieren „Wenn es um Sex geht, brauchen Frauen einen Grund. Männer brauchen nur einen geeigneten Platz." Die beiden wissen auch: Frauen wollen Intimität, Männer wollen Distanz. Also das klassische Geschlechterverhalten. Ich frage mich allerdings, ob Männer sich einzelne Frauen dadurch vom Leib halten wollen, in dem sie sich eine zweite gönnen? Das macht doch keinen Sinn. Zumal ich kürzlich in einer Frauenzeitschrift gelesen habe, dass 51 % (!!!) aller Männer Sex als Stress empfinden. (Wen haben die da bloß befragt? Ich kenne nur Männer, für die Sex Stressabbau ist.) Hm.
Auf dem Tischchen des ICE ist mittlerweile ein unübersichtlicher Papierberg entstanden. Vielleicht ist das mein Problem? Ich bin immer so unkoordiniert und chaotisch. Kein Wunder, dass ich den Überblick über mein Liebesleben verloren habe. Nun gut, jeder Tag ist der Start in ein neues Leben. Mein neues Leben wird von nun an ordentlich und übersichtlich sein. Schnell stopfe ich die gesamten Journale in meinen Trolley. Nur die GfK-Umfrage beschäftigt mich noch. Wie es sich für eine Reporterin gehört, die sich am geistigen Eigentum anderer bereichert, hole ich einen grell-gelben Marker aus meiner Handtasche und beginne, die wichtigsten Passagen zu kennzeichnen. Aha. Immerhin 40 % aller befragten Frauen sind aus Liebe fremdgegangen und weil sie sich in ihrer Beziehung nicht mehr beachtet fühlten. Ich finde, bessere, edlere Motive für einen Seitensprung gibt es nicht! Aber die Männer...typisch: 24 % nur haben es aus Liebe getan. Dem Rest ging´s einfach um die pure Lust an der Lust! Das Fazit aus dieser Studie? Männer gehen aus folgenden Gründen fremd (und zwar genau in dieser Reihenfolge!!!):
1. Gelegenheit dazu war da
2. Sexuelle Anziehungskraft
3. Abenteuerlust/Der Reiz des Neuen

4. Verliebtheit
5. Unzufriedenheit in der Beziehung

Professor Kurt Starke, Sexualforscher, schließt daraus, dass man n i c h t sagen kann, dass ein Seitensprung zwangsläufig aus einer schlechten, eingeschlafenen Partnerschaft entsteht. Wo so ein Seitensprung anfängt, erklärt er uns auch: „ Offiziell sprechen wir von Untreue, wenn jemand neben einer festen Beziehung eine sexuelle Außenbeziehung eingeht. Der Verkehr mit einer Prostituierten gehört im Grunde auch dazu, obwohl viele Männer das nicht so empfinden. Wenn ein Mann beim Spaziergang mit seiner Frau einer anderen nachschaut, kann ihm das bereits ebenfalls als Untreue ausgelegt werden.“ Na, na, Herr Professor! Vermutlich sieht noch nicht mal die Eifersüchtigste aller Frauen die Sache derart kleinlich. Aber so ist das eben aus wissenschaftlicher Sicht. Und das war´s jetzt? Ist es wirklich so einfach? Das widerspricht so ziemlich allem, was ich von den Fremdgängern in meinem Umfeld gehört habe. Schauen wir doch mal, was der FOCUS so schreibt...Ich ziehe unter den finsteren Blicken meines Gegenübers einen Riegel Schokolade, eine Flasche Wasser und eben jenes Münchner Nachrichtenmagazin aus meinem Trolley. <Seitensprung-Studie/Rätselhafte Affären> heißt es hier. Wunderbar, während so einer gut vierstündigen Zugfahrt mal richtig schön Zeit und Muse zu haben, sich ungestört mit diesem Thema beschäftigen zu können! Die Schokolade fängt bereits an, sich auf meinen Hüften niederzulassen, der gelbe Stift wird wieder gezückt. Was haben wir also hier? Einen Göttinger Psychologen und Paartherapeuten namens Ragnar Beer. Der Mann erforscht seit Jahren die Hintergründe und Folgen der Untreue. Erst hat er 3300 Betrogene befragt, dann die Betrüger. Seinen Untersuchungen entnehme ich, dass für 79 % der befragten Männer sexuelle Unzufriedenheit in der eigenen Partnerschaft der Anlass für den Seitensprung war.

Witzigerweise sind es exakt 79 % der Männer, die angeben, dass es ihnen wichtig sei, ihrer Partnerin treu zu sein.

Was muss ich denn hier lesen? Dass erschreckende 51 % der Männer ihre aktuelle Partnerin gleich mehrfach betrogen haben! Dass vier von fünf Fremdgehern den Partner zwar lieben, aber doch fremdgehen. Sogar Tagträume von der Affäre haben. Und manche sind auch in die Affäre verliebt. Hoppla! Das hier klingt interessant: Frauen sinnieren über die Hintergründe ihres Tuns, Männer nicht. Erst, wenn sie aufgeflogen sind, fangen die Herren an, über ihren Seitensprung, die Folgen und die Ursachen nachzudenken. Herrje, laut dieser Göttinger Studie sind bei den Männern, die noch nicht aufgeflogen sind, 40 % in die Affäre verliebt. Bei denen, die bereits entlarvt wurden, sogar 47 %. Also fast die Hälfte. Merkwürdig. Das sind ganz andere Ergebnisse als bei der GfK-Untersuchung. Na ja, vermutlich werden die Göttinger Forscher auch andere Menschen befragt haben, als die von der GfK.

Nur so ist zu erklären, dass hier etwa ein Drittel aller Affären länger als ein halbes Jahr gedauert hat und One-Night-Stands eher selten sind.
Ein weiteres, verwirrendes Zahlen-Highlight kommt aus der Frauenzeitschrift TINA.
Für die hat ein Marktforschungsinstitut mit dem schönen Namen EARS & EYES herausgefunden, dass 32 % aller Männer in einer Partnerschaft schon untreu waren. Die Gründe:

-weil die Leidenschaft fehlte 18 %

-Beziehung war eingefahren, ich brauchte Abwechslung 23 %

-zum Spaß, als Sex-Abenteuer 31 %

-weil ich eine Alternative zu meiner Beziehung suchte 18 %

-war ein Ausrutscher (Party, Alkohol) 25%

-ich brauchte Bestätigung 11 %

-meine Partnerin war untreu, also aus Rache 6 %

-ich halte prinzipiell nichts von Treue 3 %

Was soll ich bitte davon halten? So ein Zahlensalat! Drei <repräsentative> Umfragen, drei doch sehr unterschiedliche Ergebnisse. Zumindest kommt das bei mir so an. Vielleicht interpretiere ich die Zahlen auch nur falsch? Ich gehe noch mal die GfK-Studie durch. Ja, hier heißt es eindeutig, dass der Zustand der Beziehung nicht die Ursache fürs Fremdgehen ist. Aber im FOCUS kann ich lesen, dass <...zwar auch glückliche Paare in heikle Situationen geraten, aber das Maß der ehelichen Zufriedenheit eine entscheidende Rolle spielt.> Also was denn nun? Ach du dickes Ei! Mit dieser Kolumne habe ich mir ganz schön was vorgenommen! Wenn schon all diese wichtigen, gebildeten Professoren und Forscher auf keinen Nenner kommen und mir vor lauter Zahlen und Statistiken der Kopf schwirrt – wie soll ich dann die Fremdgeher meinen Leserinnen erklären? Wahrscheinlich ist das alles so widersprüchlich, weil die meisten dieser Forscher Männer sind. Der Evolutionsbiologe Robin Baker glaubt, dass ein Seitensprung nur dadurch zu verhindern sei, dass man den Partner nie aus den Augen lässt! Eine schrecklich unromantische Vorstellung. Was ist dann mit den Fernbeziehungen, von denen es dieser Tage so viele gibt? Sind die etwa alle gefährdet? Ach Quatsch! Ist doch gar nicht möglich. Denn aus einer Befragung von <Men´s Health> geht hervor, dass über 60 % der deutschen Männer noch nie fremdgegangen sind. Dieser Studie zufolge sind übrigens die Herren hierzulande nur mittelmäßige Liebhaber. Wenn ich jetzt zynisch wäre, würde ich ja direkt vermuten, dass das eine irgendwie mit dem anderen zusammenhängt! Ähm. Der britische Zoologe und Verhaltensforscher Desmond Morris sieht den Mann im Konflikt zwischen „Genmaterial streuen" und „liebevoller Paarbindung". Niedlich! Er glaubt an das Fremdgeh-Gen. Andererseits meint der Paartherapeut Christof Kröger ebenso wie Ragnar Beer, das <sexuelle Zufriedenheit> ein <großer Schutzfaktor> sei. Ich kann es drehen und wenden – das Einzige, was diese Studien und auch meine bisherigen Interviewergebnisse gemeinsam haben, ist die Bedeutung von Sex. Abgesehen davon, dass zahlreiche Fremdschläfer auch nach dem Ende der Affäre noch ihren <sexuellen Außenkontakt> treffen und dass immerhin ein Drittel die <dritte Person> liebt oder in sie verliebt ist, kommen Gefühle kaum zur Sprache. Dabei ist dieser <sexuelle Außenkontakt> doch auch ein Mensch. Mit Emotionen. Bedürfnissen. Wünschen. Hoffnungen. Lebensplänen. Genau wie die Hauptfrau, die sich in trügerischer emotionaler Sicherheit wähnt, während es bereits die Spatzen von den Dächern pfeifen, dass ihr Oller anderweitig aktiv ist. Lässt das die Fremdgeher denn völlig kalt? Ich zücke mein Handy und wähle Jürgens Nummer. Ich muss jetzt mit einem Menschen sprechen, bevor mich diese unzähligen Statistiken um den Verstand bringen! Jürgen könnte hilfreich sein. Den kenne ich schon lange. Ein wilder Typ mit Rocker-Image. Überall Tattoos, langes Haar, Lederklamotten. Piercings. Aber – raue Schale, weicher Kern. Der Kameramann, mit dem ich seit Jahren zusammenarbeite, ist im Gegensatz zu seinem schrägen Auftreten ein ganz lieber, fast konservativer Mensch. Sein schmuckes Haus im fränkischen Städtchen Forchheim gleicht eher der Villa eines Hollywood-Stars denn einer Rocker-

Höhle. Jürgen ist Anfang dreißig. Lebt von seiner Frau seit einiger Zeit getrennt. Der hat mir doch mal eine neue Freundin vorgestellt...ja, den werde ich fragen.
Nur zwei Freizeichen später hab ich ihn an der Strippe. „Hey, Jürgen. Ich bin´s. Bev. Ich hoffe, die Verbindung hält, ich bin nämlich grade im Zug. Kannst du mich gut verstehen?“ „Bassd scho.Was steht an? Wann sehen wir uns mal wieder?“ „Bald, hoffe ich. Aber im Moment arbeite ich grade an einem neuen Projekt. Ich bin etwas unter Druck und ehrlich gesagt, ich habe schon jetzt gar keinen Durchblick mehr“ seufze ich. „Erzähl mal!“ Ein paar Funklöcher weiter habe ich mein Anliegen endlich vortragen können. „Und was verstehst du jetzt nicht?“ „Mensch Jürgen, das sind Zahlenwerke. Seelenlose Zahlenwerke. So anonym. Und noch nicht mal wirklich aussagekräftig, weil in jeder Umfrage scheinbar was anderes rauskommt. Ich möchte, dass mir ein Mann erklärt, wie er zu Haupt- und Zweitfrau steht. Warum es überhaupt soweit gekommen ist...“ „Na dann pass auf: Meine Ehe hat´s dahingerafft, weil meine Lea die beste, tollste und süßeste aller Frauen überhaupt ist. Nur leider kenn ich sie schon so lange, dass sie für mich heute mehr wie eine Schwester als wie eine Frau ist. Weil.. mit Anfang dreißig kann ich doch noch nicht keusch leben! Also, ich kann dir das dann quasi schon bestätigen, dass wir Männer unsere Partnerin lieben, aber trotzdem betrügen.“ Dazu fällt mir erstmal gar nichts ein. „Bev, bist du noch da?“ „Ja, keine Angst. Kein neues Funkloch. Ich...muss das nur grade verarbeiten. Wenn du Lea noch liebst, was ist dann mit dieser Caro, die du mir letzten Sommer vorgestellt hast? Bist du dann nicht mit ihr zusammen?“ „Das hab ich dir doch grade erklärt. Ich liebe meine Frau. Im Moment leben wir zwar getrennt, aber...es ist ja nicht die erste Krise. Ich weiß nicht, ob meine Ehe wirklich vorbei ist. Und das war das Problem mit Caro. Die hat mich ganz schön angegraben. Ich hab mich voll in sie verliebt. Und

irgendwann fing sie dann damit an, dass sie mich ganz für sich haben will. Das war ein schon ein Schock für mich. Ich war irgendwie überrumpelt." Täusche ich mich oder reden Männlein und Weiblein in Gefühlsangelegenheiten total aneinander vorbei? Für mich als romantisches Weibchen ist der Fall eigentlich glasklar: „Du warst in Caro verliebt, sie in dich und dann wollte sie mit dir zusammen sein. Klingt doch ganz logisch. Deine Ehe ist sowieso nicht mehr der Hit. Wo war dann das Problem?" „Na ja, Caro hat so Druck auf mich ausgeübt. Wahrscheinlich findest du das jetzt bodenlos, aber ich hab immer gedacht, ihr passt es so wie es ist. Ich hätte nie gedacht, dass sie eine richtige, spießige Zweierbeziehung mit mir haben will und unglücklich ist." „Das hast du dir nicht denken können?" „Nö."

Autsch. Autsch. Autsch. Männer! Sie können nichts dafür. Sie sind so.

„Und wie ist die Lage inzwischen?" „Bin sie beide los. Lea will ´ne Auszeit, Caro hat einen anderen, der schneller war. Mit dem wollte sie mich erpressen, mir eine schnelle Entscheidung aufzwingen. Das war mir zu heftig. Es hat schon weh getan. Aber jetzt ist alles okay, ich hab nämlich jemanden getroffen. Eine ganz Süße. Ich glaube, mit der könnte es langfristig was werden". Wie romantisch! Ich bin ergriffen. „Jürgen, sagst du mir noch schnell, nur für meinen Fragebogen, ob Puff für dich Betrug ist und ob du wieder fremdgehen würdest. Ach ja und ob eine Frau es verhindern könnte". Der Mann neben mir fängt an zu schwitzen. Ober vielleicht auch grade von der <Geschäftsreise> mit Sekretärin und ganz, ganz persönlicher Betreuung zurückkommt? Es knistert in der Leitung. Endlich ist die Verbindung wieder stabil und ich höre Jürgens Antworten. „Also...Bordell ist auch Betrug. Nicht schlimm, aber schon auch. Klar. Nein, ich würde nicht mehr fremdgehen. Das war nicht richtig. Und – nein, ich denke, eine Frau kann einen Mann nicht davon abhalten. Wenn ein Mann nämlich erstmal über einen Seitensprung nachdenkt oder sich anderweitig verliebt hat, ist es zu spät.“ Gut, dass wir das noch besprochen haben, denn beim nächsten Tunnel verabschiedet sich die Handyverbindung endgültig. Es bleibt mir also nichts anderes übrig, als mich wieder dem Blätterwald zu widmen. Auf dem Nachbarsitz hat ein anderer Reisender eine Tageszeitung liegen lassen. Offensichtlich ein Single, denn er oder sie hatte die Bekanntschaftsanzeigen aufgeschlagen. Ein paar Inserate sind sogar eingekringelt. Neugierig werfe ich einen Blick drauf. Ha! Na, das passt ja wieder:

<Er, 43, gutaussehend, niveauvoll, sucht Sie, bis ca. 60, gerne mollig für gelegentl. erotische Stunden>

<Seitensprung? Niemals! Oder vielleicht doch...ER, 51, Akad. Sportl und attraktiv will es probieren...>

<Einfach Leidenschaft und Zärtlichkeit genießen, erotische Träume ausleben. Vernachlässigt oder alleinstehend? Melde dich bei sportlichem Typ mit viel Charme und Humor>

<Lieber Er, 50, 180, gebunden, sucht ebens. nette Sie für heiße Treffs, mögl. Vorm.>

Ich hatte ja keine Ahnung! Die Arbeit an dieser Männer-Kolumne führt mich in eine mir bisher völlig fremde Welt. Vermutlich war die Vorbesitzerin meines aktuellen Lesestoffes eine Frau auf der Suche nach einem amourösen Abenteuer. Interessant, wie viele Herren sich dafür gerne opfern...Was die wohl empfinden, wenn sie so eine Anzeige aufgeben? Ob sie ein schlechtes Gewissen haben? Ob sie es dann auch wirklich durchziehen oder doch Angst vor den eigenen Erotik-Träumen kriegen? Vielleicht kann ich es ja herausfinden. Ich glaube, das

mit der Kolumne über Männer und warum sie zu Liebesbetrügern werden, ist überfällig!
Was die ganzen Umfragen, Statistiken angeht – sie sind eine interessante Ausgangsbasis für meine persönliche Recherche. Die werde ich allerdings am Forschungsobjekt, sprich dem Mann, doch besser selbst in die Hand nehmen.

„Zeit ist die Münze deines Lebens. Es ist die einzige Münze, die du besitzt, und nur du kannst entscheiden, wofür du sie ausgibst. Sei auf der Hut, sonst werden andere sie für dich ausgeben!“

(Carl Sandburg)

Kapitel 6 Drei sind eine zu viel oder alles was Recht ist

Der Wecker klingelt. Wo bin ich? Ach ja richtig! Seit heute Nacht schlafe ich wieder in meinem eigenen Bett. Hamburg war gestern. Ich schätze, ich muss eine wichtige Entscheidung treffen: Aufstehen oder Liegenbleiben? Ich bin jetzt zwar eine frischgebackene Kolumnistin bei einem der angesagtesten Frauenmagazine, aber die Arbeit kann ich genauso gut im Bett erledigen. Nachdenken. Kostbare Lebenszeit! Ob Männer sich dessen bewusst sind? Dass sie mit einem Betrug bzw. ihrer Feigheit in Liebesdingen nicht nur unser Vertrauen zerstören, unsere Seele verletzen, sondern auch unsere Zeit rauben, unsere Schönheit ruinieren? Ich will ja nicht oberflächlich klingen - Tatsache ist aber, dass uns so ein emotionales Trauma nicht nur ganz tief ins Herz trifft sondern auch auf unsere Hormone einwirkt. Unseren Alterungsprozess beschleunigen kann!

Und das geht ja mal gar nicht. Besonders nicht nach einer monumentalen Liebesenttäuschung, wenn das Ego ohnehin schon massiv angegriffen ist. Und auch, wenn ich an einen neuen Mann keinen Gedanken verschwende – nur mal rein theoretisch gedacht, ganz theoretisch – der würde sich vermutlich nicht unbedingt in ein verheultes, verhutzeltes Häufchen Elend verlieben. Vom Weinen verquollene, gerötete Augen. (Na gut, auch von zu viel Rotwein...) Vertrocknete Haut durch einen schneller sinkenden Östrogenspiegel. Kummerspeck auf den Hüften. Was für ein Elend! Und alles nur wegen eines Kerls!

Sogar mich hat es jetzt getroffen! Mich! Wo ich doch quasi mit eingebauten Anti-Aging-Genen auf diese schöne Welt gekommen bin. Eine Haut, stets glatt wie ein Kinderpopo. Und der Rest: Straff. Glänzendes Haar. Alles dahin! Die Gestalt im Spiegel, der auf der anderen Seite meines Schlafzimmers hängt, ist eine Schlaffi-Frau mit Bäuchlein. Zausel-Haar. Fahler Haut. Aufmerksam studiere ich mein Spiegelbild. Ist meine Haut nicht schon viel trockener geworden? Doch! Da sind winzige Fältchen. Nasolabialfalte. Querfalte auf der Stirn! Die waren vorher garantiert nicht da. Vorher. Bevor Karl aufgeflogen ist. Das ist nur der Kummer. Na ja, meinen Östrogenhaushalt hat er allerdings schon vorher verkümmern lassen. Ginge ich zu meiner Frauenärztin, könnte die das wahrscheinlich sogar medizinisch belegen. Immerhin lässt erfüllender Sex noch nach Tagen nachweislich die Hormone im Blut Samba tanzen. Bei mir reicht´s wahrscheinlich grade noch für eine Runde Slowfox.
Vielleicht ist diese Sandra deshalb angeblich so verwelkt? („Hab deinen Karl kürzlich mit so einer ältlichen Schwarzhaarigen getroffen“ durfte ich neulich von meinem Kumpel Matthias hören). Wenn sie´s überhaupt war, ob ihr <ältliches> Äußeres daran liegt, weil Karl seinen <Pflichten> nicht nachkam? War der Ärmste mit uns beiden überfordert? Schließlich hatten wir immer sehr ausdauernden Spaß miteinander. Kräftezehrend, möchte ich meinen. Jedenfalls meistens. Würde mich also nicht wundern, wenn er bei ihr auf Dauer von Mr. Sexy zu Mr. Schlaffi mutiert wäre. Und ihr Östrogenvorrat schneller dahinschwindet, als von Mutter Natur vorgesehen. Andererseits sollte ich besser ganz still sein. Gemessen an meiner trockenen Haut gleicht die Sahara einem Wasserdepot. Und überhaupt...beinahe wäre er mir beim Sex zuletzt eingeschlafen. Ich bin also besser wirklich ganz, ganz

still. Hoffentlich hat er jetzt gar keinen Sex mehr! Eigentlich bin ich nicht nachtragend. Und natürlich kann ein Arschloch-Mann trotzdem ein wertvoller, netter Mensch sein. Aber in Momenten des emotionalen Supergaus muß es gestattet sein, sich mal so richtig böse Gedanken zu machen. Was hat er sich bloß dabei gedacht? Und wie konnte er nur glauben, dass Sandra und ich nichts voneinander erfahren würden?

Ach ja, Sandra ist Karls Hauptfrau. Blöd ist nur, dass ich zunächst dachte, i c h wäre die Hauptfrau. So romantisch und platonisch, wie die Sache zwischen meinem heutigen Ex-Helden und mir dereinst begann, so unbekümmert, wie er sich in mein Leben, meinen Freundeskreis integrierte, so oft, wie ich ihn zuhause beglückt habe – mir wäre anfangs nie der Gedanke gekommen, dass dieser Neandertaler in seiner Höhle schon eine Mitbewohnerin haben könnte. Nun ist es aber so und an vielem, was danach passiert ist, bin ich selbst schuld. Man könnte auch sagen, dass ich, ohne es zu wissen, quasi schon für meine neue Aufgabe als Kolumnistin fürs <Clever-Women> Magazin vorgearbeitet habe. Wie pflegte meine Oma immer zu sagen <Kein Schaden ohne Nutzen>. Tja, die Weisheit des Alters... Nun sitze ich also vor meinem Notebook und schreibe doch ein wenig aufgeregt an meiner ersten Kolumne. D.h. ich versuche, daran zu schreiben. Denn irgendwie macht der PC nicht so ganz, was ich will. Dass Baghira ausgerechnet jetzt mit seinen 7 Kilo Lebendgewicht über die Tastatur tappt, ist ungemein hilfreich. Das mit dem Schreiben gestaltet sich in der Tat schwieriger als gedacht. Entweder spinnt der Computer (oder glänze ich mal wieder mit Unfähigkeit?), die Katze latscht drauf und wenn ich endlich alles im Griff habe, dann ist mein Kopf plötzlich leer. Es gäbe jetzt sicher Menschen, Werner beispielsweise, die anmerken würden, dass das nichts Neues ist. Dabei leide ich, kaum in einem neuen Job, schon an einer Berufskrankheit:

Schreibblockade. Okay, es hilft alles nichts, ich muss raus! Bewegung an der frischen Luft! Und siehe da – mein kleiner Spaziergang wirkt. Gut, das Thema Seitensprung ist ein sehr komplexes. Aber ich muss ja nicht bei Adam und Eva anfangen. Einfach nur bei Eva reicht. Das Thema <Warum gehen Männer fremd?> gäbe es doch gar nicht ohne eine willige zweite Frau. Ohne die würde aus dem geplanten Seitensprung nämlich nichts werden. Welche Ironie! Ohne Frauen läuft bei Männern gar nichts, noch nicht mal beim Fremdgehen. Warum also nicht mit einer der tragischen Romanzen des letzten Jahrtausends in meine erste Kolumne starten?!

<Katherine Hepburn und Spencer Tracy waren eines der großen Liebespaare Hollywoods. Die Sache hatte allerdings klitzekleinen Haken: Spencer war noch verheiratet. Und er wollte es auch bleiben, als guter Katholik, als verantwortungsvoller Vater.. Die Leinwandgöttin Hepburn begnügte sich daher Zeit ihres restlichen Liebeslebens mit der Rolle der Schattenfrau. Obwohl es natürlich trotzdem jeder wusste, schlich sie – so wird es überliefert – nach gemeinsamen Nächten aus den Hotels zur Hintertür raus. Spencer Tracy war zweifellos ein großartiger Mime, aber als Mann doch eher Durchschnitt. Andererseits umwarben Männer wie der legendäre Howard Hughes die unvergessene Schauspielerin. Was hatte dieser verheiratete, nicht unbedingt attraktive Schauspieler also an sich, dass sie ihm bis zu seinem Tod die Treue hielt? Als er an einer Lungenentzündung schwer erkrankt war, pflegte sie ihn im geheimen Liebesnest in Beverly Hills. Sie, nicht seine Ehefrau. An diesem Ort, dem Gästehaus des Regisseurs George Cukor, soll Spencer Tracey dann mit einem Herzinfarkt zusammengebrochen sein. Die Diva konnte ihn nie vergessen. Für sie war er der Mann ihres Lebens.

Soweit, so tragisch. Nun könnte man sagen, damals, das waren andere Zeiten. Aber im Grunde hat sich nichts geändert. Männer gehen immer noch fremd, sie treffen noch heute meist keine Entscheidung zwischen Ehefrau und Langzeitgeliebter und zur Krönung sind sie noch heute, wo selbst der größte Macho schon Worte wie <Gleichberechtigung> oder <Emanzipation> vernommen haben wird, diejenigen, die dabei am Ende meistens gut aussehen.

Wenn eine Frau betrügt (das soll an dieser Stelle gar nicht geleugnet werden), dann gilt sie schnell als Schlampe, Rabenmutter oder nymphoman. Ein männlicher Seitenspringer dagegen ist schon ein toller Kerl. Denken die anderen Männer.

Sogar kluge Männer. Richter zum Beispiel. Wie der Anwaltsservice uns nämlich wissen lässt, hat ein Richter des Oberlandesgerichts Hamm amtlich geurteilt, dass - selbst wenn ein Ehemann mehrfach fremdgegangen ist! - die Ehe noch in Ordnung sein kann und dass die Ehefrau (!!!!!) gegen ihre ehelichen Pflichten verstoßen hat, als sie gefrustet aus der gemeinsamen Wohnung auszog. Das Paar, über das wir hier reden, war zwei Jahre verheiratet. Er besuchte gerne einen Swingerclub und führte noch eine zusätzliche homosexuelle Beziehung (Wow! Was muss das für ein Hammertyp sein!) Seine Frau wusste von allem, wünschte sich aber trotzdem ein Kind von dem Vielseitigen. Allerdings verliebte sie sich noch während der Schwangerschaft in einen anderen Mann und zog zu diesem. Während der Scheidung wurde der Unterhaltsanspruch für die Ehefrau netterweise mit Rücksicht auf das Kind auf ein Existenzminimun festgelegt. Am liebsten, so die Richter, hätten sie jeden Unterhaltsanspruch vollständig abgelehnt, denn die böse Frau habe sich pflichtwidrig verhalten! Wieso? Weil sie – Achtung! Amtsdeutsch! - durch ihren Auszug ihre Verpflichtung zur geistigen, wirtschaftlichen und sexuellen Gemeinschaft gekündigt hat. Ohne jemals bereit gewesen zu sein, noch etwas für die Partnerschaft zu tun. Sie hätte ja zum Beispiel zur Rettung dieser grandiosen Ehe einen Eheberater aufsuchen können. Die Pflichten des Mannes spielten hingegen keine Rolle. Er habe eben sexuelle Freiheit ausgelebt, aber nie seine Ehe in Frage gestellt, so die Richter. Alles klar, die Seitensprünge eines Ehemannes an sich sind also rein rechtlich akzeptabel. Ich frage mich, ob eine Richterin auch so entschieden hätte...Wie denken Sie darüber? Schreiben Sie mir!

Bis zum nächsten Mal, Ihre Beverly!>

**Warum haben Männer so ein reines Gewissen?
Sie haben es noch nie benutzt!**

Kapitel 7 Je oller, desto toller...

Adieu Jammertal! Lebt wohl, Schokolade, Eis, Rotwein, Chips & Co! Heute beginnt mein neues Leben! Die dunkle Seite der Testosteronmacht hat mich nicht länger im Griff. Endlich bin ich wieder ich selbst: optimistisch, gut gelaunt, zielstrebig. Ich habe meine Zeit lange genug damit vergeudet, um einen Mann zu trauern, der mich absolut nicht verdient hat. Ich gönne mir was!
Ich fahre nach Venedig! Stadt der Liebe! Der Romantik! Und Stadt der Fremdgeher! Im Mittelalter, so die Legende, kamen die prächtigen Masken, die wir noch heute in Zeiten des Karnevals so bewundern, nämlich vor allem deshalb zum Einsatz, damit man(n) beim Fremdgehen nicht erkannt wurde.

Na ja, eigentlich geht meine Reise nur bis zur Pegnitz. Es ist nämlich wieder Zeit für venezianisches Flair in der Noris. Passend zur venezianischen Woche strahlt die Sonne warm am fränkischen Himmel, ein Gondoliere mit gestreiftem Poloshirt und dem typischen Basthut lässt seine Gondel über das glitzernde Wasser in Richtung Liebesinsel gleiten, beim farbenprächtigen Maskenumzug bevölkern zahlreiche begeisterte Zuschauer die Nürnberger Innenstadt, auf der Karlsbrücke bieten braungebrannte Händler ihre leckeren Waren feil. Ein herrlicher Duft nach Käse und Salami liegt in der Luft, die Fleischbrücke wird zur Rialtobrücke. Ja, Venedig liegt an der Pegnitz. Zumindest für die nächsten Tage. Und genau diese Tage werden wir für eine Werbekampagne nutzen. Heute ist nämlich mein erster Tag als <Testimonial> oder auf gut deutsch als Gallionsfigur für das Modelabel <SlimDressing>. <Nicht mehr ganz jung, nicht zu dünn,

sympathisch, hinreichend bekannt, aber nicht allgegenwärtig> - das waren die Voraussetzungen, die das neue Gesicht für <SlimDressing> erfüllen sollte. Ich hab den Job bekommen. Ob das nun schmeichelhaft ist oder eher nicht, darüber mag ich jetzt nicht nachdenken. Immerhin fließt ein nicht unerheblicher Betrag auf mein Bankkonto. Dafür nehme ich auch gerne in Kauf, dass wir der Sparsamkeit halber (meine Auftraggeber sind Schwaben) statt in Venedig in Nürnberg drehen. <Romantische, figurumschmeichelnde Sommermode für moderne Frauen> ist das Motto der Kampagne. Insofern bietet meine schöne Heimatstadt mit ihren historischen Bauwerken den perfekten Rahmen für unsere Aufnahmen. Während ich mittels wahren Schichten von Make-up und gefühlten Tonnen von Haarspray (die arme Umwelt) kamerafein gemacht werde, sehe ich mich ein wenig um. Wir dürfen die Räumlichkeiten eines Eiscafes direkt an der Pegnitz nutzen, damit in Ruhe gestylt, umgezogen, geprobt werden kann. Mein Blick fällt auf einen Stapel älterer Tageszeitungen.

<SEITENSPRUNG MIT 81! JETZT SCHEIDUNG!>

Ist es zu fassen? Hört das denn nie auf? „Beverly, bleib bitte ruhig sitzen, sonst kann ich deine Augenringe nicht abdecken“ bittet die Maskenbildnerin leicht gereizt. „Tut mir Leid, aber da drüben steht was, das mich interessiert. Und Augenringe hab ich sowieso immer. Da kannst du pinseln, so viel du willst“ quengle ich. „Du hältst jetzt still, dann darfst du zu deiner Zeitung, ok?“ Ich nicke ergeben. Endlich! Maya hat ihr Werk vollendet. Zufrieden lächelt sie mich an. Um das Styling nicht zu zerstören, bewege ich mich ganz vorsichtig auf das Altpapier zu. <Köln. - Nach 57 Ehejahren betrog der Rentner (81) seine Frau (83) mit einer Jüngeren – jetzt tobt der Rosenkrieg ums Geld!> Sieben Jahre nach der Goldenen Hochzeit hat sich der Ehemann also in eine 53-Jährige verliebt.

Seine Noch-Ehefrau beklagt in dem Blatt mit den vier großen Buchstaben, wie schrecklich es sei, den beiden beim hemmungslosen Knutschen mitten auf der Straße und am helllichten Tag zusehen zu müssen. Ich bilde mich weiter und erfahre, dass die Betrogene selbstverständlich sofort die Scheidung eingereicht und einen Anwalt engagiert hat, der so viel Geld wie möglich für sie rausschlagen soll. Hoffentlich erlebt sie das Scheidungsurteil noch... Ich bin gleichermaßen fasziniert und schockiert: Es gibt also noch Sex und Liebe im Alter! Hurra!
Singles wie ich, die langsam auf die 40 zusteuern, dürfen also doch noch auf die große Liebe hoffen! Auf Leidenschaft! Action! Andererseits – lehrt uns diese Geschichte nicht auch, dass Männer, selbst wenn sie schon mit einem Bein im Sarg stehen (jetzt mal rein statistisch von der durchschnittlichen Lebenserwartung ausgegangen), das Fremdln nicht lassen können? Frau Güttel, sind Sie fertig?“ fragt eine wohlklingende Männerstimme. Ich drehe mich um und sehe in ein Paar dunkelbrauner, lustiger Augen. Sie gehören zu einem hochgewachsenen Anzugmann mit kurzem grauen Haar, perfekten Zähnen und einer netten Ausstrahlung. Ich schätze ihn auf Mitte fünfzig. „Wir haben uns noch nicht persönlich kennengelernt. Ich bin Rainer Haymann, der Marketingleiter von <SlimDressing>“ stellt er sich vor. Ja hoppla. Das ist aber mal ein Netter! „Freut mich, Sie kennenzulernen“ meine ich ehrlich und denke, dass es mit dem bestimmt ein angenehmes Arbeiten wird.
Zwei Stunden und unzählige Umkleidephasen später sind alle Aufnahmen so gut wie im Kasten. „Es wäre geil, wenn du mit diesem blauen Satinkleid in der Gondel fahren würdest. Vielleicht könnten wir das gegen Abend machen, da haben wir heute bestimmt ein Superlicht“ schlägt Ralf, der Fotograf, vor. Wir arbeiten nicht das erste Mal zusammen. Ralf hat, wie viele homosexuelle Männer, ein hervorragendes Auge für schöne

Bilder und Stil. Und im Gegensatz zu den meisten Heteros sagt er mir offen, wenn mir etwas nicht steht oder das Make-up ungünstig ist. „Klar, prima Idee. Dann können wir uns ja noch ein wenig ausruhen, bevor wir wieder loslegen. Wann wollen wir uns fürs Abend-Shooting treffen?“ „So gegen 18.00 Uhr wäre gut, dann bleibt noch Zeit, um dein Styling aufzufrischen und ein paar Lichtproben zu machen“. „Wie ist es? Darf ich Sie in dieser längeren Pause auf einen Kaffee einladen? Haben Sie Lust, mir Ihre Stadt ein wenig zu zeigen?“ fragt Haymann.

Warum nicht? Er scheint nett zu sein und ich bin schließlich Single. Wir starten mit unserem Rundgang am nahegelegenen Hauptmarkt. Es herrscht hektische Betriebsamkeit. Japanische Touristen beäugen neugierig bis skeptisch das Nahrungsangebot der zahlreichen Marktstände mit den rot-weißen Zeltdächern. „Nürnberg ist wirklich schön“ stellt mein Begleiter mit einem Blick über den Markt und die Frauenkirche fest. „Stimmt. Aber warten Sie erst, bis Sie unser Wahrzeichen, die Burg, gesehen haben! Die hat nämlich ein echter Kaiser gebaut. Irgendwann um 1050. Im Mittelalter hatte das Deutsche Reich ja keine Hauptstadt und die Kaiser zogen mit ihrem Gefolge von einer Stadt zur nächsten. Aber alle deutschen Kaiser besuchten zwischen 1050 und 1571 diese Burg. Jeder neugewählte deutsche Herrscher musste seinen ersten Reichstag in Nürnberg abhalten. Also – unsere Kaiserburg war damals richtig wichtig“ glänze ich mit meinem Wissen. Eine gute Stunde später röchle ich nur noch still vor mich hin. Eine Schnapsidee, in Stöckelschuhen den Burgberg erklimmen zu wollen. „Ich schätze, wir haben uns ´ne Pause verdient“ schlägt mein Auftraggeber generös vor. Dankbar nehme ich an. Wir finden ein gemütliches Plätzchen am Tiergärtnertorplatz.
Wir lächeln uns an. „Wissen Sie Beverly, Sie sind wirklich eine bemerkenswerte Frau. Sie sind hübsch, erfolgreich und

auch noch klug“ balzt Haymann und wirft mir einen Schmachtblick zu.
Ein wenig Gesülze und Schleim kann nie schaden, aber zu viel davon lässt bei mir die Alarmglocken klingeln. Zu Recht...

„Ich sehe gar keinen Ring. Sie sind nicht in festen Händen?“ will er wissen. „Nein. Nein, ich bin Single. Keine Zeit für die Liebe“ schwindle ich. Das kommt immer gut. Ich kann ja schlecht sagen <Ja, ich bin Single. Die Liebe meines Lebens wohnt nämlich mit einer anderen zusammen, hat mir das Herz gebrochen. Und dann hat sich noch rausgestellt, dass eigentlich ich die Nebenfrau war. Deshalb hab ich alles hingeschmissen. Ihn und meinen Job.> Nein, das klingt nicht gut.
„Schön, dass wir Sie als Werbefigur für unsere Mode gewinnen konnten. Sie verkörpern das Frauenbild, das wir vermitteln wollen, perfekt.“ Ich nicke huldvoll. Ich finde die Mode nämlich eher durchschnittlich, aber die Bezahlung ist richtig gut. Das möchte ich ihm so aber auch nicht sagen.
„Ich weiß, wir kennen uns jetzt erst einige Stunden, aber ich finde Sie so bezaubernd. Ich würde Sie gerne näher kennen lernen. Ich hab da eine kleine Hütte in Südtirol. Ein ganz verstecktes, lauschiges Eck. Sehr romantisch. Ich komme kaum hin, weil...ohne die richtige Frau...da passt das einfach nicht. Aber Sie könnte ich mir dort gut vorstellen“ sülzt er. Ich finde ihn wirklich nett und auch nicht unattraktiv. Aber meine Alarmglocke macht laut DONG DONG DONG. Höchste Zeit also, ihm auf den Zahn zu fühlen.

„Über mich wissen Sie ja jetzt alles. Was ist mit Ihnen? Wie sieht Ihr Privatleben aus?“ frage ich, ohne auf die Hüttengeschichte einzugehen. Mein Gegenüber sieht mich entsetzt an. Holt hörbar Luft. „Na, Sie sind aber direkt!“ empört er sich. Alles klar. Der hat was zu verbergen. Garantiert. Ich setze ein strahlendes Lächeln auf und säusle

„Wieso? Sie haben mich doch auch Privates gefragt?“ Er windet sich. Seufzt. „Also...ich bin verheiratet. Seit über 20 Jahren. 2 Kinder.“ Volltreffer! Hab ich´s mir nicht gedacht! Auf mein Bauchgefühl ist eben Verlass. Ich sehe ihn fragend an. „Meine Ehe ist nicht sonderlich glücklich. Meine Frau und ich leben praktisch getrennt. Bleiben nur wegen der Kinder zusammen.“ Aber selbstverständlich. Immer die gleiche Leier. Ich bin ihm nicht böse. Wenigstens war er in der Sache ehrlich. Allerdings ist die gute Stimmung jetzt dahin. Peinliches Schweigen regiert die Situation. Was für ein Glück, dass ich mein Geld bisher damit verdient habe, Blabla von mir zu geben. So fällt mir auch jetzt was ein. „Wissen Sie was? Der Burgaufstieg war doch sehr anstrengend. Es gibt so eine putzige kleine Bahn, die uns für ein paar Euro durch die Gegend fährt. Es wäre schade, wenn Sie die restliche Altstadt nicht sehen könnten, nur, weil ich schlapp mache. Wollen wir den Rest der Stadtführung also bequem erleben und den Profis überlassen?“ Haymann greift die Anregung dankbar auf und so können wir wenigstens entspannt schweigend in der kleinen roten Touristenbahn die Nürnberger Sehenswürdigkeiten besuchen und die Zeit bis zum Abend-Shooting ohne Verkrampftsein überbrücken.

Schade, dass ich den Mann nicht gut genug kenne, um ihm meinen Fragebogen unter die Nase zu halten. So, wie der auf mich angelegt hat, war er garantiert auf einen Seitensprung aus. Von wegen romantische Hütte und keine passende Frau dazu! Tsss...Aber er ist nicht nur ein ziemlich fremder Mann sondern auch noch ein Werbekunde, den ich nicht vergrätzen will. Also werde ich mich mit spitzen Kommentaren zurückhalten und stattdessen weiter fleißig daran forschen, weshalb die meisten Männer offensichtlich nicht in der Lage sind, ihre Beziehung zu würdigen und zu genießen.

Drei Stunden später ist das Shooting vorbei, Haymann hat sich mit einem intensiven Blick und einem etwas zu langen Händedruck von mir verabschiedet. „Was ist los? Warum machst du so ein Gesicht?“ fragt Maya, während sie ihre Schminkutensilien einpackt. Ich erzähle vom heutigen Nachmittag. „Typisch, oder? Mal eben auf Geschäftsreise was aufreißen, während daheim seine Familie wartet. Ich verstehe nicht, warum solche Typen dann nicht wenigstens ins Puff gehen“ schnaubt sie erbost. „Ins Bordell? Findest du, das ist dann was anderes? Ich meine, ob er nun mit mir in die Kiste gehupft wäre oder ein Etablissement an der Frauentormauer besucht – seine Frau betrügt er so oder so“ ist meine Meinung. „Nö. Ich glaube, Bordell... das ist für Männer wie der Gang zum Frisör“ denkt Maya. Hm. Hat sie recht? Empfinden Männer einen Bordellbesuch etwa nicht als Fremdgehen? Oder ist – der Klassiker lässt grüßen – Sex und Liebe das Gleiche? Immerhin werden die Damen vom ältesten Gewerbe der Welt gerne als <Liebesdienerinnen> genannt. Das heißt, sie bieten einen Liebesdienst an. Erfunden hat die <käufliche Liebe> bestimmt eine smarte Vorfahrin der heutigen Business-Frauen, die schon vor Jahrtausenden vermutete, dass für Männer Sex und Liebe irgendwie das Gleiche sein könnten. Aber dann wären sie ja Frauen! Wahrscheinlich handelt es sich doch eher um den Unterschied zwischen körperlicher und romantischer Liebe. Ich werde der Sache mal auf den Grund gehen.

„Diejenigen, die einen Unterschied zwischen Körper und Seele sehen, haben weder das eine noch das andere“

(Oscar Wilde)

Kapitel 8 Mc Sex & die gekaufte Lust
oder
Der deutsche Sex-Käufer: ein Romantiker???

Ob ich selbst mal in ein Freudenhaus gehen sollte um dort zu recherchieren? Irgendwie trau´ich mich nicht. Außerdem...auch wenn die Ladies dort sicher eine interessante Freiertypologie zu bieten hätten, letztlich will ich von den Männern hören, warum es sie ins Bordell zieht und ob das für sie Betrug an ihrer Partnerin ist.

Ein heikles Thema. Informationen zu bekommen, wird schwer, fürchte ich. Trotzdem – bei den meisten Frauen löst es wenig Begeisterung aus, wenn sich ihr Held mal eben einen kurzen Abstecher in den Puff gönnt. Also haben sie ein Recht darauf zu erfahren, warum das Haushaltsgeld in einen fremden Körper anstatt in das hauseigene Sparschwein gesteckt wird. Und so mache ich auf die Suche nach Antworten.

Einige Stunden später komme ich mir vor wie Indiana Jones auf der Jagd nach dem verschwunden Schatz. Der Weg dahin ist voller Hindernisse. Jeder weiß, dass es ihn gibt. Aber keiner will etwas darüber sagen. Was jetzt? Soooo schnell gebe ich nicht auf. Irgendwer muss doch was zum Thema Bordell sagen können.
Denjenigen, die bereits meinen Fragebogen ausgefüllt haben, konnte ich zwar entlocken, dass für die meisten ein Abstecher ins Bordell KEIN Fremdgehen ist, aber mehr wollte auf meine Nachfrage keiner sagen. Höchstens noch so was wie „...ich

hoffe, dass ich das nie nötig habe“ oder „...ich muss doch nicht für Sex zahlen. ICH doch nicht...“ Mehr war nicht aus meinen Forschungsobjekten rauszuholen. Was nun? Ob meine Journalisten-Kollegen erfolgreicher waren als ich?
Einige Tage später... habe ich mich durch Berge von bereits existenten Informationen zum Mann, seinem kleinen Freund und weshalb die beiden für ihren Spaß zahlen, gearbeitet. Nun steht meiner neuen Kolumne nichts mehr im Wege:

Gekaufte Liebe?

Alle Männer, mit denen ich gesprochen habe, gaben an, noch nie die Dienste einer Prostituierten in Anspruch genommen zu haben. Thema erledigt. Punkt. Aus. Ob sie die Wahrheit sagen? Ob das überhaupt die Wahrheit sein kann? Denn die Prostituierten-Organisation Hydra sagt, dass in Deutschland drei von vier Männern für Sex zahlen. Drei von vier!!!
Die SÜDDEUTSCHE berichtet, ‚dass der Dienstleistungsgewerkschaft Verdi zufolge täglich mehr als eine Million Sex-Kontakte zwischen männlichen Prostitutionskunden und Sex-Arbeiterinnen zustande kommen.

Der <STERN> schreibt von geschätzten 7 bis 14 Milliarden (!!!) Euro, die im Sektor <käufliche Liebe> jährlich allein in der Bundesrepublik umgesetzt werden. Die Kulturwissenschaftlerin Sabine Grenz von der Humboldt-Universität zu Berlin ist die Autorin eines Buches, das da heißt < (Un-)heimliche Lust. Über den Konsum sexueller Dienstleistungen.> Darin kommt sie, aufgrund ihrer Interviews mit zahlreichen Männern, zu dem Schluss, dass Freier aus allen sozialen Schichten kommen. Ganz normale Männer mit Hang zur Romantik, bei denen es nur daheim nicht so ganz klappt, wie sie sich das vorstellen. Frau Grenz hat

erfahren dürfen, dass die Sex-Käufer gar nicht deshalb ins Puff gehen, weil sie's mal so richtig krachen lassen wollen, sondern weil sie auch wegen ihrer menschlichen und sexuellen Qualitäten gemocht werden wollen.
Weil mehr als Fellatio und Koitus in Wirklichkeit Nähe, Verständnis und Erfüllung gesucht werden!

Ich frage mich, ob das die Realität widerspiegeln kann. Wieso sollte ein Mann für diese emotionalen Geschichten bezahlen, wenn er das jederzeit und umsonst daheim haben kann? Das will mir nicht in den Kopf. Frau Grenz räumt allerdings auch ein, dass es durchaus möglich ist, dass die Männer im direkten Gespräch nicht die Wahrheit sagen sondern ein Bild von sich zeichnen, das unseren gesellschaftlichen Normen entspricht. Damit ist der Erkenntnisgewinn doch eher limitiert, würde ich denken. Würde ich.
Wäre da nicht der Soziologe Udo Gerheim, der eine Freier-Studie leitet. Der Mann ist ebenfalls der Ansicht, dass es hierzulande viele romantische Freier gibt, die in dem Wahn leben, eine echte und vertrauensvolle Beziehung zu einer Dame vom ältesten Gewerbe der Welt zu haben. Mitte der neunziger Jahre veröffentlichte der Psychologe Dieter Kleiber von der Freien Universität Berlin seine Befragung von 598 Freiern. Auch er stellte fest, dass der Typus des Romantikers, der im Grunde dem klassischen Liebesideal nachspürt, also Nähe und Intimität sucht, besonders häufig ist.

Der <STERN> hat in seiner Reportage über käufliche Liebe nicht das Treiben in trüben Stundenhotels oder gewissen Clubs erforscht sondern konzentrierte sich auf das, was der Volksmund gerne <Edelhure> nett, sprich ausnehmend kluge, schöne, gebildete Damen, die einen Begleitservice anbieten. So was kann zwischen 350,-- Euro für ein paar Schäferstündchen bis locker 1250,-- Euro für mehr (von allem) kosten. Die

Sexpertinnen, befragt nach den Motiven ihrer Kunden, gaben alle SEX als Hauptgrund an: Bondage-Sex, Besuche im Swinger-Club, Rollenspiele, Blasen oder Sperma schlucken. Offensichtlich alles Dinge, an denen die Lebenspartnerinnen der Sex-Käufer keinen Spaß haben. Oder vielleicht gar nicht wissen, dass ihr Männer daran Spaß hätte und deswegen dieses Feld einer käuflichen Frau überlassen müssen. Einige der teueren Freuden-Beschafferinnen nämlich berichteten in der Reportage von Shopping-Einladungen bei Gucci, Reisen nach New York, sonnige Tage auf einer Yacht vor Cannes... Ergo? MANN lässt sich sein Vergnügen richtig was kosten! Und manche kleine Freuden sind sogar ganz niedlich. Ein Begleitservice-Kunde bestellte laut <STERN> sogar 2 Mädchen – nein, n i c h t (nur) für den flotten Dreier, sondern auch, um mit den beiden in voller Fan-Aufmachung (Schal, Trikot) in der VIP-Loge des Stadions ein Fußballspiel zu genießen.

Guter Fußball und guter Sex – das sind offensichtlich die beiden schönsten Sachen der Welt für viele Männer. Die Frage, die wir Frauen uns stellen müssen, ist also vielleicht nicht, weshalb er fremd geht sondern weshalb er uns diese, seine Wünsche nicht mitteilen kann...

Ist es tatsächlich möglich, dass alle Partnerinnen daheim sooo unnahbar und desinteressiert an ihrem Schatzi sind, dass der nicht nur Sex sondern auch Nähe und Beweihräucherung lieber kauft bevor er weiter seelisch verkümmert???

Und muss frau aus diesen ganzen Forschungsergebnissen folgern, dass sie den deutschen Mann (bisher eher als spröde, maulfaul, karriereorientiert, wenig charmant eingeschätzt) völlig verkannt hat? Sind wir in Wirklichkeit umgeben von Romantikern, die mit ihrer zarten Seele jeden Hollywood-

Schmachtfetzen locker in die Tasche stecken?

Nö! DAS kann ich einfach nicht glauben. Dafür lebe ich schon zu lange auf diesem Planeten, in diesem Land. Dafür kenne sogar ich zu viele Männer zu gut.

Immerhin hat Soziologe Gerheim noch den lebenslustigen Mann entdeckt, der im Freudenhaus einfach seine Phantasien ausleben möchte und den Frustrierten, der im Sex mit einer Hure etwas anderes kompensieren möchte. Und der Kollege von der SZ verweist auf Seiten im Internet , wo zu lesen sei, dass Prostitutionskunden Frauen ganz und gar nicht romantisch als <Material> bezeichnen, extreme Unterwerfungsphantasien beschreiben. Ich vermute in diesem Fall bei den Internet-Aussagen mehr Wahrheitsgehalt - das Netz ist anonym. Hier kann ein Mann das rauslassen, was er wirklich denkt...

Die Skandinavier und Briten übrigens sehen die ganze Sache ohnehin nicht so gefühlsreich. Der schwedische Soziologe Sven-Axel Mansson hat etliche Studien zum Thema analysiert und seine Resultate sogar dem Europäischen Parlament vorgelegt. Seiner Meinung nach sind viele der Sex-Käufer recht machomäßig eingestellt und angetan von der Vorstellung, Frauen zu benutzen. „Für die ist Sex mit einer Prostituierten wie Essen bei McDonald's" wird Manson zitiert. Der tiefsinnige Hintergrund: nur im Bett einer Hure könnten Männer noch die guten alten Machtverhältnisse genießen, die Emanzipation hat dort keinen Zugang. Amerikanische Soziologen vertreten ebenfalls diese Meinung. Ihre Haltung gegenüber den deutschen Kollegen machen sie auch gleich klar: In ihren Augen verklären deutsche Wissenschaftler die Sex-Käufer.

Ich erinnere mich an eine TV-Reportage, kürzlich bei RTL. Da ging das ganze Kamera-Team in ein recht nobles Bordell um dort die Freier nach ihren Beweggründen zu fragen. Gezeigt wurden Bilder von etwas, das eher einem Wellness-Bad gleicht als meiner Vorstellung von einem Freudenhaus. Helles Holz, schöne Grünpflanzen, weiße Wände. Dazwischen huschen Nackerte durchs Bild. Ich sehe gar nicht so perfekte Frauenkörper (aha, die kochen also auch nur mit Wasser!) und Männer in weißen Bademänteln, deren Gesicht gepixelt ist, also zu ihrem Schutz unkenntlich gemacht. Verschämt wie Bordellbesucher wohl meistens sind, mussten die TV-Kollegen sogar deren Stimmen technisch verändern. Heraus kam allerdings nichts wirklich Neues.

Alle sagten, es ginge um Sex, der daheim nicht mehr sooo dolle wäre (..es hat immer mehr nachgelassen...") und jeder einzelne Freier glaubte tatsächlich, er wäre ein ganz besonderer Kunde, weil er nicht nur Sex konsumieren sondern auch den Damen so richtig Freude bereiten würde. Die Krönung war für mich der Kerl, der meinte „Ich liebe diese Frauen. Also für die Stunde, die ich mit einer zusammen bin, liebe ich sie. Ich vergesse, dass ich in einem Bordell bin. Wenn ich die Frau im Arm halte, dann halte ich eine Geliebte im Arm." Damit diese Illusion erhalten bleibt, zahlen die meisten Kunden erst nachher („Es soll nicht um Geld gehen").

Einer kam gerne an den Ort für bezahlten Lendensport, weil „ich das Gefühl haben möchte, dass ich gut bin und wichtig" Hemmschwelle? Schlechtes Gewissen? „Am Anfang ja, danach wurde es von Mal zu Mal leichter" war zu hören. Und was den Betrug angeht... „Nö. Das ist für mich eine Dienstleistung. Die wird erbracht, ich bezahle dafür. Deshalb gehe ich doch noch lange nicht fremd" meinte einer. „Das ist nur bezahlter Sex, da wird von mir ja kein Gefühl investiert" verriet ein anderer.

Was schließt frau daraus?
Männer gehen ins Bordell, weil sie anderen (besseren?) Sex als zuhause wollen. Männer gehen ins Bordell, weil sie sich daheim nicht zu sagen trauen, was sie wollen (und es deshalb auch nicht bekommen)

Männer gehen ohne schlechtes Gewissen ins Bordell, weil das für sie lediglich eine Dienstleistung ist, nichts anderes als ein Besuch beim Frisör oder im Restaurant: Geld für erbrachte Leistung.

Männer sind unheimlich romantisch und suchen im Bordell nach der großen Liebe (wer's glaubt...) Männer wollen für ihre Höchstleistung im Bett endlich mal gelobt werden (wenn sie daheim dafür bezahlen würden, bekämen sie das Lob garantiert auch dort...) Männer müssen irgendwas kompensieren. Männer haben keine Frau und gehen deshalb ins Bordell. (Das ist nachvollziehbar).

Wenn wir uns diese Punkte alle mal genau betrachten, dann müssten wir Mädels doch locker in der Lage sein, den Seitensprung im Puff zu verhindern. Ein Mann möchte gelobt werden, sich wichtig fühlen? DAS sollte sich doch wirklich machen lassen, wenn frau ihren Mann liebt! Was die geheimen Sexwünsche angeht...vielleicht sollte SIE ihn einfach mal überraschen, sozusagen einen Versuchsballon starten. Mehr, als das er am Ende doch heimlich in den Puff schleicht, kann ja kaum passieren!

Ich wünsche Ihnen, liebe <Clever-Women->- Leserinnen, Erfolg und vor allem Spaß, wenn Sie IHN heute Nacht mit Ihren neuen Erkenntnissen über seine intimsten Wünsche überraschen!
Da Multitasking der natürliche Feind eines Mannes ist, wird er

ziemlich froh sein, wenn er nun seine Wünsche zuhause ausleben kann, keine Ausreden mehr für seine Ausflüge erfinden muss...
kurzum, keinen Extra-Stress mehr hat!

Alles Liebe! Ihre Beverly!>

Männer haben intensivere Gefühle, als allgemein angenommen wird“

(Michael Ulbricht, Eheberater)

Kapitel 9 Und Männer ticken wirklich anders...

„Also das kann doch nicht stimmen. Da hast du was falsch verstanden“ mutmaßt Madeleine, als sie den Entwurf für meine neueste Kolumne überfliegt. Wenn Madeleine so etwas sagt, sollte ich gut hinhören. Immerhin ist sie als freie Journalistin eine erfahrene Autorin. Ich kenne die 26-Jährige noch aus meiner Radio-Zeit im Funkhaus. Damals war sie Praktikantin während ich schon lange eigene Sendungen moderierte. Jetzt kann ich von ihr lernen. Schließlich möchte ich mich mit meiner Schreiberei nicht blamieren. Das Thema an sich ist schon heiß genug.

Und mir ist durchaus bewusst, dass viele meiner lieben Ex-Kolleginnen vom Fernseh-Intrigantenstadel mit gewetzter Zunge Gewehr bei Fuß stehen, sobald eine neue Kolumne erscheint. Wie war das neulich auf dieser Benefiz-Modenschau in Berlin? Getuschel. Neugierige Blicke. Früher hieß es <Guck mal, das ist die von dieser menschlichen Trödelmarkt-Show.> Heute höre ich sie flüstern <Schaut mal, da kommt diese Männerhasserin. Wahrscheinlich schreibt sie so zynisch, weil sie keinen abgekriegt hat.> Lästert nur weiter, meine Lieben! Ich werde mir (jedenfalls bei der Arbeit) keine Fehler leisten. Wenn sich also Mäddie an etwas stört, sollte ich der Sache besser auf den Grund gehen. „Was meinst du?“ „Na du schreibst hier, dass die meisten Seitensprünge schon am Anfang einer Beziehung passieren. Das macht doch gar keinen Sinn. Da sind schließlich alle frisch verliebt. Ein Seitensprung passiert, wenn die Luft raus ist, wenn der Sex Scheiße ist, wenn es kriselt. Aber doch niemals gleich zu Beginn“ behauptet sie. Ich gehe meine Quellen noch mal durch. Und da steht es schwarz auf weiß: Die meisten Seitensprünge passieren gleich zu Beginn einer Liebesbeziehung. Andererseits hat meine Freundin Recht. Das passt einfach nicht. Jedenfalls nicht für eine Frau. „Siehst du, das ist das Blöde mit diesen ganzen Statistiken. Da werden einfach ein paar Zahlen in den Raum gestellt und kein Mensch kann nachvollziehen, wieso das so sein soll“ empöre ich mich.

„Aber dafür schreibst du ja deine Kolumne! Damit du den Frauen erklärst, WAS dahinter steckt. Hinter diesen Fremdgeher-Statistiken...“ Toller Plan! Wie kann ich was erklären, das ich selbst nicht verstehe und was ist die einzige logische Konsequenz draus? Genau: ein Mann muss her und zwar schnell! Schließlich habe ich einen Abgabetermin.

„Wenn du noch bis heute Abend warten kannst, serviere ich dir gleich mehrere Opfer, die du aushorchen kannst“ bietet Mäddie an. „Wieso? Was ist heute Abend?“ „Da gehe ich ins Fitnessstudio. Da sind Kerle en masse. Und was für Leckerlis! Komm einfach mit und quetsch sie aus“ schlägt sie mit einem breiten Grinsen vor. Warum eigentlich nicht?
Das leise Brummen ihres neuen Handys irritiert meine Freundin. „Hä? Was will der denn jetzt?“

„Du meinst Arndt? Wolltet ihr euch nicht später treffen?“ Der Student aus Kassel ist Madeleines neue Flamme. Beim Lesen seiner SMS verfinstert sich ihr Gesichtsausdruck. „Bev, ich hab´s sooooo satt“ schnieft sie in ihr Taschentuch. „Dieser Arsch sagt einfach ab! Angeblich zu müde. Als ob er das vor einer Stunde noch nicht gewusst hätte. So viel lernt doch kein Mensch!“ Ein Schluchzen. Plötzlich hebt sie den Kopf. Die blauen Augen kalt und hart wie Stahl. Ein Ruck geht durch ihren Körper. „Dem schreib´ich jetzt <Weißt du was? Dann lass es einfach>. So! Von heute an heißt es <Love me or leave me!> Keine Sekunde mehr werde ich mit irgendeinem Typen verschwenden, der meint, er muss Spielchen spielen. Ich weiß genau, wer gut für mich ist und ein anderer kommt mir nicht mehr ins Haus. Und ins Bett“ fügt sie energisch hinzu, während sie mit fahrigen Fingern ihre SMS abschickt. Am Hals bilden sich rote Flecken. Klassische emotionale Schockreaktion...

Ich versuche, sie zu beruhigen. „Und wer wäre dann gut für dich?“

„Ich kenne ihn noch nicht. Aber ich werde eine Ausschlussliste aufstellen. Und nur, wer alle Anforderungen erfüllt, wird eine Chance kriegen: Er darf kein Einzelkind sein, denn die sind verzogen. Ich will keinen kleinen Prinzen, der so lange Mamis Liebling war, dass er es nicht für nötig hält, um eine Frau wie mich zu kämpfen. Geschieden scheidet auch aus, schließlich hab ich keinen Bock auf eine keifende Ex und fremde Kinder im Schlepptau. Und selbstverständlich darf er nicht verheiratet sein. Mich gibt’s nur ganz oder gar nicht!“ Beeindruckend. Aber auch realistisch? „Was ist, wenn du jetzt DEN Mann triffst, er aber schon eine Freundin hat. Keine Ehefrau, eine Freundin. Es gibt heutzutage viele Paare, die ohne Trauschein zusammenleben. Hätte der Chancen?“ Madeleine sieht mich fassungslos an. „Wieso? Wenn er eine Freundin hätte, was will er dann von mir?“ Wirklich beeindruckend. Beeindruckend naiv, süß, unrealistisch. „Wenn du heute einen Typen kennenlernst, kannst du nicht davon ausgehen, dass er auch verfügbar ist“ merke ich vorsichtig an. „Wieso? Soll ich etwa jeden Mann, der sich für mich interessiert, erst fragen <T´schuldigung, es ist mir ein wenig peinlich, aber bevor ich Sie näher kennenlernen möchte, muss ich wissen, ob Sie schon irgendwie anderweitig verbandelt sind> Wie peinlich ist das denn?“ „Sehr peinlich. Aber dann wärst du vielleicht auf der sicheren Seite...“ Sie wirft mir einen zweifelnden Blick zu. „Glaub mir einfach. Leider weiß ich nur zu gut, wovon ich spreche...Du hast das damals nicht so mitbekommen, aber als ich meinen Karl bei diesem Medienfest auf der Kaiserburg traf, da ließ nichts, absolut nichts, vermuten, dass er bereits eine Freundin hat. Wir haben uns sofort wahnsinnig gut verstanden. Dachten beruflich und privat fast deckungsgleich. Und dieses Knistern...ach ja. Na egal, auf jeden Fall hatte er eine Freundin, wie wir heute wissen und ich hab´s nicht gemerkt. Also sei nicht so naiv!“ Mäddie schaut mich nachdenklich an. „Du bist doch sonst so eine Aufgeweckte. Ist dir in seiner Wohnung nichts aufgefallen?“ „Nein. Abgesehen vom Schlafzimmer war das alles typischer Männer-Wohnstil. Klar, ohne Schnickschnack, dunkel, funktional. Aber genau das ist ja auch so ein Punkt, weshalb ich nie misstrauisch war – er hat mich oft zu sich eingeladen. Wann immer ich in München war, haben wir´s uns gemütlich gemacht. Wein, Kerzenlicht, Sex gleich noch im Wohnzimmer, weil wir´s nicht mehr bis ins Bett geschafft haben. Und vom Wohnzimmer aus hat sein Haus Richtung Garten eine Glasfront...also, vor seinen Nachbarn hat er sich auch nicht grade bedeckt gehalten. Außerdem – du weißt ja, wie das in unserem Job ist. Viel unterwegs, viele Wochenend-Moderationen...ich bin sowieso keine, die dauernd anruft oder ständig ihren Prinzen um sich haben will. Nein. Ich hatte keine Chance, was zu merken. Für mich war das alles normal.“ Meine junge Freundin tätschelt mir liebevoll die Schulter. „Wie hast du´s dann gemerkt?“ „Kurzversion: Wir waren schön in Nürnberg Essen, da kamen plötzlich Bekannte von ihm aus München. Menschen, die auch eine gewisse Sandra kannten und vermissten. Tja, dann musste er bei mir gestehen...War kein schöner Abend“ beschließe ich meine Karl-Erinnerungen. „Sorry, dass ich damit angefangen habe. Das zieht dich runter, oder? Komm, wir gehen ein

Käffchen trinken und nachher geht's ab, Männer ausquetschen!"
Drei Stunden später. Ein großer heller Raum mit überdimensionalen Spiegelwänden. Gedämpfte Musik. Stimmengewirr. Durchtrainierte, verschwitzte Körper. Unwillkürlich ziehe ich den Bauch ein. „Los, besorg mir schnell ein paar Männer für mein Interview. Wenn ich hier allzu lang bleiben muss, kriege ich Komplexe" zische ich meiner Freundin zu. „Okay. Setz dich in die Ecke neben der Bar. Da hast du Ruhe. Bin gleich zurück" flötet sie und rauscht mit federnden Schritten davon.

„Servus! Ich bin der Günther. Die Mäddi sagt, du willst mich interviewen" stellt sich ein schlanker Mittdreißiger vor. Das Ganze ist mir zwar doch etwas peinlich, aber – hey, das ist hier schließlich kein Speed-Dating sondern seriöse journalistische Arbeit! Derart motiviert traue ich mich auch zu fragen, wieso wohl die meisten Seitensprünge gleich in der Anfangsphase vorkommen. „Ist doch klar – weil man da noch nicht so verliebt ist." Hä? „Na ja, also wenn ich mit einer Frau noch nicht so lange zusammen bin, dann hab ich noch keine so enge Bindung. Weiß noch nicht, wie die drauf ist. Ob sie mich eines Tages vielleicht auch betrügt."

Mein Gesicht ist vermutlich das reinste Fragezeichen, denn Günther (übrigens Lagerist und 34) fühlt sich netterweise bemüßigt, mich einzuweihen. „Pass auf, ein Beispiel: mit meiner letzten Freundin war ich 7 Jahre zusammen. Die hätte ich nie so leicht betrogen wie meine Neue. Weil – je länger du mit ´ner Frau zusammen bist, desto enger wird doch die Beziehung. Vertrauen, Gefühl, Gemeinsamkeiten, das entwickelt sich doch alles erst. Das würde ich nicht für einen Ausreißer riskieren wollen. Aber wenn eine Partnerschaft noch neu ist...ach Gott..." Moment mal! Ich und eine Menge anderer weiblicher Wesen verlieben uns meistens in einen Mann und dann lassen wir uns auf ihn ein. Bei den Jungs soll das umgekehrt funktionieren? „Ja. Also, mögen tu ich sie schon vorher, gefallen muss sie mir auch. Aber das große Gefühl kommt erst mit der Zeit“ meint Günther.

Ob er ein Einzelfall ist oder alle Männer so denken? Mäddie schleppt schon den Nächsten an. Das ist ein braungebrannter Beach-Typ. Er ist informiert und redebereit. „Ich seh das genau so wie der Günther. Ich glaub, ich war erst einmal in ein Mädchen verliebt, bevor wir eine Beziehung hatten. Meistens läuft es so, dass ich mich mit einer Netten um eine Beziehung bemühe und dann merkst du schon, ob das was wird oder eher nicht.“

Aller guten Dinge sind drei! „Das ist Thomas, 43 und Lehrer. Verlobt und treu“ wird mir ein weiterer Mann vorgestellt. Hm, sieht auch ganz gut aus. Gepflegt, schlank, leicht schütteres Haar aber sonst sehr gut in Form. Knackig. Wie steht er zu der Sache? „Also gefallen muss sie mir schon, bevor ich sie anspreche. Sie muss auch nett sein. Aber verliebt habe ich mich in all meine Freundinnen immer erst während der richtigen Beziehung“ werde ich informiert.
„Das heißt also im Grunde, wir Frauen verlieben uns vorher in einen Mann und beschließen: der soll es sein! Mit dem will ich eine Beziehung. Ihr dagegen denkt erstmal, wir probieren´s mit der oder der und dann wächst die Verliebtheit mit der Beziehung?!“ Sie sehen mich an als wäre meine Feststellung das Normalste auf der Welt. Ein dreifaches Nicken. Na klasse! Jetzt ist mir vieles klar. Wir Frauen werden von halbwegs interessierten Männern VOR der Beziehung erobert und wir Frauen müssen ihn WÄHREND der Beziehung für uns gewinnen! Ich fühle mich, als hätte ich den Stein der Weisen entdeckt! JETZT ist plötzlich alles klar. Kein Wunder, dass

diese Männer-Frauen-Geschichten so oft scheitern! Wir lehnen uns zurück und denken zufrieden: So, jetzt hab ich ihn endlich! Und dabei geht jetzt die Arbeit erst los! Aber da das keine auch nur ahnt...stattdessen sind wir frustriert weil ER mit Beginn der Beziehung in seinem Bemühen nachlässt. Aus männlicher Sicht logisch, denn sie haben ja jetzt ihren Job gemacht: Gesülzt, gebalzt, auf Beziehung eingelassen. Jetzt soll die Frau mal machen! Aha! SO läuft das!
Um ganz sicher zu sein, werde ich später noch ein paar Männer dazu befragen, aber für heute abend bin ich mehr als zufrieden! Jetzt kann ich guten Gewissens meine Kolumne in diesem Sinne vervollständigen und abschicken.

Mein Handy meldet sich. „Hallo Bev, hier ist Ralf. Du, ich hab die Kontakte vom Shooting. Wenn du magst, können wir sie uns gemeinsam angucken. Eitel, wie du bist, willst du bestimmt welche aussortieren, bevor ich sie an Haymann gebe.“ Gute Idee. Wir verabreden uns fürs STRANDHAUS.

Als ich in dem Lokal am Dutzendteich eintreffe, versinkt grade die Sonne orange-rot im See. Ein Postkartenanblick! Ralf hat sich ein schönes Plätzchen direkt am Wasser gesichert. Gott sei Dank ist es nicht allzu voll und wir können relativ ungestört die Abzüge ansehen. Naja...ich bin leidlich zufrieden. Wie immer hat Ralf hervorragend gearbeitet. Atmosphäre, Licht – alles perfekt. Maya hat ebenfalls ganze Arbeit geleistet. Das Make-up wirkt natürlich, ich strahle praktisch faltenfrei in den unterschiedlichsten Klamotten vor mich hin. Allerdings, irgendwie hätte ich gedacht, dass ich dünner wäre. Ein dramatischer Fall von verzerrter Eigenwahrnehmung! „Was denn? Du bist eben kein Topmodel! Mal ehrlich Bev, die wollten ja auch eine, die nicht soo dünn ist“ versucht der Fotograf mich zu trösten. „Ist schon klar, aber trotzdem deprimiert mich das. Im Fernsehen bin ich dann ja genau so fett“ jammere ich und bestelle gleich einen Cocktail, um meinen Frust hinunterzuspülen. „Frau Güttel, erstens hat so ein Cocktail ganz schön viele Kalorien, zweitens macht jede Kamera locker um 2 bis 3 Kilo dicker und drittens hast du im Moment keinen TV-Job mehr. Ach und viertens wirst du schließlich von Haymann fürs Rundlich-Sein recht gut bezahlt. Also jammer´ nicht!“

„Weißt du, ich denke, wenn das mit dem Schreiben gut läuft, werd ich versuchen, in die Richtung zu gehen. Dann ist es egal, wie ich aussehe. Oder ich gehe wieder zum Radio zurück. Da sieht mich auch keiner“ versinke ich im Selbstmitleid.

„Hör auf mich zu langweilen! Du weißt genau, dass du nicht dick bist und es soll ja auch Männer geben, die es etwas weiblicher mögen. Fürs Fernsehen bist du auch nicht zu dick, aber vielleicht bald zu alt“ bemerkt er wenig charmant. „Ich würde mal anfangen, Weichzeichner drüber zu legen“ rät er mir. Ein grimmiger Blick meinerseits lässt ihn verstummen. „Was willst du denn schreiben?“ wechselt er schnell das Thema. „Keine Ahnung. Jetzt hab ich ja erstmal diese Kolumne. Wie ist das eigentlich bei dir? Du bist zwar schwul aber du bist auch ein Mann. Ob Mann mit Frau oder Mann mit Mann...im Grunde wird’s da keine sooo großen Unterschiede geben. Eigentlich könnte ich dich auch interviewen!“ Ralf sieht mich nachdenklich an. „Na gut. Ich denke aber schon, dass schwule Männer anders lieben.“ „Bevor wir das vertiefen, sollten wir meinen Fragebogen abarbeiten: Bordell. Fremdgehen – ja oder nein?“ „Ein klares Nein! Ein Bordell oder in unserem Fall eben Callboys...das ist eine reine Geschäftsbeziehung. Ich bekomme eine Dienstleistung für die ich bezahle.“

Nächster Punkt – wo fängt der Seitensprung an? „Sobald ich

eine längere Affäre habe. Ein kleiner One-Night-Stand tut nichts zur Sache. Da geht es einfach nur um Sex. In einer reinen Männerbeziehung ist das sicher noch wesentlicher, dieser Unterschied zwischen Gefühl und Sex.

Für eine Beziehung ist mir wichtig, ob mein Partner und ich harmonieren, gemeinsame Interessen haben, ob er intelligent ist. Beim Sex will man auch mal Phantasien ausleben, da zählt nur der Körper. Ob der Typ was im Hirn hat, ist mir relativ wurscht. Insofern...wenn mein Partner nicht dauernd anderweitig poppt, ist das kein Fremdgehen. So alle paar Jahre mal ein Ausrutscher...damit kann ich leben. Heute. Früher war ich weniger tolerant. Meine erste Liebe betrog mich mit einer Frau. Da war´s sofort aus. Gegen eine Frau hast du keine Chance. Deshalb ist es die Hölle, wenn du dich als Homosexueller in einen verliebst, der bi ist. Frauen können mit Kindern und Familienfassade aufwarten. Da kann kein Mann mithalten.“ Wie ist das eigentlich bei schwulen Männern? Betrügen die dann auch eher in der Anfangszeit?

„Nicht zwangsläufig. Aber es kann gut sein, denn in unseren Kreisen gehst du immer häufiger gleich in die Beziehung rein mit der Einstellung einer offenen Beziehung. Das muss ja nicht ausgenutzt werden, aber es ist gut, das vorher zu klären. Falls dann was passiert, ist es kein Seitensprung. Ein Seitensprung ist was Heimliches. Aber wenn vorher beide Partner verabreden, dass es okay ist, dann ist es kein Fremdgehen.“ Aha. Von wegen feminine Seite bei schwulen Männern! Die sind genau so kompliziert wie Hetero-Männer! Aber wo fängt dann ein echter Seitensprung an? „Sicher nicht beim Angucken von Pornos. Da müsstest du auch das normale Fernsehen verbieten, da zeigen sie ja heutzutage überall Nackte! Nein, ein echter Betrug ist für mich, wenn einer längere Zeit jemand anderen trifft. Da können dir die ganzen Machos erzählen, was sie wollen. Fakt ist, wenn du jemanden längere Zeit triffst, dann geht es irgendwann nicht mehr nur um Sex. Je länger so eine Affäre dauert, je mehr erfährst du über den anderen. Du baust eine Beziehung auf. Und das ist ein Betrug. Das ist ein echtes Problem für die Hauptbeziehung.“ Interessant. Könnte man aus Ralfs Sicht einen Seitensprung verhindern? „Nein. Garantiert nicht.

Ich kann doch auch nichts verlangen, was ich selbst nicht einhalten kann. Kein offizielles Papier, kein noch so toller Sex, nichts kann einen Ausrutscher verhindern. Das entsteht oft spontan, aus einer Laune heraus. Alkohol, Spaß, Urlaub...ein plötzlicher Reiz. Wie willst du das verhindern?

Anders ist es, wenn du das planst. Das geht mit dem Internet so einfach. Ob schwul oder hetero – du gibt ein bestimmtes Profil ein, suchst, was du willst, ob die Vorlieben passen, triffst dich und los geht's. Ich denke, Frauen können so was nicht. Früher...man, da musstest du dich in Schale werfen, in die Kneipe gehen, einen Aufriss machen...heute kannst du im Jogginganzug von daheim aus ganz bequem einen rein sexuellen Ausflug planen.“

Seufz. Männer sind einfach so nüchtern. Sogar, wenn es um so kribbelnde Dinge wie Leidenschaft, Emotionen, Sex geht. Irgendwie hört sich das alles an wie beim Autokauf. Es ist so bizarr. Einerseits höre ich Ralfs ernüchternde Worte, andererseits sitzen wir hier in einer so richtig romantischen Umgebung! Die Enten schnattern im See, die riesigen alten Bäume links und rechts vom Restaurant sind in einem kräftigen Grün angestrahlt. Inzwischen ist es dunkel geworden. Kleine Windlichter verbreiten ein angenehmes Licht, in zwei großen Feuerstellen im Sand knistert das Feuer. Der Wind bläst den Rauch in unsere Richtung. Der Geruch erinnert mich an

Urlaube irgendwo im Süden. Die gelben Lichter vom Dokuzentrum, am anderen Ufer des Sees, schimmern im Wasser. Wenn ich nicht aufpasse, werde ich sentimental. Von irgendwo her wollen Gedanken an Karl in meinen Kopf eindringen. Das darf ich nicht zulassen. Ich hüstle und bemühe mich stattdessen, den Mann mir gegenüber weiter zum Reden zu bringen.
„Was glaubst du, weshalb Frauen immer so stutenbissig sind? Der Kerl macht eine andere an und die Frauen sind meistens auf die sauer anstatt auf den Typen." „Das ist nun wirklich logisch, Beverly. Du und deine Beziehung – das ist eine Einheit. Natürlich neigst du dazu, dir deinen Partner schön zu reden. Und dann kommt einer oder eine von draußen, ein Eindringling. Baggert. Will in den Bannkreis eindringen. Ist doch klar, dass du auf diese dritte Person sauer bist."

Das Gespräch mit Ralf ist die reinste Offenbarung. Warum bin ich nicht von selbst auf diese Gedanken gekommen? „Hast du mal darüber nachgedacht, ob es Fremdgehen ist oder nicht, wenn ein Mann seine Frau mit einem Mann betrügt?" dreht mein Gesprächspartner den Spieß um und verhört mich. Gute Frage! Ich weiß, dass das für viele Frauen ein Problem ist. Ich selbst könnte es so adhoc nicht sagen...eine andere Frau wäre für mich definitiv ein Betrug. Das ginge gar nicht. Aber ein Mann? Diese Vorstellung ist irgendwie ganz weit weg für mich, schließlich waren die bisherigen Männer in meinem Leben alle sehr, äh...sogar zu sehr, an Frauen interessiert. Ein unerwartet kalter Windstoß unterbricht unseren Austausch. Unwillkürlich ziehen wir beide unsere Jacken enger um den Körper. „Möchten Sie noch etwas?" fragt die junge Bedienung. Wir sehen uns an. „Nein, danke. Wir zahlen" beschließen wir. Gedankenversunken gehen wir zum Auto. Wir sind müde. Und vielleicht haben wir beide heute auch ein wenig zu sehr in Dingen rumgestochert, die uns nachhaltig beschäftigen. Dabei fing unser gemeinsamer Abend so erfrischend an! „Liebe...Männer, Frauen. Warum Männer fremdgehen...Mädel, das Thema ist durch! Dazu wurde längst alles gesagt. Es ist eben ein Naturgesetz, mehr gibt's dazu nicht zu sagen" - meinte jedenfalls mein alter Bekannter Joe, als ich wegen eines Interviewtermins für meine Kolumne angefragt habe. Hat der eine Ahnung!

Wir wissen alles darüber und doch nichts. In dem besonderen Moment, wo es einen selbst erwischt, ist sowieso alles plötzlich ganz anders. Neu. Verwirrend. Verletzend. Aufwühlend.

Gerade in diesem Augenblick wird irgendwo eine Frau betrogen. Sie wird es entdecken. Sie wird sich fragen: WARUM? Und - hätte ich es verhindern können? Sie wird überwältigt von Selbstzweifeln, Wut, Angst, Liebe. Für diese eine Frau, die jede von uns sein könnte, ist das Thema eben nicht durch. Ich wette, auch Joe wird das realisieren, wenn wir uns ausführlich darüber austauschen können. Hoffentlich hat er bald Zeit für mich. Immerhin war der Mann schon drei Mal verheiratet. Wenn der also nichts übers Fremdgehen weiß – wer dann?!

Der heutige Abend mit Ralf war voller Erkenntnisse. Jeder einzelne Mann ist wie das Teil eines großen Puzzles. Noch kann ich nicht alle Einzelteile richtig zusammenfügen. Manche Puzzlestücke sind sehr sperrig, wollen irgendwie nirgendwo passen. Und doch entsteht ganz langsam ein Gesamtbild, das Sinn macht.

Wie es aussieht, werde ich Schreibstoff für Jahre haben! Oder wenigstens für ziemlich viele Kolumnen.

Was macht eine Frau, wenn ihr Mann aus dem Fenster springen will? Sie gibt ihm den Müll mit!

Kapitel 10 Der Elternführerschein und die Schubladenmänner

Es ist trüb draußen. Hat abgekühlt. Nach der Wahnsinnshitze der letzten Tage gar nicht so übel.
Ein Vormittag mitten in der Woche im Leben der Beverly Güttel. Er ist langweilig! Um bei irgendwelchen TV-Sendern Klinken zu putzen, fehlt mir irgendwie noch immer die Motivation. Meine <normalen> Freunde sitzen in ihren Büros, meine Medienkumpels sind irgendwo auf spannenden Drehs oder Veranstaltungen unterwegs. Nur ich sitze dumm in meiner Behausung herum und kann absolut nichts mit mir anfangen. Das ist ungewöhnlich, denn eigentlich bin ich der Typ Mensch, der sich selbst genug ist. Zu viel Nähe, zu viel Verplantsein, das engt mich ein. Normalerweise. Heute fühle ich eine unbestimmte Leere in mir.
Ob das immer noch Karl-Nachwehen sind? Oder ob mir einfach nur meine Arbeit fehlt? Ich muss eine ziemlich blöde Kuh gewesen sein, meinen schönen profitablen Job aufzugeben, nur, um aus dem Dunstkreis dieses Mannes zu kommen. Es wäre wesentlich sinnvoller gewesen, ihn wegzuekeln. Gut, die Tatsache, dass <Mediengeil> ihm gehört, könnte das Rausekeln ein klein wenig schwierig machen. Aber ich hätt´s ja wenigstens versuchen können, anstatt hinzuschmeißen.
Baghira und Helena schmatzen mit hingebungsvollem Gesichtsausdruck ihr Fressi. Mist. Jetzt krieg ich auch noch Hunger. Aber noch nicht mal ein Fressanfall ist mir vergönnt, denn ich finde nichts, auf das ich jetzt Appetit hätte. Mir ist nach...ja, nach was eigentlich?

Ich könnte mich aufraffen und ins MERCADO düsen. Um

diese Uhrzeit ist es im Einkaufszentrum noch relativ leer. Frau kann sich entspannt in den zahlreichen Geschäften umgucken und wieder viel mehr kaufen als eigentlich nötig. Ja, das klingt gut! Wie pflegt Bruce Willis immer so schön zu sagen? „Geld ist dann ein Problem, wenn man keines hat."

Recht hat der Mann. Aber da ich immer sparsam war, sollten ein paar Frustkäufe zum Streicheln einer durchhängenden Frauenseele durchaus drin sein.

Nach einer guten Stunde Einkaufsbummel im MERCADO balanciere ich vier große Tüten und mein Frühstück, ein Stück Käsesahnetorte und Blaubeerkuchen, Richtung Parkhaus. Mein Blick fällt auf die Eisdiele. Hm, ich könnte den Kuchen erst morgen essen und mir dafür jetzt ein feines Eis gönnen. Gedacht, getan. Erwartungsfroh stelle ich meine Taschen und den Kuchen auf dem Boden ab und ordere acht Kugeln Eis. Während ich warte, schlendern weitere Kunden durch das Einkaufscenter. „Günther, bleib hier! Günther!!!" höre ich eine junge Mutter nach ihrem Sohnemann rufen. Dem kleinen Günther ist das wurscht. Er rennt weiter. Ziel: Eisdiele. „Herrschaft, bleibbst etzad steh! Bass auf, wos´d hi läffst" ruft die Mutter. Wie in Zeitlupe sehe ich das Unglück herannahen, unfähig, es zu verhindern. Der Junge will unbedingt ein Eis, die Theke mit dem Riesenangebot an unzähligen Eissorten fasziniert ihn. Wie hypnotisiert flitzt der Kleine auf das Eisgeschäft zu. Pflatsch! Günther steigt mit seinem kleinen Kinderschuh voll in meine Käsesahnetorte, die Nasenspitze presst er sich an der Scheibe vor den Eisköstlichkeiten platt. Dass er mit dem Absatz immer noch in meiner Torte steht, scheint er nicht zu bemerken. „Na klasse, das war´s jetzt mit meinem Kuchen" grummle ich. Der Kuchenzerstörer zappelt aufgeregt vor all den Köstlichkeiten. Im glitschigen Käsekuchenmatsch flutscht das linke Füßchen gegen meine

Plastiktüte mit der Rotweinflasche. Die kippt um. Es klirrt. Aus der bunten Tüte fließt langsam eine rote Lache, die immer größer wird. Die Mutter eilt herbei. Mit einer Entschuldigung rechnend, lächle ich schon mal gütig. Schließlich kann ich das Kind gut verstehen. Wenn ich Eis oder Kuchen vor der Nase habe und die Gier mein Denken beherrscht, übersehe ich auch mal was. Der Junge kann eindeutig nichts dafür, dazu ist er zu klein. Ich sehe die Mutter an. Und blicke in ein grimmiges Gesicht. Ich sehe sie auffordernd an. Sie zischt „Horchen S´s amol, wenn Ihr Woar do am Boden steht, mou der Klaane ja draffsteign.“ Hä?! Schockstarre. Ich sehe die Frau ungläubig an.

„Kumm, Günther, nimm dei Eis, mir müssen geh“, mit diesen Worten packt sie den Kleinen an der Hand und zerrt ihn weg. Ohne ein Wort der Entschuldigung. Ich glaub´s ja nicht! Und vorgedrängelt hat sich diese Person auch noch! Da stehe ich nun inmitten meiner zerstörten Habseligkeiten! Süßer Käsebrei in Rotweinsauce. Lecker. Die Lust auf Eis ist mir gründlich vergangen. Kunden, die vorbeilaufen, starren mich an. Jetzt sieht es auch noch so aus, als hätte ich diese eklige Brühe erschaffen. Ganz toll! Ich reiße mich zusammen und weise das begeisterte Eisdielenpersonal auf das zu beseitigende Problem hin. Auch hier ernte ich böse Blicke. Ein paar Schaulustige bleiben stehen. „Siehste, mit Kindern ist es wie mit Heuschrecken: was sie nicht fressen, machen sie kaputt“ höre ich einen der Gaffer sagen. Was sein Kumpel sagt, kann ich nicht mehr hören, denn ich nehme meinen Eisbecher und ziehe mit dem kläglichen Rest meiner Einkäufe ins Parkhaus. In mir brodelt es. Von wegen Heuschrecken-Kinder! Woher haben sie denn dieses Verhalten? Die beste Erziehung ist Vorleben, hab ich mal gelesen.

Gut, meine zermatschte Torte ist nun wirklich kein Drama.

Aber darum geht es gar nicht. Der Punkt ist: wenn diese Superpädagogin ihrem Klein-Günni jetzt nicht demonstrieren kann, dass eine Gesellschaft nur im Miteinander wirklich funktioniert und nicht, wenn sie aus lauter hektischen Egoisten besteht, wird sie es wahrscheinlich auch bei anderen Gelegenheiten nicht tun. Welche Werte kriegt der Junge dann mit auf dem Weg ins Leben? Ich hätte nicht gedacht, dass ich so spießige Gedanken haben könnte, aber vielleicht war diese Sache mit dem <Elternführerschein> doch keine so dumme Idee. Manchmal haben sogar Politiker völlig unerwartete Gedankenhighlights! Fragt sich bloß, wie die Prüfung für den „Elternführerschein" aussehen soll? Reicht es aus, wenn ich den Kinderwagen korrekt im Hausflur einparken und ein Glas mit Babynahrung warm machen kann? Oder was bitte wollen die Schlaumeier aus Berlin prüfen? Und was passiert, wenn die Prüflinge sich als „Eltern-untauglich" entpuppen? Werden sie dann zwangssterilisiert? Wieso mache ich mir überhaupt Gedanken darüber? Durch das Entfernen von Karl aus meinem Leben ist das Thema Nachwuchs sowieso vom Tisch. Damit stellt sich die Frage, ob ich meine Gebärmutter der Rentenkasse zur Verfügung stellen möchte, gar nicht mehr. Letzten Sommer war die Frage hochaktuell: Keine Periode weit und breit! Oh oh. Wo andere Männer (vor allem, wenn sie irgendwo noch eine Hauptfrau sitzen haben...) mit Panik reagieren, beeindruckte mein Ehemaliger mit dieser Unaufgeregtheit, die ich so an ihm schätze. Ich glaube, er fand den Gedanken, höchstpersönlich das deutsche Volk vor dem Aussterben zu retten, weniger erschreckend als ich. Keine Ahnung, ob ich mich heute darüber freuen soll, dass es nur ein Fehlalarm war. Wäre ich eine glückliche Alleinerziehende oder völlig mit den Nerven runter? Ich schätze, ich bin noch zu unreif für ein Kind. Bin ja erst 37.

Wieder zuhause, sichte ich meine Post. Dazu gibt's die

zertretenen Tortenreste mit zwei Tassen Kaffee. Ökö-Anbau. Selbstverständlich. Einer muss ja die Welt retten. Warum nicht ich. Jetzt muss ich aber meinen Job retten und mich ans Schreiben machen:

<Hallo liebe Leserinnen,

danke für die zahlreichen Zuschriften und Anregungen. Wie es aussieht, gibt es unzählige klasse Single-Frauen , die noch nicht mal einen Mann an sich binden können (so sie denn überhaupt fündig werden) - aber offensichtlich reichlich Durchschnittstypen, die es schaffen, sogar zwei weibliche Wesen langfristig bei der Stange zu halten.
Einige von Ihnen sprechen die Theorie an, dass Frauen, die immer wieder auf gebundene Männer reinfallen, das im Unterbewusstsein so wollen, weil sie selbst Bindungsängste haben. Also suchen sie sich Männer, die ihnen nicht wirklich gefährlich werden können, da sie bereits besetzt sind.

Ich weiß, das wird gerne von den Leuten in den weißen Kitteln behauptet, wenn ein weibliches Wesen zum 10. Mal auf einen Fremdgänger reingefallen ist und professionellen Rat sucht. Ich sage, das ist Blödsinn! Die schlauen Psychologen wissen einfach nicht, was sie sonst sagen sollen. Oder haben bereits vergebene Männer vielleicht ein Schild umhängen? Nein! Eben. Ich meine, welche Frau würde es sich bitte freiwillig antun, in der Öffentlichkeit als „die Böse“ gebrandmarkt zu werden? Ständig in der Nähe des Telefons rumzuhocken, nur, um keinen seiner seltenen Anrufe zu verpassen? Sich tolle Typen entgehen zu lassen, weil ER sich bestimmt bald, bald, bald trennen wird? An Weihnachten, Silvester und Geburtstagen allein (oder wenigstens ohne die Liebe ihres Lebens) rumzusitzen? Den eventuell vorhanden Kinderwunsch bis zum Einsetzen der Wechseljahre aufzuschieben?

Gemeinsame Urlaube? Konzerte? Romantische Essen im In-Lokal? Ist nicht drin. Welcher intelligente Mensch (und dazu gehören Frauen definitiv!!!) würde sich freiwillig einer solch demütigenden, entwürdigenden Situation aussetzen? Niemand! Genau. Jedenfalls nicht auf Dauer.

Meiner Meinung nach ist es eher so, dass Männer mit Partnerin irgendwie zur Vergesslichkeit neigen. Keinen Ehering tragen. Flirten. Eindeutig zweideutige Signale aussenden. Allzeit verfügbar sind (zumindest in der Balzphase). Wie soll die brave, normale Single-Frau also bitte erahnen, dass ER bereits anderweitig verpflichtet ist?

Auch, wenn sie oft in Form von schlauen Ratgeberbüchern verkauft wurde – die optimale Gebrauchsanleitung für <DEN MANN> gibt es nicht. Und wir wollen hier auch gar nicht mit Schubladendenken anfangen. Aber wir könnten ja mal versuchen, diese Spezies in verschiedene Verhaltenstypen einzuteilen und schauen, in welche Schublade Ihr aktueller Problemmann passt. Eine erste, grobe Einteilung stelle ich mir so vor:

Es gibt Männer, die sind ein Leben lang treu. Der Idealfall. Perfekt. Ein Traum!

Es gibt Männer, die springen alles an, was nicht schnell genug wegkommt und sie stehen dazu.

Selbst schuld, wenn frau sich in so ein Exemplar verliebt. Und selbstverständlich tragisch.

Es gibt Männer, die verlieben sich einfach in eine andere und beginnen mit der Neuen noch mal von vorn. Auch tragisch. Hart, aber irgendwie nachvollziehbar und wenigstes ehrlich.

Es gibt Männer, die leben in einer Partnerschaft und brechen immer wieder mal aus. Hier und dort ein One-Night-Stand. Keine große Sache. (Jedenfalls nicht für den Mann.) Nicht tragisch, wenn frau nichts davon erfährt.

Es gibt Männer, die sind fest gebunden und fangen eine dauerhafte Affäre an. Treffen aber keine Entscheidung. Ob sie in ihren eigenen moralischen Werten gefangen sind, einfach nur feige oder ob sie in schon immer Haremsphantasien hatten, sei mal dahingestellt. Tatsache ist – diese Männer sind für uns Frauen die schlimmsten. Weil sie uns in einer Zeitschleife festhalten:

Die Hauptfrau opfert oder unterbricht ihre Karriere, gebärt seine Kinder, richtet sein Leben ein, hält ihm den Rücken frei, während er im Job nach oben kommt. Macht man ja alles gerne. Schließlich führt man ein schönes, gemeinsames Leben. Mit allem Drum und Dran. Und irgendwann erfährt sie dann, dass es da seit gefühlten 100 Jahren eine Zweitfrau gibt. In der ersten Enttäuschung neigt die Hauptfrau dann natürlich dazu, die ganzen gemeinsamen Jahre als Verschwendung anzusehen.

Desshalb hält sie meistens an ihm fest, alles wird wieder gut – oder der Gute rückfällig.

Der Nebenfrau ergeht es nicht viel anders, wenn sie nach Monaten oder gar Jahren vergeblichen Wartens endlich rafft, dass der vermeintliche Traummann wohl eher ein Albtraummann ist. Aber nun hat sie schon sooo viel Zeit investiert, da könnte sie ja noch ein wenig warten. Und warten...und warten...

In besonders netten Fällen lässt der Hengst dann beide sitzen und rauscht mit einer Neueroberung ab. Alles schon dagewesen.

Was tun? Könnten wir verhindern, dass es überhaupt so weit kommt? Hilft es, wenn wir verstehen, was IHN antreibt? Mit diesen und weitern Fragen rund um das Fremdgeher-Gefühlschaos-Thema werden wir uns in den nächsten Wochen hier im <Clever Women>-Magazin beschäftigen.

Ich freue mich auf Ihre Meinung, Ihre Geschichte!

Bis zum nächsten Mal! Ihre Beverly Güttel>

„Was ist der Beweis dafür, dass Märchen frei erfunden sind? - Weil der Prinz immer ein intelligenter, gutaussehender, reicher Single ist“

Kapitel 11 Fremdgehen als ultimatives Kompliment?

Warum schaffe ich es nie, pünktlich zu sein? Ich meine, wenn ich einen Termin oder eine Verabredung habe, dann stehe ich wirklich rechtzeitig auf. Ich habe meistens am Vorabend schon alles vorbereitet – Klamotten, Tasche, eventuell nötige Unterlagen. Und jedes Mal trödle ich dann so lange herum, dass die Zeit doch wieder knapp wird. Statt ausgeruht und entspannt, düse ich dann jedes Mal abgehetzt los. Natürlich gibt es passend den obligatorischen Stau, der Bus fällt aus und das Fahrrad hat ´nen platten Reifen. Irgendwas ist immer. Bei alten Freunden oder Routine-Jobs ist es zwar auch unangenehm, aber nicht soooo schlimm. Richtig peinlich ist es bei Geschäftsbesprechungen oder mit Menschen, die mich nicht sehr gut kennen. So wie Karl-Heinz Steeger. Ein ehemaliger Hörfunkkollege, der inzwischen witzigerweise beim Sauer-Verlag in Hamburg arbeitet. Und der an diesem Wochenende auf der Urlaubsreise Richtung Süden mit seiner alten, klapprigen Ente in Nürnberg Halt macht um alte Freunde und Kollegen zu treffen. Wir haben uns im TEATRO verabredet. Das mexikanische Lokal liegt nicht allzu weit von meiner Behausung entfernt. Also lässt sich der Weg dahin an einem Sommerabend wunderbar und umweltfreundlich zu Fuß bewältigen. Bei normalen, angenehmen 24 Grad im Plusbereich kann man frisch am Ziel ankommen. Kann man. Theoretisch. Wenn man oder besser frau nicht unbedingt das Styling, egal, wie aufwendig oder schlicht es denn werden soll, auf die letzte Sekunde schiebt. Dann stellt frau nämlich panisch fest, dass die rausgelegte Hose kneift, das Top einen unbemerkten Fleck hat und dann, vom dauernden Aus- und

Anziehen leicht strapaziert, die mühevoll hingefönte Frisur sich wieder aufgelöst hat. Das Herz beginnt zu rasen, der Blick auf die Uhr macht Druck.

Mein Date heute Abend ist zwar kein romantisches und der Ex-Kollege kein Pedant, aber es macht einfach keinen guten Eindruck, wenn man atemlos und (von sich selbst) leicht angenervt endlich alles andere als entspannt ins Lokal prescht und eine Entschuldigung stammeln muss. Zumal wir uns lange aber nicht wirklich gut kennen.

Karl-Heinz hat schon ein gemütliches Eckchen in dem nett eingerichteten Restaurant gefunden. Im Raucherbereich. Das ist okay, weil es hier so schön rustikal und lauschig ist: dicke, dunkle Holzbalken teilen den Raum in kleine Sitzbereiche, überall hängen bunte mexikanische Masken, Brücken, Krüge an der Wand. Ich schätze, die Nikotinsucht ist das einzige Laster, das man Steeger vorhalten kann. Ansonsten ist der 48-jährige Chefredakteur für Politik und Wirtschaft ein Muster an Korrektheit.

Und genau das macht ihn für mich so interessant. Er passt zwar nicht in mein persönliches Beuteschema, aber so einer wie er fehlt mir noch für meine Kolumne. Er ist Single, würde aber nie mit Frauen einfach so rummachen. Er geht immer alles furchtbar ernsthaft an und bemüht sich wirklich, ein Frauenversteher zu sein. Seiner Tochter aus einer früheren Beziehung ist er selbstverständlich ein vorbildlicher, liebevoller Vater und auch journalistisch ist er in seiner Arbeitsweise stets über jeden Zweifel erhaben. Steeger weiß aus meinen E-Mails bereits, worüber ich heute Abend mit ihm reden möchte. Nach ein wenig Schwelgen in alten Radiozeiten hüllt er sich in Schweigen und hypnotisiert seine Zigarette. „Du...Bev...eigentlich habe ich gar keine Lust auf das Thema.

Ich meine, dieses ganze Männerzeugs – da wurde schon wahnsinnig viel geschrieben und diskutiert, da gibt's zig Bücher dazu. Musst du jetzt wirklich diese Kolumne schreiben? Und muss ich wirklich was dazu sagen?" Natürlich musst du, denke ich mir. Andererseits kann und will ich meine Kandidaten ja zu nichts zwingen. „Nein, Kalle, lass gut sein. Du musst natürlich nichts dazu sagen. Aber schade finde ich es schon, schließlich will ich keine Männerhasser-Kolumne verfassen, sondern ich möchte einfach, dass wir Frauen euch Kerle besser verstehen."

„Was willste da verstehn? Und schon die eine Frage, ob die Frau es verhindern kann...so ein Mist. Das würde ja bedeuten, dass die Frau schuld ist, wenn ihr Partner fremdgeht." „Aber genau das ist so ein Punkt: viele Frauen glauben wirklich, es wäre ihre Schuld. Wenn du das anders siehst, musst du es erklären. Du könntest manche Frau vor Selbstzweifeln retten...." locke ich. Und tatsächlich.

Der Mann, der gar nicht über das Thema Männer reden will, kommt richtig in Fahrt: „Männer sind doch sowieso Scheiße. Ehrlich. Das denkt ihr Frauen doch und irgendwie habt ihr leider oft recht damit. Also, wenn ein Kerl seinen Stift woanders reinsteckt und dann behauptet, das wäre nur Sex gewesen und hätte nichts mit seiner Beziehung zu tun, lügt er. Wenn meine Beziehung okay ist, sexuell und emotional, dann gehe ich nicht fremd. Und ins Bordell gehen ist genau aus dem Grund für mich auch Betrug. Ist doch klar." „Und? Hast du´s schon getan?" „Was? Bordell? Nein. Dann mach ich es mir lieber selbst". Na, sooo genau wollte ich es gar nicht wissen. Ich meinte aber sowieso den Seitensprung. Und siehe da – Überraschung! „Ja...also…ich hab das schon gemacht. Deshalb weiß ich auch, dass es nicht nötig ist. Und das Erschreckendste ist rückblickend, dass meine damalige Beziehung absolut gut war, in jeder Hinsicht. Ich war damals so um die Zwanzig. War ein Spätzünder. Das war meine erste richtige Liebesbeziehung. Ich war glücklich. Aber auch neugierig. Wollte wissen, wie es mit einer anderen Frau ist..." Schau, schau. Karl-Heinz, der sonst so Gefestigte hat also auch keine so ganz weiße Weste... „Wir könnten es also auf dein Alter und Neugierde schieben. Wie hast du das andere Mädchen getroffen?" „Ach, das war ´ne ganz sichere Nummer. Das war eine gute Freundin von mir. Im Grunde wollten wir beide nichts voneinander, rein beziehungstechnisch gesehen. Dann haben wir uns eines Abends zugeschüttet und es getan. Insgesamt hab ich 3 x mit ihr geschlafen. Kam mir schon mies vor. Nein, ich würde das nie wieder tun."

Ich lächle ihn aufmunternd an. „Siehst du, jetzt hast du doch einen Beitrag zu meiner Kolumne geleistet, denn dass ich das alles verwenden werde, ist dir hoffentlich klar?" Er nickt. „Und was ist jetzt mit der Frau? Könnte SIE es verhindern?" will ich abschließend wissen. „Nein. Wie gesagt, wenn die Beziehung in Ordnung ist, muss ich nicht fremdgehen. Und wenn es Probleme gibt, dann ist es zu spät. Dann kann eine Frau es auch nicht mehr ändern." Der Kellner bringt unser Essen. Ich gönne mir einen vegetarischen Burrito, stilles Wasser und ein Gläschen Sangria. Karl-Heinz hat dem Alkohol schon vor Jahren komplett abgeschworen, den Frauen im Augenblick auch. Dafür frönt er nun wenigstens kulinarisch der Fleischeslust. Bevor ich mich ans Essen mache, notiere ich mir rasch die wichtigsten Infos aus unserem Gespräch. Ein merkwürdiges Lachen irritiert mich. „Was ist los?" „Ich frage mich gerade, wieso dieses ganze Beziehungs- und Fremdgehding in unserer Kultur so wichtig genommen wird. Wieso sich immer alle verletzt und betrogen fühlen, wenn der Partner auswärts vögelt anstatt sich zu freuen" stellt mein Gegenüber eine zunächst merkwürdige Frage in den Raum. Ich sehe ihn leicht konsterniert an. „Nein wirklich. Schon klar, in unserem Kulturkreis macht man das nicht. Man hat eine Partnerschaft mit einer Person und aus. Dabei wäre es doch das absolute Kompliment, wenn ein anderer meine Partnerin auch toll fände. Sooo toll, dass er sie anfassen will. Und wenn sie ihn auch nett findet, ist es doch klar, dass sie sich berühren."

Hä? Hä? Hä? Mein Gesicht mutiert zum Fragezeichen. Ich kann nicht mal mehr ans Essen denken und das will was heißen! „Pass auf, wenn du ein schönes Auto hast, willst du doch auch von allen hören, dass sie es toll finden und auch gerne so eins hätten" bekomme ich eine neue Lektion in Sachen männlicher Logik. „Genau so ist es mit einer Frau oder einem Mann. Anstatt eifersüchtig zu sein, sollten wir uns geschmeichelt fühlen, dass wir so wunderbare Partner haben, die auch von anderen begehrt werden. Lieben heißt doch auch Loslassen" werde ich aufgeklärt.

Mein Kopf schwirrt, die mexikanische Folkloremusik im Hintergrund kommt mir plötzlich unnatürlich laut vor. Ist das die Sangria? Oder Kalles überraschende Ansichten? „Na, dir kann man so was vermutlich eh nicht näher bringen. Du bist ja Dauer-Single" unterstellt er mir jetzt auch noch. „Bitte? Ich habe..." - dann bremse ich mich selbst aus. Von Karl kann ich nichts sagen. Die Medienwelt ist ein Dorf. Jeder kennt jeden, Klatsch und Tratsch sind hier noch schlimmer als in jeder anderen Branche. Ich habe keine Lust, mein missglücktes Privatleben preiszugeben. Also muss ich mit dem Image als eiserne Junggesellin leben. „Du hast was? Na ja, hab schon mal durch den Flurfunk gehört, dass du nicht so ganz Single warst oder bist" greift der Mann mir gegenüber den Faden auf. Was will er damit andeuten? Brodelt etwa die Gerüchteküche, ohne, dass ich etwas davon mitbekommen habe? „Oh Mann, ist das lecker! Hmmm...soooo was von gut. Ich denke, ich werde mir noch mehr von diesen gebackenen Kartoffeln und dem Guacamole bestellen“ lenke ich also rasch ab. Nicht sonderlich einfallsreich aber effektvoll. Und so klingt der Abend einige Stunden später für mich sehr befriedigend aus: saugut gegessen, Verhör-Mission trotz aller Widerstände erfolgreich ausgeführt, viel gelacht und der alten Zeiten gedacht. Und weil´s so schön war, verabreden wir uns gleich für den nächsten Tag. Ziel: Hauptmarkt. Die WM hat Einzug gehalten im stillen Frankenland. Die Metropolregion ist wie ausgewechselt. Südländische Leichtigkeit, fröhliche Menschen, internationales Flair und eine unablässig scheinende Sonne bestimmen das Stadtbild. Das wollen wir uns nicht entgehen lassen.

„Geld ist das Einzige, was Frauen für sich behalten können“

(Robbie Williams, britischer Sänger)

Kapitel 12 Silikon gegen Leder
oder
Fremdgehen mal ganz anders...

Katzen gefüttert, Blumen gewässert, morgendliches Bauchtraining lustlos hinter mich gebracht. Gang auf die Waage kann ich mir heute schenken. Ich weiß selbst, was ich gestern gegessen habe. Wozu mir den Tag also verderben?

Die Hitze macht mich träge und schlapp. Nicht nur mich, Gott sei Dank. Deshalb haben Karl-Heinz und ich uns auch für den Vormittag verabredet um den zur Fanmeile mutierten Hauptmarkt zu besuchen. Die komischen Stühle, die den historischen Schönen Brunnen bedecken, hab ich auch noch nicht gesehen. Die Medien überschlagen sich tagtäglich mit neuen Meldungen über diese Idee. Kunst oder verhunzt? Es wird Zeit, dass ich mir selbst eine Meinung bilde. Grade will ich zur Tür raus, bimmelt das Telefon. Keine Ahnung, ob das ein Naturgesetz oder mein persönliches Pech ist – aber sobald ich was vorhabe, am Klo sitze oder im Bad bin, immer läutet genau dann das Telefon. Als Frau und noch dazu als Journalistin ist mir die Neugierde quasi angeboren (außerdem könnte es ja auch was ganz furchtbar Wichtiges sein!), also lasse ich den Schlüssel fallen und hebe ab.

Es ist Nicole, die Freundin meines Cousins Sascha. „Hi Bev, ich bin´s kurz. Wann hast du mal Zeit für ein Pläuschchen? Ich muss mich dringendst auskotzen, sonst passiert ein Unglück“ schnaubt sie. Ich kann mir denken, was los ist. Sascha ist voll und ganz im Fußballfieber. Als Kameramann, der hauptsächlich bei Sportevents eingesetzt wird, hat er natürlich die perfekte Ausrede für seinen Dauer-WM-Einsatz. Die arme Nicole fühlt sich wahrscheinlich vernachlässigt. Ich mag die große Blonde mit den blauen Kulleraugen.„Du, ich hab jetzt leider keine Zeit, aber wie wär´s mit heute Abend? Wollen wir in einen schönen Biergarten?“ „Gerne. Überall hin, aber bitte, bitte, bitte nur irgendwo hin, wo es garantiert keine WM-Atmo gibt, keine Großbildleinwand, keinen Fernseher, keinen Radio... schon das Wort <Fußball> treibt mich in den Wahnsinn“ heult sie. „Okay, dann gehen wir doch ins <Marydines>. Heute, so gegen 20.00 Uhr?“ schlage ich vor, dann eile ich Richtung Innenstadt.

Karl-Heinz und ich treffen uns vor der Lorenzkirche und schlendern gemeinsam gen Hauptmarkt. Überall Bühnen, Bierbänke, bunte Stände, Fressbuden. Gewimmel. Fremdsprachengewirr. Fußballfans, die aus aller Welt angereist sind, bevölkern die dortige Fanmeile. Einige Japaner beäugen mit großen Augen unseren Schönen Brunnen. Mit ihren Reiseführern in der Hand stehen sie leicht ratlos vor dem Gebilde aus Stühlen, die das eigentliche Objekt ihrer Begierde bedecken. Daneben einige empörte Rentner, die auf Englisch versuchen, den Touristen (Un-)Sinn und Zweck dieses Aufbaus zu erläutern. „Das ist mal mutig von der Stadt, grade in einer Zeit, wo so viele Menschen in die Stadt kommen, ein Kulturrisiko einzugehen“ findet Karl-Heinz und fotografiert den Schönen Brunnen oder besser die Stühle, unter denen er nun verborgen liegt. Hm. Innovativ? Bestimmt. Kreativ? Vielleicht. Schön? Nein. So denken wahrscheinlich die meisten Einheimischen. Die Touristen verwundert es und den Fußballfans ist es wurscht. Deren Interesse gilt eher den großen Leinwänden, auf denen ab Nachmittag die Spiele ihrer Teams zu sehen sind. Das ganze Szenario wirkt ungewohnt, aber es hat was. Die Fußballfans sind zum Feiern gekommen. Und das geht hier praktisch rund um die Uhr. Ob gespielt wird oder nicht. Die Nürnberger Innenstadt ist dank des herrlichen Sommerwetters eine einzige, große, bunte, stimmungsvolle Partymeile. Im positiven Sinn. Keine Ballermann-Atmosphäre, sondern ein fröhliches Miteinander.

Wer keine Tickets mehr fürs Stadion ergattern konnte, der genießt das Wir-Gefühl eben beim Public Viewing. Gemeinsam Lachen, gemeinsam Weinen. Wildfremde Menschen fallen sich plötzlich um den Hals. Ein kleiner runder Ball aus Leder verbindet die Menschen! Deutschland - ein Sommermärchen!

Selbst nicht Fußball-Fans können sich dieser Superstimmung nur schwer entziehen. Alle sind irgendwie immer gut drauf. Alle? Nein! Leider nur fast alle...

Abends im <Marydines>. „Es ist unerträglich. Wenn das noch lange so weitergeht, mach ich Schluss“ klagt Nicole, während ich die Cocktail-Karte überfliege. „Sascha ist praktisch nur noch unterwegs. WM hier, WM dort. Mal im Stadion, mal an der Fanmeile, mal am Flughafen. Wenn ich ihn dann mal kurz sehe, hat er auch nur ein Thema: WM. Ich kann nicht mehr!“.

„Hey, kein Grund zur Verzweiflung! Er liebt dich. Aber Geld verdienen muss er schließlich auch. Außerdem – die WM dauert doch nicht ewig“ versuche ich die niedergeschlagene junge Frau zu trösten. Huch! Statt Einsicht geht sie hoch wie eine Rakete. „Und? Was hab ich davon? Glaubst du etwa, dass es nach der WM besser wird? Dann kommt die EM, die Bundesliga, die Champions-League, DFB-Pokal, UEFA-Cup...es ist IMMER Fußballzeit“ faucht sie mich an. Ihre Stimme ist kurz vorm Kippen. Schon leicht hysterisch, um ehrlich zu sein. Ein weiterer Trostversuch wird fällig. „Nicki, nun beruhige dich. Gut, ja, Fußball ist irgendwie immer. Aber die meisten Männer sind fußballbegeistert. Und Sascha verdient seine Brötchen damit. Wenn er dann mal Halbzeit hat, ist er doch gerne bei dir. Immerhin ist er dir treu“ werfe ich in die Waagschale. „Treu? Ha! Von wegen!“ Ich bin entsetzt. Sascha betrügt sie? „Nein. Nicht mit einer anderen Frau. Dann könnte ich ja um ihn kämpfen. Es ist viel schlimmer. Dieser Scheißsport ist ihm wichtiger als ich. Das ist es! Der einzige, dem der wirklich treu ist, ist sein geliebter Club! Und der Nationalelf“ schnieft sie.

Die nette Bedienung fragt, ob wir schon wüssten, was wir wollen. Uff, das verschafft mir eine kurze Auszeit. Kann es denn wirklich soooo schrecklich sein, wenn sich ein Mann für Fußball interessiert? Da Nicki vor sich hin schweigt, bestelle ich uns beiden einen Tequila Sunrise. Das wird ihr ein wenig Laune machen. Hoffe ich. Denn auch für das stilvolle Ambiente hat sie keinen Blick. Ein riesiger, glitzernder Kronleuchter hängt in der Mitte des großen Raumes, der mit roten Samtvorhängen und dunkelbraunen Ledercouches ausgestattet ist. Im Hintergrund läuft moderne Lounge-Musik. „Hier bitte, Ihre Cocktails“ lächelt die Kellnerin, während sie uns die knalligen gelb-roten Getränke hinstellt. Und dazu ein großes Glas mit Salzletten. Oh oh. Während sich bei mir die Sucht bemerkbar macht und meine Hand praktisch willenlos zum Knabberzeugs greift, stochert die Freundin meines Cousins blicklos mit dem Strohhalm in ihrem Glas herum. Sie wirkt tatsächlich sehr geknickt. Ob sie die Sache nicht zu sehr dramatisiert? Wir reden hier schließlich von einem Mannschaftssport, für den sich Millionen Ehemänner und Väter weltweit begeistern – nicht von Pamela Anderson im Anmarsch!

Vorsichtig bringe ich diese Überlegung an. „Mag sein. Aber Sascha ist anders. Für Sascha ist Fußball ALLES. Er geht zu jedem Spiel. Wenn er nicht auf Dreh im Stadion ist, dann garantiert privat. Und wenn er nicht mit Schal, Fan-T-Shirt und FCN-Fahne ins Easy-Credit-Stadion düst, dann spielt er selbst.“ Oh, ich wusste gar nicht, dass mein oller Vetter überhaupt noch so beweglich ist. „Es ist zum Verzweifeln! Wenn ich es uns abends mal gemütlich machen will, dann gibt es auf einem der 300 TV-Sender, die er abonniert hat, irgendwo in Timbuktu ein Spiel und damit ist der Abend gelaufen. Und wenn mal wirklich nirgendwo ein Fußball in Sicht ist, dann kennt er trotzdem nur DAS Thema...verrate mir mal, wie ich da noch von einer Beziehung reden soll?“ fragt sich anklagend. Uuups. Guter Punkt. „Hast du versucht, mit ihm darüber zu reden?“ Sie lacht schrill. „Versucht? Ich hab sogar Unterwäsche für mich besorgt, die aussieht wie ein Fußball. Du weißt schon, BH und Slip in schwarz-weiß, mit Ballmuster halt. Ich dachte, wenn ich meine Oberweite wie einen Fußball verpacke, dann greift er mal wieder nach meinen Bällen. Aber nix war´s...“.

Du lieber Gott. Das klingt wirklich nach Krise. Da hilft eigentlich nur eines und das muss ich ihr auch so sagen. „Nicole, wenn du so nicht mehr leben willst, dann kannst du nur zwei Dinge tun: Dieses Spiel abpfeifen oder den Verein wechseln...“ „Oh nö! Mir jetzt auch noch mit Fußballmetaphern zu kommen, ist geschmacklos“ giftet sie mich an.

„Ich hab´s nur gut gemeint. Das ist doch die Sprache, die er versteht. Wenn du ihm die gelbe Karte schon so oft gezeigt hast, wird’s Zeit für Rot! Aber wenn du magst, kann ich mal mit ihm reden. Ich bin morgen auf einer WM-Party eingeladen, da ist er garantiert“ biete ich meine Hilfe an. „Echt? Er hält große Stücke auf dich. Vielleicht kannst du was bewirken" hofft sie.

Knappe achtzehn Stunden später. Menschen liegen sich verschwitzt in den Armen. Sie jubeln, sie grölen. Sie schwenken schwarz-rot-goldene Fahnen. Deutschland ist eine Runde weiter! Die ausgelassene Stimmung ist phantastisch! Ebenso das Buffet. „Wie schaffst du es nur, so viel in dich reinzustopfen und dabei trotzdem nicht dicker zu werden?" will mein Cousin wissen. „Erstens bin ich dick genug und ich esse aus Lust, nicht aus Frust. Vielleicht hilft das" grinse ich, während ich meine raffiniert ausgeklügelte Stapel-Taktik anwende, um so viel Leckeres wie möglich auf meinen Teller zu laden. Privat reinspachteln ist eine Sache, auf einer offiziellen WM-Party mit potentiellen Geschäfts- und aktuellen Werbepartnern eine andere. Da wäre es doch ein wenig unelegant, mehrfach ans Buffet zu rennen. <SlimDressing> hat geladen. Alles, was Rang, Namen und grade Zeit hat, drängt sich im schmucken Party-Zelt. Sportler, Politiker, Medienmenschen. Sascha und ich mitten drin. Haymann ist natürlich auch da. Und hat mich bereits im Visier. Mal sehen, wie ich geschickt aus der Nummer rauskomme. Aber immer ein Schritt nach dem anderen. Jetzt ist Sascha dran. Ich berichte ihm von meinem wenig erquicklichen Abendgespräch mit seiner Holden. Er verdreht genervt die Augen. „Mann! Die soll sich nicht so haben! Die geht mir soooo auf den Wecker. Null Verständnis für mich. Weißt du, ich reiß mir hier Tag und Nacht den Arsch auf, damit wir uns mal nen richtig noblen Urlaub leisten können und sie meckert nur rum". „Oh, ihr wollt in den Urlaub? Wo soll es denn hingehen?" „In einen Club auf Mallorca. Mit allem Drum und Dran. Ist eine gute Adresse. Fußballer, Trainer, Sport-Mode-Designer – die sind alle dort" erfahre ich. Oh ja, das wird Nicole gefallen. Hohoho. Langsam beginne ich zu begreifen, was sie für ein Männerproblem hat, weshalb sie lieber gegen eine Rivalin als gegen nur einen Ball antreten würde.

„Das freut mich so für dich, dass du Hobby und Job verbinden kannst. Aber ab und zu willst du sicher auch mal abschalten, oder?“ taste ich mich vor. „Klar! Aber das geht mit Nicky auch nicht. Kaum bin ich daheim, blubbert sie mich zu. Lässt mich nicht mal in Ruhe Fußball schauen.“

„Aber...das ist ja dann wieder Sport! Wobei – wieso kannst du nicht reden und schauen gleichzeitig? Du siehst doch selbst, wohin der Ball rollt“. Offensichtlich eine völlig unqualifizierte Bemerkung meinerseits. Sascha sieht mich an als wäre ich ein Alien. „WIE soll man denn ein überragendes Spiel richtig genießen können, wenn einen die Freundin dauernd zulabert? Kann sie nicht einfach still sein und mit mir schauen?!“ „Wieso hast du überhaupt eine Freundin?“ will ich aus weiblicher Solidarität wissen. „Weil es keinen Spaß macht, allein auf der Couch zu hocken und Fußball zu gucken“ grinst er mich provozierend an. Okay, ich hab´s verstanden. „Übrigens – Nicky und ich waren erst vor ein paar Tagen bei Freunden zum Essen eingeladen. Das war richtig nett“ fügt er versöhnlich hinzu. „Wo wart ihr denn?“ „Bei den Machers. Thomas hat sich einen supergroßen Fernseher gekauft. Extra für die WM. Die haben doch so ein riesiges Wohnzimmer. Das war gleich ein ganz anderes Schauen. Und dazu das feine Essen.“ Mein lieber Cousin, du bist ein hoffnungsloser Fall! Wenn Nicky schlau ist, bleibt ihr wirklich nur noch der Abpfiff! Das ist in der Tat schlimmer als das klassische Fremdgehen. Frau lernt eben nie aus, wenn es um das angeblich starke Geschlecht geht.

Mit Argusaugen scanne ich das Zelt. Wer ist denn heute abends noch so da? Spielerfrauen, aber auch einige anorektische

Models, die versuchen, sich an die Partygäste ranzuwanzen. Sogar Sascha wird von einem riesigen, dürren Hungerhaken angeflirtet. Geschmeichelt wirft er mir einen Blick zu und verschwindet mit der Ausgezehrten im Getümmel.

„Hier. Sie haben ja gar nichts mehr zu Trinken" lächelt Haymann und reicht mir ein Glas Sekt. Ein Glück, dass ich mit dem Bus gekommen bin. „Subber Parddie! Und sou a gouts Spill! Danggä für die Einladung" bedankt sich einer der Gäste bei meinem ganz persönlichen Fan. „Freut mich, wenn es Ihnen gefällt." „Allmächd, die Frau Güttel ist des, gell?" erkennt er mich. Ich lächle artig und gebe ihm die Hand. „Des is sou a schäne Zeit mit der WM! Hoffendlich hat unser Clubb a mol sou a Fest verdient, gell?" fragt er mich. Unser Gastgeber blickt etwas befremdet. „Der Club ist der 1. FCN. Der hiesige Fußballverein. Ein Traditionsverein. Leider in den letzten Jahren etwas glücklos in der Liga" übersetze ich für meinen Werbepartner. „Ach, warddns a mol, der Clubb hat sou vill Boddenzial! Der huult soggar mol widder den Boggaal" hofft der fränkische Fußballfan, der zum heutigen WM-Event mit dem schwarz-roten Clubschal bekleidet ist. „Die Deutschland-Sachen waren wohl schon vergriffen?" frage ich höflich, um irgendwas zu sagen. „Ja, scho. Aber die Clubb-Sachn kamma doch immer drougn." „Dann hoffen wir mal, dass der Club vom WM-Hype profitiert" säusle ich und rausche schnell davon. Haymann hinter mir her. „Alle im Fußballfieber, der reinste Wahnsinn!" lacht er. „Ja. Ich finde es auch klasse, aber manche scheinen es schon zu übertreiben" meine ich und denke dabei an Sascha. „Da war kürzlich eine Reportage im Fernsehen. Bundesliga-Abschluss oder so. Ein weinender Fan sagte tatsächlich vor laufender Kamera, dass er eher auf seine Frau und die Kinder verzichten könnte als auf seinen Verein. Keine Ahnung, welcher das war. Köln oder Schalke, glaub ich." Sascha ist also kein Einzelfall! Kann es tatsächlich sein, dass erwachsene Männer beim Fußball mehr Emotionen entwickeln als in der Partnerschaft?

Dass diese Liebe zum Sport ihnen derart den Verstand raubt, dass sie dafür alles gäben, wenn ihr Verein beispielsweise nicht absteigen würde oder einen Pokal gewänne?

„So genau kann ich das nicht sagen. Ich bin kein sooo großer Fußball-Fan. Aber bei uns in der Gegend hat sich ein Geschäftsmann völlig ruiniert, weil er sein gesamtes Kapital in einen Fußballverein investiert hat. Die sind dann dermaßen abgestunken... und alles war dahin. Doch, ich denke schon, dass Fußball bei manchen Männern Gefühle auslöst, die keine Frau verstehen kann. Ich gehöre übrigens nicht dazu. Ihre Gesellschaft wäre mir stets wesentlich angenehmer als jedes noch so wichtige Spiel“ schleimt er mich voll. „Andererseits haben manche Durchschnittsmänner auch einen Wahnsinnserfolg bei Frauen, nur, weil sie erfolgreiche Spieler sind“ bemerkt er nachdenklich. Ich muss lachen. „Ob Sie nun Welt-Torhüter des Jahres werden oder Schützenkönig – solange Sie verheiratet sind, würde ich mich nie auf Sie einlassen, auch, wenn ich Sie wirklich sehr charmant finde“ stelle ich klar. „So, wie Sie sind, passen Sie schon. Aber – Ihre private Situation leider nicht“ stelle ich mit Nachdruck klar. Immerhin hat er mir seit dem Fotoshooting an der Pegnitz zahlreiche sülzige SMS geschickt. Es wird allerhöchste Zeit, hier für klare Fronten zu sorgen. Schließlich bin ich ein gebranntes Kind!

Bevor die Unterhaltung noch weiter ins Private abdriften kann, erblicke ich Sascha mit der Flachbrüstigen, die ihn nach wie vor in ihren sorgfältig manikürten Fingern hat. Im Grunde kann es mir egal sein, was er tut. Er ist alt genug, aber ganz fair finde ich das Nicky gegenüber nicht. „Na, immer noch im

Dienst?“ unterbreche ich den Flirt. „Nein. Das hier ist privat. Und...“ er wendet sich von seiner Begleiterin ab und flüstert mir zu „nein, ich werde nicht gehen. Nicky könnte sich ihre Brüste mit Silikon aufpumpen lassen, ich hätte im Moment keinen Bock auf sie. Auf die hier übrigens auch nicht. Aber sie ist witzig, man kann sich nett mit ihr unterhalten. Später bin ich sowieso noch mit ein paar Jungs vom Club verabredet, wir gehen noch auf eine andere Party. Da brauch ich keine Weiber dabei.“

Ich fass´ es nicht! Ist das wirklich mein lieber, netter, Cousin Sascha, den ich seit hundert Jahren kenne? Ich schüttle den Kopf und lasse mich ziellos von der Menschenmenge, die sich inzwischen im viel zu kleinen Partyzelt eingefunden hat, treiben. „Hallo Beverly, na dich hätte ich hier nicht erwartet! Seit wann interessierst du dich denn für Fußball?“ Ich gucke mich irritiert um. Das war doch grade eine Männerstimme. „Hier bin ich“ lacht Maik. Mindestens 1,80 m groß, Waschbrett-bauch, kurzes, braun gelocktes Haar. <Schönling> nennen ihn seine Geschlechtsgenossen neidisch, <ein echtes, suuuperleckers Schnitzel> wie manche Mädels meinen. Der Mann ist jedenfalls 26, Sportjournalist, eine echte Sportskanone und dienstlich auf der <SlimDressing>-Party. Er ist für einen Privatsender auf der Jagd nach Interviewpartnern und steckt offensichtlich genauso hoffnungslos in dem Knäuel aus eng aneinandergedrängten Körpern fest wie ich. Nachdem es weder vorwärts noch rückwärts geht, beschließt der Kollege, mich zu interviewen. „Was soll ich denn sagen? Das ist doch doof“ maule ich. „Sag die Wahrheit, wieso du hier bist, wie du es findest...“ „Also, wenn ich das sage, schmeißen die von <SlimDressing> mich sofort raus.“ „Wieso? Sind die Klamotten soooo schrecklich?“ „Nö, aber manche Leute hier...“ flüstere ich und erzähle von meinem aufdringlichen Fan und der unmöglichen Haltung mancher Männer in Sachen Frauen: Fußball.

„Äh...ehrlich gesagt...da steht der Sascha nicht allein! Auch, falls du mir nachher kein Interview mehr geben solltest, ich muss gestehen – keine Frau der Welt würde mich dazu bringen, auf ein richtig geiles Spiel zu verzichten. Für 180 Minuten Fußball habe ich sogar beim Sex einen Rückzieher gemacht“ grinst Maik. „Das musst du mir erklären“ will ich wissen und mache mir gedanklich Notizen für die Kolumne. Die WM in Deutschland! Wenn ich jetzt keine Männer-Bälle-Kolumne machen kann, wann dann?! Ich spitze die Ohren wie ein Luchs.

„Wir, also meine Freundin und ich, hatten kürzlich mal wieder so ´nen richtig schönen Kuschelabend. Und wir waren kurz vor...du weißt schon. Sie hat mich aufgezogen und gemeint, sie wettet, dass ich mich gleich auf sie stürze. Und ich hab gesagt, nein. Ich wette, dass ich die Finger von dir lassen kann, wenn du dafür mit mir zwei Fußballspiele schaust. Sie meinte, wenn sie es schafft, mich zu verführen, müsste ich zwei Folgen von <Sex-and-the-City> angucken. Das ist für mich echt Horror. Auf jeden Fall hatten wir einen netten Abend, gekuschelt und dann...fast. Aber eben nur fast. Wir waren schon gaaanz nah dran, da hab ich sie eiskalt liegen lassen, Hosen wieder angezogen und mich auf 180 Minuten Fußball gefreut“ schließt der Gute seinen Bericht. Als er mein fassungsloses Gesicht sieht, klopft er mir mitfühlend auf die Schulter. „Süße, guck einfach mal bei den Kollegen von der <Freundin> rein. Die haben eine Umfrage in Auftrag gegeben, da ging es genau um das Thema. Rate mal, was rauskam? Von den befragten Männern sagten nur 46 Prozent, also weniger als die Hälfte, sie würden einer neuen Beziehung zuliebe das Fußballgucken einschränken. Würde ich übrigens auch nicht. Wobei es natürlich am schönsten ist, wenn man als Paar gemeinsam schauen kann“ erfahre ich als versöhnlichen Abschluss.

Was mich persönlich an der männlichen Begeisterung für das runde Leder am meisten fasziniert, ist, dass Wildfremde oder Kerle, die sich sonst absolut gar nicht ausstehen können, plötzlich friedlich miteinander auskommen können. Jonas beispielsweise, ein 48-jähriger Fernsehmoderator, grade noch abfällig mit <ach, der Allerschönste aus der Landeshauptstadt der Schönen und Wichtigen> angepöbelt, darf jetzt ungestraft ebenfalls seinen Senf zum Thema <Geschlechterkampf der Bälle> dazugeben: „ Ich hab grad euer Gespräch mitbekommen. Falls du dich in einen Fußballfan verknallt hast, Bev – vergiss es! Ganz ehrlich, eine richtig spannende Partie ist besser als jede Frau. Ich würde sogar sagen, ein geiles Bayern-Spiel finde ich persönlich wesentlich besser als Sex! Ja, guckt nicht so! Die überragende Atmo in der Allianz-Arena, diese Könner auf dem Rasen...und mal ehrlich: 90 Minuten Sex, ach, 90 Minuten Dauerorgasmus mit Pause – das bietet einfach keine Frau. Noch nicht mal, wenn du das Kamasutra rauf und runter turnst, kommst du dagegen an“ lächelt er huldvoll bis herablassend. Maik nickt beifällig. Am liebsten würde ich Jonas eine kleben. Erstens: Bayern-Lob im Clubb-Land geht schon mal gaaaar nicht.

Zweitens: Hast du eine Ahnung, WIE ich das Kamasutra rauf und runter turnen könnte!

Drittens: Ich habe verstanden! Gegen Fußballhelden hat keine Frau eine Chance, ob sie ihre Oberweite nun sportgemäß verpackt oder nicht... Weiche Haut oder Silikon – sie haben keine Chance gegen das kleine runde Lederding! Leicht geschockt aber doch dankbar für die praktisch fertige Männer-Fußball-Fremdgeh-Kolumne ignoriere ich Jonas lediglich, gebe Maik artig ein taugliches Interview und entfleuche dann im Schneckentempo (mehr geht einfach nicht bei dem Gedränge) Richtung Fressalien. Wer Sorgen hat, der hat auch

Essen.

Während ich mir am Buffet hoffentlich unauffällig Käse und Oliven schnappe, höre ich in mich hinein. Würde es mich stören, wenn mein Partner derart sportbegeistert wäre? Nein! Die Zeit, die er beim Ballsport verbringt, kann Frau doch anderweitig nett gestalten. Mit Freundinnen, Schönheitspflege, Shoppen, im Kino! Oder selbst mitfiebern. Aber die Frage stellt sich für mich bekanntermaßen nicht. Schließlich hab´ ich keinen Mann. Gar keinen mehr. Nicht mal mehr den Halben, den ich vorher hatte. Schnief!

Manchmal ist es leicht, Single zu sein. Manchmal ist es sogar richtig klasse. Aber manchmal kann es auch ganz schön frustrierend sein. Jetzt zum Beispiel. Die WM sorgt in der Frankenmetropole nicht nur insgesamt für ein wunderbares, friedliches Miteinander, sondern - wenn ich mir manche Paare so angucke- die Nächstenliebe wird geradezu derart hingebungsvoll praktiziert, dass ich neidisch davon ausgehen muss, dass die noch in ihre ganz persönliche Nachspielzeit abrauschen und was für den sportlichen Nachwuchs tun...hach! Nur kein Frust jetzt, Beverly, nur kein Frust!

„Das ist die Hitze. Da werden die Kerle ganz wuschig“ grinst Katharina, Klatschreporterin bei einer hiesigen Zeitung. „Du hast ja keine Ahnung, wen ich heute schon in ziemlich eindeutiger Situation gesehen habe...“ will sie mich neugierig machen. „Nein. Und ich will´ auch gar nicht wissen. Dann kann ich´s nämlich nicht gewesen sein, wenn´s rauskommt. Du darfst deine Beobachtungen sowieso nicht der Öffentlichkeit kundtun oder?“ „Nein. Der Chef hat Bammel, diese Politiker haben schließlich ziemlich gute Connections zu den Unternehmern. Trotzdem, wie sich manche Typen, die nach draußen den Biedermann geben, aufführen, das wäre schon einen Artikel wert“ seufzt sie bedauernd. Jetzt werde ich hellhörig. Kann ja sein, dass Katharina die Dinge nicht beim Namen nennen darf, aber ich wittere sofort gutes Material für meine Kolumne. „Du bist ja immer nah dran an der Elite. Glaubst du wirklich, dass sogar die sich vom Wetter dazu hinreißen lassen, Ehe und Ansehen zu riskieren?“ Sie lächelt mich wissend an. „Aber hallo! Bev, du hast wirklich keine Ahnung...Ich hab ja immer ein Auge auf bestimmte Herrschaften. Und ich kann dir sagen: Ja! Die, die sonst nur mal gucken oder flirten, die lassen jetzt richtig die Sau raus.“

Das Wetter als Fremdgeh-Faktor? Das IST Stoff für meine Kolumne! Ich hab keine Lust mehr auf Party. Ich will schnellstens nach Hause und mich an den Computer setzen, schreiben, recherchieren.

„Man sollte nur schöne Frauen heiraten, damit man sie nachher wieder los bringt“

(Rod Stewart, Sänger)

Kapitel 13 Gibt es Fremdgeh-Wetter?

<Die Sonne zieht die Frauen aus und die Männer an! Passen Sie also auf Ihren Holden auf!
Sommerzeit – Badezeit, Urlaubszeit, Grillzeit! Auch Fremdgehzeit??? Ja! In dieser heißen Phase sollte frau ihren Helden auf keinen Fall aus den Augen lassen, denn sein ruhendes Fremdge(h)n könnte durch die hohen Temperaturen zum Ausbruch kommen. Dieses fiese Gen besiegt Verstand und gute Vorsätze, wenn der Ärmste non-stop halbnackte Frauen und knackige, süße Mädchenkörper ansehen muss.
Die verstärkte Sonnenstrahlung regt die Zirbeldrüse an. Die wiederum schickt das männliche Sexualhormon Testosteron durch den Körper. Die Lust steigt. Die Flirt- und Paarungsbereitschaft der Männer steigt überdurchschnittlich. Durch die viele nackte Haut schwirren weitaus mehr Pheromone als sonst durch die Luft.
Selbst ein sonst etwas träger Mann kommt nun in die Fremd-Gänge, denn das schöne Tageslicht verstärkt das Serotonin im Körper. Dieses Glückshormon macht nicht nur entspannt und gelassen sondern auch lockerer, aktiver, mutiger.

Die Sommerhitze verführt außerdem dazu, das eine oder andere Bierchen zu viel zu schlucken. Alkohol enthemmt, das wissen wir alle.
Die Sonne beeinflusst auch uns Frauen. Wir wollen unsere Kurven zeigen, ins richtige Licht rücken. Kleiden uns sexy. Fühlen uns sexy. Die Luft prickelt...Es wird hemmungslos geflirtet.

Was tun? Die herrliche Sommerzeit im kühlen, dunklen Keller verbringen? Nur keine Panik, meine Damen! Der Münchner Psychologe Stephan Lermer gibt im Interview Entwarnung: „ Wir sind unserer Biologie nicht ausgeliefert. Es mögen sich mehr erotische Momente als sonst ergeben, die dazu führen, dass ein Mann fremdgeht, sich frisch verliebt. Aber es besteht durchaus die Chance, dass er sich auch in seine bisherige Partnerin neu verliebt. Das ist immer eine sehr individuelle Sache, es kommt stets auf den Einzelfall an.“

Also Mädels, es besteht durchaus Hoffnung, die Sommerzeit zur ganz persönlichen heißesten Zeit des Jahres zu machen!

Ach ja und sollte es doch passiert sein, Sie wissen schon, der gefürchtete Ausrutscher, dann ist noch lange nicht Hopfen und Malz verloren. Ein befreundeter Arzt hat tröstende Worte parat: „ Manchmal merkt man, dass die bisherige Partnerin doch die bessere ist. Oder der Fremdgeher kann der Partnerin zeigen, wie begehrt er ist und so wieder Pepp in die Beziehung bringen. Wenn's nur ein unbedeutender Sommerflirt war, sollte man es besser für sich behalten und gar nicht groß drüber reden. Falls aber Gesprächsbedarf besteht, dann am besten in ein Restaurant gehen oder an einen anderen öffentlichen Platz. Dann wird sich der oder die Betroffene beim Fremdgeh-Geständnis keinen lautstarken Ausraster leisten, die Sache kann friedlicher besprochen werden.“ Wollen wir hoffen, dass es erst gar nicht so weit kommen muss!> Zufrieden lese ich beim Frühstück meine gerade erschienene Kolumne. Nach der E-Mail der Chefredaktion in Hamburg zu urteilen, ist das bisherige Feedback der Leserinnen wieder ziemlich gut. Tabea fragt sogar an, ob ich genug Material für ein Männer-Fremd-Geh-Spezial hätte. Die Männer machen es mir leicht, das dürfte also kein Problem sein...selbst zum Thema <Fremdgehen im

Sommer/Urlaub> könnte ich locker noch nachlegen. Jonas, 41, Schauspieler und schwer glücklich verheiratet, hat mir kürzlich freudestrahlend von seiner neuen Rolle erzählt: ein Familienvater, der im Urlaub im Gebirge seine Frau betrügt. Der Film soll eine turbulente Komödie werden. Was ihn besonders an der Rolle reizt? „Ich finde das Skript klasse, weil der Film endlich mal zeigt, wie so ein Seitensprung im Urlaub plötzlich passieren kann. Andere Umgebung, Alkohol, entspannte Atmosphäre. Jedem kann das passieren!“ Er ist selbstverständlich nicht der einzige Mann, der die Urlaubszeit mit Fremdgehzeit gleichsetzt. Der Redaktionspraktikant bei „Mediengeil“ beispielsweise ist noch keine zwanzig, aber seinen ersten Seitensprung hat sogar er damals in der Cafeteria unserer Produktionsfirma mit „es waren Ferien. Alkohol, Sternenhimmel, ausgelassene Stimmung – tja, da ist es dann ganz einfach passiert. Ich konnte wirklich nichts dafür“ erklärt. Das ist ja mal ´ne ganz neue Definition von <Abenteuerurlaub>...

„Warum haben Männer keinen Busen? - Weil sie nicht mit der Doppelbelastung fertig werden“

Kapitel 14 Der Handy-Depp

Die Sonne geht glutrot über der Noris unter. Die alten Burgmauern erstrahlen in unwirklichem Glanz. Leider bin ich von der verzweifelten Suche nach einem Parkplatz derart angenervt, dass ich kaum einen Blick für das wunderschöne Bild habe. Hektischer Blick auf die Uhr. Scheibenkleister, schon zwanzig nach acht. Bestimmt wartet Martina schon mit dem Essen auf mich. Schließlich wollen wir ihren neununddreißigsten Geburtstag feiern. Martina und ich kennen uns quasi seit dem Kinderwagen. Sie ist meine älteste Freundin. Musste all meine Männer- und Jobtragödien ertragen. Sie hat ein bombastisches Geschenk und vor allem meinen ewigen Dank verdient. Und dann komm´ ich zu spät. Das nächste Mal nehme ich wirklich das Fahrrad. Umweltschonend, figurformend und mit Parkplatzgarantie! Grrrrr...na endlich! Eine Parklücke, hurra! Ich hetze an den Pegnitzauen entlang bis ich endlich vor dem schönen Altbau stehe, wie man sie häufig in Johannis findet. So, nun noch lächerliche fünf Stockwerke (selbstverständlich ohne Aufzug, das ist das Fiese an alten Häusern) und schon treffe ich mit pfeifendem Atem und verschwitzt bei meiner Freundin ein. „Kein Parkplatz, was?“ grinst Martina, die Hausherrin. „Lassen wir das Thema einfach“ röchle ich und gehe ins geräumige, lichtdurchflutete Wohnzimmer, wo Janine und Anna grade vor sich hinkichern.

Eine geöffnete Flasche Merlot steht auf dem Tisch, das letzte Album der <Red Hot Chili Peppers> rockt aus der Stereoanlage. Die Kinder sind nebenan multimedial unterwegs. Soll heißen, sie Chatten, Surfen, Telefonieren und gucken parallel dazu Fernsehen. Während ich mich dankbar auf die bequeme Couch sinken lasse, schleppt unsere Gastgeberin ein Tablett, voll beladen mit Bruschette, Oliven, Käse und Weißbrot herein. Das Telefon bimmelt, aus dem Kinderzimmer klingt es, als wäre gerade der dritte Weltkrieg ausgebrochen, aber Martina ist die Ruhe selbst.

Die absolute Vorzeigefrau. Die dunkelhaarige Chefsekretärin ist das lebende Beispiel dafür, dass frau auch mit fast 40 und nach zwei Kindern einen Körper wie der junge Schwarzenegger haben kann. Plus jüngerem Ehemann, der auch noch recht ansprechend aussieht und sie auf Händen trägt.

Es sei ihr all das vergönnt, schließlich musste sie die letzten Monate mein Karl-Gejammer ertragen. Allein dafür hat sie diese Figur und den Mann verdient!

„Sag mal, wie geht's eigentlich deinem Ex-Mann? Meinst du, ich könnte ihn für meine Kolumne befragen?" Martina zögert. „Ich weiß nicht. Schon wegen der Kinder. Meinst du nicht, das wäre irgendwie unangenehm?" „Wieso? Ich würde ihn ja nicht mit Bild und Namen vorführen. Nein, mich interessiert einfach nur, warum alles so gekommen ist mit euch."

Es klingelt. „Das ist bestimmt Illona, die neue Nachbarin" freut sich die Gastgeberin über die willkommene Unterbrechung unseres Gespräches und entwischt zur Tür. Als sie zurückkommt, hat sie eine sympathische junge Frau bei sich: Kurzes rotes Haar, eine lustige Brille mit auffälligem rotem Rand. Dahinter blitzen freche grüne Augen. „Hi, ich bin die Neue von Nebenan" stellt sie sich vor, während sie unsicher auf dem hellen Sofa Platz nimmt.

Wahrscheinlich ist es für sie nicht einfach, in eine seit Jahren eingespielte Mädels-Runde einzusteigen. Und wir wollen sie nicht mit Insider-Stories langweilen. Was passiert? Das Gespräch wird ein wenig quälend. Verkrampfter Smalltalk.

„Vielleicht kann dir Illona was für deine Männer-Kolumne erzählen. Sie ist erst seit kurzem geschieden" schlägt Martina vor. Guter Plan. Auskotzen über Männer verbindet ungemein.

„Du schreibst eine Kolumne?" will die Rothaarige wissen. „Ja, ich muss....bin mit einem Schlag Traummann und Traumjob losgeworden" weihe ich sie ein. „Und nachdem ich nicht wirklich viel kann, was Geld bringt, versuche ich es jetzt mit Schreiben. Männer und Frauen sind ja immer ein dankbares Thema. Vor allem in Krisenzeiten".

„Das kannst du laut sagen! Ich bin seit 4 Monaten von meinem Detlef geschieden. Wir haben in Fürth gewohnt. Ich bin extra hierher gezogen, damit ich mein Eheelend vergessen, neu anfangen kann. Und was passiert? Vor einer Woche steht mein Ex hier bei mir auf der Matte und hat doch tatsächlich behauptet, er hätte immer nur mich geliebt! Komisch, dass ich während unserer Ehe nichts davon bemerkt habe."

„Vielleicht ist eher einer von den Wortkargen. Halt kein Schleimer" vermute ich.

„Nö, das kann man wirklich nicht sagen. Er war auch nicht romantisch. Hat meine Geburtstage vergessen...und am Ende war er nicht mal mehr treu. Erst fand ich eine Banküberweisung für eine fremde Wohnung. Der Mann hatte echt Nerven...von unserem Geld die Miete für seine Geliebte zu zahlen...Einmal schwamm bei uns ein Kondom im Klo...da wurde ich sehr misstrauisch. Und die Ausreden dazu! Männer sind wirklich nicht sonderlich einfallsreich." „Und so naiv.

Hätte Detlef damals nicht sein Handy liegen lassen, weil er´s immer so eilig hatte, aus dem Haus zu kommen, hättest du ihm nichts nachweisen können. Aber so...es hat gepiept und Illona konnte nicht widerstehen...Der Depp hat auch noch die ganzen Schmacht-SMS von seinem Frauenfanclub gesammelt anstatt sie zu löschen. Tja...das war´s. Leugnen zwecklos" beendet Martina das Ehefinale ihrer neuen Nachbarin.

Janine meint verstört „Werner kriegt im Moment auch immer so viele SMS. Früher hat er immer dazu gesagt, von wem. Jetzt rennt er mit dem Handy durch die Wohnung. Ich will aber nicht fragen. Meint ihr etwa, da ist was im Busch?" Wir gucken uns an. Werner als heimlicher Fremdgeher? Der? Der gezähmte einsame Wolf? Träge noch dazu! Und alles andere als charmant. Nein, das kann sich beim besten Willen keine von uns vorstellen. Trotzdem: Schöne neue Welt! So ein Handy ist für Fremdgeher das ideale Kommunikationsmedium – vorausgesetzt, man nutzt es clever. Kann wohl nicht jeder...

In Italien beispielsweise sind die Menschen richtig erfindungsreich: Die routinierten Seitenspringerinnen haben einfach mehrere Handy-SIM-Karten, die kann frau im Schminktäschchen klasse verbergen. Aber – hey, das sind eben Frauen. Clever halt. Männer sind entweder gedankenlos oder plump.

Ich muss an Kai denken. Er ist Heikes Ex-Liebhaber. Heike, eine <Mediengeil>-Kollegin, die grundsätzlich immer die falschen Männer anzieht (und dann aus...). Na egal, auf jeden Fall ist Kai ein Musterbeispiel dafür, dass Männer 1) Frauen scheinbar für blöd halten und 2) nicht lernfähig sind.

Nicht nur, dass seine Ehe daran scheiterte, das seine Frau sehr eindeutige, sehr nackige MMS zwischen ihm und Heike in seinem Handy-Speicher fand, nein, auch bei der Nachfolgerin seiner Ex-Frau lässt er vertrauensvoll das Handy liegen. Da ist es ein wenig dumm, dass er noch immer fremd flirtet. Noch dümmer, dass er an jenem Vormittag mit Heike zum Frühstück verabredet war. Richtig dumm, dass diese an jenem Vormittag auf der A 3 im Stau stand und Kai über ihre Verspätung informieren wollte. Saudumm, dass seine amtierende Hauptfrau ans Telefon ging. Aber manche lernen es eben nie.

Ja. So ein Handy ist wirklich eine feine Sache. Für uns Frauen jedenfalls. Mag sein, dass es nie leichter war, eine Affäre zu pflegen, Aber es war auch nie leichter, sie dank Handy zu enttarnen.

Männer die beispielsweise auf <Geschäftsreise> (= Kurzurlaub mit heimlicher Gespielin) sind, denken an alles. Nur nicht daran, dass eine anrufende Ehefrau vielleicht die Botschaft <Der gewünschte Gesprächspartner ist vorübergehend leider nicht zu erreichen> auf Spanisch, Italienisch, Französisch & Co hört. Liebe Männer, genau das passiert leider, wenn ihr euer Handy ausschaltet oder ihr in ein Funkloch geratet und die Mailbox nicht aktiviert ist.

Ein untreuer Partner kann trotzdem ein braver Bürger sein. Und telefoniert im Straßenverkehr vorschriftsmäßig mit einer Freisprechanlage. Scheiße, wenn die Ehefrau daneben sitzt und die Geliebte ein „Schatzi, letzte Nacht war sooo toll" aus dem Lautsprecher haucht.

Besonders beliebt bei dusseligen Fremdschläfern ist auch das Drücken der Wahlwiederholung. Ich kann mir nicht vorstellen, dass eine Frau so sorglos wäre, erst dem Ehemann zu sagen, dass es etwas später wird heute und dann dem Geliebten, er solle schon mal den Sekt kalt stellen. Bin jetzt gleich da.

Jedenfalls würde eine Frau ziemlich genau drauf gucken, dass sie die richtige Nummer wählt und nicht die Wahlwiederholung...Andererseits: Frauen sind Multitasker. Wir können mehrere Sachen gleichzeitig machen. Männer nicht. Das ist inzwischen gemeinhin bekannt. Trotzdem überfordern sich die Ärmsten mit einer Geliebten, einem Zweithandy oder, im Falle eines ganz Ausgekochten, mit sogar 5 verschiedenen Telefonnummern, um für jede Frau entsprechend erreichbar zu sein.

Ganz klar, dass unsere triebgesteuerten Lendensportler auch nicht im Traum daran denken, dass jede SMS, die sie an die Geliebte schicken, jemals gegen sie verwendet werden könnte. Oder – wir erinnern uns da an einen prominenten englischen Fußballer – zu Geld gemacht werden kann. Die Handy-Botschaften des verheirateten Sportstars, die eine sexy Diplomatentochter anno 2004 fleißig in den Medien präsentierte, brachten der jungen Frau zwar keinen Platz an seiner Seite, aber immerhin angebliche 1,5 Millionen Euro und einen Plattenvertrag. Ehebruch kann sich also doch lohnen, wenn auch nicht für den Betrüger...Gerüchten zufolge sollen sich inzwischen zahllose Scheidungsanwälte endlich einen Porsche leisten können. Wie schön, dass es den Handy-Depp gibt. Tausendfach. Allein in Deutschland.

Meine Freundin hat recht. Eine Kolumne über den erotischen Nutzen neuer Kommunikationsmedien darf auf keinen Fall fehlen. Mache eine geistige Notiz. „Auf jeden Fall hat er seine Dummheit damals bitter bereut. Er hat mir versichert, dass es ihm leid täte und dass er mich nur betrogen hat, weil ich in der Endphase unserer Ehe immer etwas distanziert war. Aber verlassen hätte er mich nie. Toll, oder?“ nimmt Illona unser Gespräch wieder auf und guckt dabei ziemlich traurig.

Ach komm! So eine Scheidung ist kein Weltuntergang! Für mich war es das Beste, was mir passieren konnte. Ohne die Trennung von Claudio hätte ich mich nie auf Thorsten eingelassen. Und du weißt ja selbst: wir sind Mr. & Mrs. Superglücklich" lächelt sie und reckt uns stolz die linke Hand mit dem wunderschönen Ehering entgegen. „Ja, du hattest wirklich Glück. Du hattest gleich zwei Traummänner. Mit deinem ersten Mann war´s doch damals eine witzige Zeit! Von den gelungenen Kindern mal ganz zu schweigen. Und nun hast du Thorsten. Auch ein Volltreffer" lächelt Janine neidlos.

Ist ja alles schön und gut, aber ich will wissen, was mit diesem Detlef war und wieso er und Illona sich getrennt haben. „Das Übliche. Er hatte eine andere. Wahrscheinlich hätte er es nie zugegeben, wenn er nicht aufgeflogen wäre. Der Gute war einfach zu leichtsinnig. Das konnte ich gar nicht mehr ignorieren. Gott sei Dank gab´s keinen Rosenkrieg, wir haben uns einfach getrennt und das war´s" berichtet sie. „Hast du ihn mal gefragt, weshalb er dich betrogen hat?" hake ich nach. „Ja...Doch. Erst kürzlich. Detlef meinte, er wäre nur deshalb schwach geworden, weil es mit uns nicht mehr so gut lief. Er fühlte sich vernachlässigt, nicht genügend beweihräuchert und was den Sex angeht...naja, er hat mir angemerkt, dass es für mich zuletzt mehr Pflicht als Kür war. Das hat sein Ego nicht verkraftet. Irgendwie hatte er sogar recht. Ich war oft so sehr mit dem Alltag beschäftigt, dass ich gar nicht mehr so sehr an uns als Paar gedacht habe. Und, wie gesagt, er war nie der große Charmeur, der von sich aus Romantik reingebracht hätte. Wahrscheinlich hat alles insgesamt dazu geführt, dass wir heute glücklich geschieden sind" ist ihr Fazit. „Es ist ja nie nur einer schuld" beschließt sie ihren Eheberbericht großzügig.

„Wie geht's eigentlich bei dir weiter? Das mit der Schreiberei ist sicher ganz nett, aber groß davon leben kannst du sicher nicht, oder?“ will Martina jetzt von mir wissen. Und, trarraaaaa, ich habe gute Nachrichten: „Ich habe übermorgen ein Vorstellungsgespräch bei einem Auktions-Sender. <3-4-5 TV>. Was Neues. Die haben mich angerufen, weil sie relativ schnell Moderatoren suchen. Eine befreundete Maskenbildnerin hat mich empfohlen. Na, ich bin mal gespannt. Drückt mir die Daumen, Mädels!“

„Wo denn?“ „In München, das ist prima, da kann ich locker pendeln“ freue ich mich. „Hast du keine Angst, dass du Karl über den Weg läufst?“ fragt Janine besorgt. „Nö. München ist zwar ein Dorf was Klatsch und Tratsch angeht, aber mit Teleshopping hat der Herr Lachmann nichts am Hut. Außerdem hab ich kein Problem mehr mit ihm. Es geht mir gut. Ehrlich. Das liegt alles längst hinter mir. Vergeben. Vergessen.“ Netterweise kommentieren die vier meine Behauptung nicht, aber ich sehe an ihren Gesichtern und den Blicken, die sie sich zuwerfen, dass sie mir meinen Ich-bin-ein-glücklicher-Single-ganz-ohne-Herzschmerz- Status nicht soooo ganz abkaufen. „Ehrlich! Karl liegt definitiv hinter mir“ betone ich trotzig. „Jaja, bis zum nächsten Drama“ grinst Martina und gießt uns allen noch mal ordentlich Rotwein nach.

„Die meisten Männer verstehen unter Vorspiel eine halbe Stunde betteln“

(Tyra Banks, Ex-Model und TV-Moderatorin in den USA)

Kapitel 15 Der notorische Betrüger: Schwein oder arme Sau?

München. Als Wesen mit fränkischen Wurzeln kommt es beinahe einem Sakrileg gleich, aber ich mag die bayerische Landeshauptstadt. Außerdem ist sie eine DER Medienstädte unseres schönen Landes. Was auch der Grund für meinen Aufenthalt hier ist. Der verlief bisher sehr zufriedenstellend. Mein Gespräch bei <3-4-5-TV> endete mit meiner Unterschrift auf einem Vertrag. Ich bin wieder beim Fernsehen! Und das praktischerweise quasi vor meiner Haustür. Naja, fast. Auf jeden Fall ist mein Leben wieder schön! Das muss gefeiert werden. Zum Beispiel mit Doreen. Sie ist die Art Frau, nach der sich jeder Mann umdreht. So der Claudia-Schiffer-Typ. Stupsnase, langes blondes Haar, groß, schlank. Im Gegensatz zum filigran wirkenden Top-Model sieht man der 31-jährigen Fernsehredakteurin allerdings sofort an, dass sie regelmäßig im Fitness-Center trainiert. Ihre breiten Schultern und Muckis lassen so manchen Kerl vor Neid erblassen. Mich übrigens auch. Obwohl ich kein Kerl bin. Was grade besser ist, denn Doreen ist auf Männer grade nicht wirklich gut zu sprechen.

Wir treffen uns in einem Eiscafé in Schwabing. Mit meinem Rieseneisbecher fühle ich mich ein wenig fehl am Platze unter all den Schlanken und Schönen, die mit Zigarette und beneidenswertem Flachbauch vor einem Wasser sitzen. Wobei – das Wasser habe ich auch. Zum Eis selbstverständlich. „Ich würde auch gern was Essen, aber ich fühl´ mich im Moment sooo fett“ erklärt Doreen und deutet auf ihre hervorstehenden Hüftknochen. Offensichtlich haben wir eine unterschiedliche

Auffassung über die Definition von <fett>. „Du kannst dir gar nicht vorstellen, wie gern ich jetzt was essen würde. Aus Frust. Aber das gönn´ ich dem Arsch nicht, dass ich wegen ihm breit werde“ klagt sie. „Aber erzähl du erst mal. Wie kommt´s, dass du bei <3-4-5-TV> unterschrieben hast? Ich dachte, du hast keinen Bock mehr auf Fernsehen“ will sie wissen.

„Stimmt schon. Eigentlich hab ich es satt, immer auf meine Figur, meine Falten und überhaupt auf alles, was ich tue, achten zu müssen. Aber...ganz ehrlich, irgendwie hab ich´s dann doch vermisst und es ist für mich die einfachste Methode, schnell gutes Geld zu verdienen. Was anderes kann ich doch gar nicht. Ich sehe es ja mit dem Schreiben. Das ist richtig harte Arbeit. Du bist ganz allein auf dich gestellt, ganz allein für das verantwortlich, was du verzapfst. Apropos ...was macht dein Holder überhaupt? Ich glaube, ich bin nicht so ganz up-to-date. Mein letzter Stand war, dass Rafael bei seiner Frau rausgeflogen ist, nachdem sie die Nacktfotos von dir in seinem Schreibtisch fand. Und dass er seither sehr viel Zeit mit dir verbringt. Das klingt doch gar nicht so übel für dich“ fasse ich Doreens Liebesleben für mich zusammen.

„Das denkst du! Ich habe diesen Mann sooo geliebt, ich hab immer gehofft, dass er sich endlich trennen würde und jetzt...“ schnieft sie und schluckt ein paar Tränchen runter „..und jetzt, wo er frei wäre, will er nichts mehr von mir wissen. Ich bin so verletzt, so unglücklich...am liebsten würde ich sterben!“.

Um Gottes Willen. Erstens: kein Mann ist das wert. Zweitens – Wissenschaftler haben anscheinend von der Praxis, vom gelebten Alltag, null Ahnung. Schweizer Hirnforscher haben nämlich Verliebte mit einem Kernspintomografen untersucht und herausgefunden, dass deren Hirnleistung eingeschränkt war. Die Bereiche, die fürs Denken zuständig sind, waren bei allen Verliebten nahezu abgeschaltet. Die Forscher behaupten, diese liebesbedingte Verblödung halte nicht lange an. Völlige Fehleinschätzung, möchte ich meinen. Denn wie eingeschränkt muss so ein Frauengehirn wohl arbeiten, wenn es Gedanken wie Selbstmord auch nur in Betracht zieht? Wegen eines Mannes? Sogar wenn er ein ganz besonderes Exemplar seiner Spezies ist, Selbstmord ist ja wohl keine Lösung.

Doreen hält ihrem Liebhaber Rafael (der weder durch Reichtum noch Schönheit, dafür aber mit einer Ehefrau und 2 Kindern glänzt) nun schon seit 4 Jahren die Stange, äh, die Treue und selbst nachdem er sich offenbar etwas ganz Unverzeihliches geleistet hat (noch unverzeihlicher als seine Frau zu betrügen?), denkt sie daran, sich aus dem Fenster zu schmeißen. Ich fass´ es nicht.

„Aber Doreen! Bloß nicht! Bestimmt hast du irgendwas missverstanden. Bei euerem Mallorca-Urlaub wart ihr doch noch so glücklich. Und das, obwohl euch Bekannte von seiner Frau am Flughafen gesehen haben. Wenn ihn noch nicht mal das gestört hat, vermute ich, dass Rafael vielleicht sogar erleichtert ist, dass dieses Versteckspiel endlich vorbei ist“ vermute ich blauäugig.

„Nein! Genau das ist es ja. Rafa sagt, ich sei an allem Schuld! Wegen mir hat ihn seine Frau verlassen und deshalb kann er mit mir auf keinen Fall zusammen sein. Weil jeder in seiner Ecke weiß, dass ich diejenige welche bin. Weil seine Frau meine Nacktfotos rumgezeigt hat. Und weil er mich nicht liebt. Er hat gesagt, er hat mich nie geliebt, es war alles nur eine Sexgeschichte!“

Moment mal! Das muss ich mir erstmal verinnerlichen: Rafael

betrügt seine Frau seit mehreren Jahren, ist blöd genug, um während einer Dienstreise in seinem Schreibtisch Nacktfotos von seiner Geliebten liegen zu lassen und gibt dann der die Schuld dafür, dass seine Frau ihn verlässt?

Mindestens genauso bodenlos finde ich, dass er Doreen nach all der Zeit und ausgerechnet jetzt sagen kann, dass er sie nie geliebt hat. Wenn man bedenkt, was die beiden alles gemeinsam gemacht haben! Wie oft dieser Macho mit Schampus und Pralinen ankam! Gesülze! Alles Blablabla. Ich habe Rafael nie persönlich getroffen, aber nach allem, was ich in den vergangenen Jahren so über ihn gehört habe und was er jetzt so von sich gibt, fällt er wahrscheinlich unter die Fremdgeher-Kategorie <notorisch>.

Auch wenn es hart für seine Frau und Doreen ist – viel haben die beiden an dem bestimmt nicht verloren. „Ich weiß. Das denke ich mir ja auch, aber...für mich war er der Mann meines Lebens! Für mich ist er mein Traummann! Ich hab so viel für ihn gemacht. Mich immer nach ihm gerichtet. Und jetzt das!" „Meinst du nicht, dass er einfach etwas verwirrt ist. So eine Scheidung ist natürlich eine sehr hässliche Sache, unter diesen Umständen. Lass ihm Zeit" rate ich ihr. Wobei... „Vielleicht versöhnen sie sich auch wieder. Das kann natürlich auch sein" will ich sie nun doch sicherheitshalber auf einen weiteren möglichen Tiefschlag vorbereiten. „Nein! DAS wird garantiert nicht passieren. Er hat sie nämlich vor mir schon mal betrogen. Das wusste ich nicht, das hab ich erst jetzt erfahren. Auf jeden Fall hat seine Frau die Nase voll von ihm. Obwohl er sogar eine Therapie macht" erklärt sie mir. „Eine Therapie?" „Ja. Wegen seiner Fremdgeherei. Und weil er so fertig ist. Haus weg, Frau weg, Kinder weg. Rafael ist am Boden zerstört" höre ich sie sagen. Und ihre Stimme klingt schon wieder nach Mitgefühl. Scheiß Liebe! Sie macht die Härtesten von uns zu

einem armseligen Häufchen Elend. Mir ist jetzt klar, warum die ganzen Liebesfilme dann enden, wenn sich das Paar endlich findet. Weil nämlich gar keiner sehen will, wie es danach weitergeht. Ich wünschte, ich könnte für Doreen ein paar tröstende Worte finden. Aber erstens fällt mir zu Rafael wirklich nichts mehr ein und zweitens tut es ihr wahrscheinlich einfach gut, wenn sie sich mal aussprechen kann. Zuhören, mehr kann ich nicht für sie tun. Er tut sich wahrscheinlich selbst genug leid.
Kurz vor Mitternacht. Wieder daheim. Bevor ich ins Bett gehe, checke ich meine E-Mails.

„Wer eine gute Ehe führt kommt lieber heim als dass er geht“

(Robert Lemke, deutsch. TV-Moderator)

Kapitel 16 E-Mail für mich

Neugierig mache ich den Computer an. Ob außer Spam endlich mal die ersten Antworten eintrudeln? Immerhin hab ich fleißig Männer-Fragebögen verschickt. Ha! Tatsächlich! Immerhin vier Herren schicken mir das, worauf ich schon sehnsüchtig warte: Antworten auf eine einfache Frage zu einer Sache, die mit jedem neuen Recherche-Tag mysteriöser, verwirrender wird.
Dieser Günther aus dem Fitnessstudio fasst sich kurz aber deutlich:

Wo fängt Fremdgehen für dich an? Wenn ich einer Einladung zum „Kaffee“ folge...
Ist Bordell Fremdgehen oder nicht? Ja! (Möchte ich nie tun müssen!)
Schon fremdgegangen? Ja

Falls ja, bereust du es? Nein, nicht bereut!
Würde es nicht wieder tun, bin aber froh, die Erfahrung gemacht zu haben!

Was wären Gründe für einen Seitensprung? Sexuelle Freiheit, unglückliche Beziehung, Neugierde.
Könnte frau es verhindern? Nein, nein, nein, nein, nein...

Mal sehen, was die anderen mailen. Bemerkenswert, dass Uwe geantwortet hat. Hätte ich nicht gedacht, nach allem...Ja, ja. Der Herr Niederlassungsleiter einer großen deutschen

Kaufhauskette. Mit großen Worten hält er sich nicht auf. Kommt gleich zur Sache. Aber so kennt man ihn ja.

Wo fängt Fremdgehen für dich an? Beim Flirt.

Ist ein Bordell Fremdgehen? Eigentlich schon. Hab ich selbst noch nicht gemacht, hat mit Liebe sicher nichts zu tun. Ist aber auch Betrug.

Bist du schon fremdgegangen? Weißt du ja. Würde es nicht mehr tun. Weil es den Partner verletzt. Das weiß man aber erst nachher. Habe erkannt, dass die Beziehung das Wichtigste ist!

Kann Frau es verhindern? Ja. Wenn die Beziehung gut läuft, der Sex befriedigend ist, gibt es keinen Grund.

Weil ich ihn gut kenne, weiß ich nicht, ob ich ihm das alles abkaufen soll.. Andererseits...was hat er davon, wenn er mich anlügt? Und es ist nicht meine Aufgabe, die – immerhin freiwilligen! - Aussagen meiner Versuchskaninchen zu beurteilen. Also nehme ich seine Aussagen leicht zweifelnd zur Kenntnis.

Die nächste Nachricht stammt von Tobias. Der ewige Sunnyboy. Mitte vierzig, grade liiert. Einer meiner besten Freunde. Ein lebenslustiger Intellektueller, der selten einem Flirt abgeneigt ist, aber im Grunde konservativ gestrickt ist. Schauen wir doch mal, was er so von sich gibt:
Zu 1. Fremdgehen fängt dann an, wenn es körperlich wird. Aber erst, wenn sich die Beteiligten ausziehen. Angezogen rummachen ist kein Fremdgehen. An andere Denken auch nicht. Dann ginge ich ja dauernd fremd.

Zu 2. Hab´s schon getan. Weißt du doch. Aber immer erst,

wenn die Beziehung in einer Krise oder eh schon am Ende war. Sonst bin ich selbstverständlich immer treu.

Zu 3. Ich würde es wieder tun. Wenn die alte Beziehung nicht mehr funktioniert, warum nicht.

Mir hat es was gebracht. Bereue nichts.

Zu 4. Puff ist Betrug. Eindeutig.

Zu 5. Verhindern? Schwierig.

Und noch einer meiner Fragebögen ist zurück: Bastian, Sportlehrer, Mitte dreißig, Single, hat sich netterweise die Zeit genommen und meine Fragen beantwortet. Sascha kennt ihn, wie könnte es anders sein, vom Fußball und hat den Kontakt hergestellt. Bin gespannt, was der schreibt. Nach Doreens Rafael-Horrorstory bin ich bei Fremden auf alles gefasst.

<Wo fängt Fremdgehen an? - FG findet meiner Meinung nach schon im Kopf an. Denke ich an jemand anderen als an meine Partnerin, gehe ich im Grunde schon fremd...>

<Schon getan? - Nein, habe ich noch nicht getan, war wohl auch noch nie lange genug in einer Beziehung dafür ☺>

< Ist Bordell FG? - Für meine Begriffe ist ein Bordellbesuch kein Fremdgehen, allerdings wohl ein Indiz dafür, dass es in der Beziehung zumindest sexuell nicht stimmt und damit deswegen auch nicht besser.>

<Könnte frau das FG verhindern? - Schwierige Frage, ich glaube, das kann man nur gemeinsam verhindern. Aber es soll ja auch notorische Fremdgeher geben, da ist dann Hopfen und

Malz verloren!>

Bastian scheint ein richtig normaler, netter Typ zu sein. Grade nach Rafael, dem Liebesmonster, sind seine Antworten erfrischend konservativ. Manchmal ist das gar nicht so übel...

„Böse ist jener gewöhnliche Liebhaber, der den Leib mehr liebt als die Seele“

(Platon, griech. Philosoph)

Kapitel 17 Germany´s next Top-Moppel

Der Wecker klingelt. Ich recke und strecke mich. Umarme den neuen Tag! Bin richtig gut drauf! Wenn ich so zurückdenke, ist alles viel besser gelaufen als ich es noch vor einigen Wochen zu hoffen gewagt hätte: Die Kolumne ist ein Riesenhit, ein neuer Fernsehvertrag ist unter Dach und Fach und mein Liebeskummer liegt endlich hinter mir. Beverly, was willst du mehr?! Das Leben ist schön!
Und dieses Leben könnte ich persönlich gut mit mir allein leben, aber so lange ich keinen neuen Mann an meiner Seite vorweisen kann, werden meine Freunde mir weiterhin unterstellen, dass ich nie von Karl los komme oder mich erbärmlichen Verkupplungsversuchen aussetzen.

Wenn denn unbedingt ein Mann her muss, dann nehme ich das besser selbst in die Hand. Schon in drei Tagen gehe ich auf die Pirsch! Dann findet nämlich in München eines dieser schicken Medien-Events statt. Dort könnte ich in aller Öffentlichkeit einen schmucken Mann aufreißen. Für alle (meine Mädels! Karl!) sichtbar. Dann hab ich endlich wieder meine Ruhe!

Normalerweise trifft man mich nicht unbedingt auf solchen Selbstbeweihräucherungsfesten an. Erstens werde ich als B-Promi nicht grade mit Einladungen überhäuft. Zweitens ist mir dort einfach von allem zu viel. Vor allem ICH bin mir bei diesen
Wer-ist-die-Schönste-Sexieste-Eleganteste?-Geschichten

zu viel. Im Alltag bin ich mit meinem Aussehen zufrieden. Was soll ich auch machen, ich hab ja kein anderes.

Gut, es bestünde die Möglichkeit einer kompletten, chirurgischen Umgestaltung meiner Optik, aber nachdem meine Angst vor Operationen jeglicher Art größer ist als mein Ego, lebe ich gelassen mit dem, was mir die Natur mitgegeben hat. Normalerweise.

Aber bei diesen ganzen Galas, Preisverleihungen und Premieren sind irgendwie alle, aber wirklich alle anderen anwesenden Frauen immer schlanker, eleganter, jünger, sexier als ich. Sie sind perfekt geschminkt. Perfekt gestylt. Sie frieren nie, auch nicht in Ministofffetzen und Riemchensandalen bei 12 Grad Minus. Selbstverständlich stolpern sie auch nie, egal, wie hoch die Highheels sind. Wie machen die das? Warum kann ich nicht so sein? So schlank, so groß, so stilsicher?

Quadratisch. Praktisch. Gut. DAS bin ich. Germany´s next Top-Moppel sozusagen. Wenigstens komme ich mir bei diesem Schaulaufen auf dem roten Teppich regelmäßig so vor. Natürlich stehen mir an solchen Tagen trotz aller Wässerchen, Gel und Spray die Haare wirr zu Berge, die Wimperntusche ist schon vor dem Hauptgang in Richtung Kinn unterwegs, ich glänze wie eine Speckschwarte und weil ich dauernd die Luft anhalten muss, damit die Welt meinen Bauch, der selbstverständlich bei solchen Events extra kugelig ist, nicht wahrnimmt, wirkt mein Lächeln stets leicht verkrampft.

Was ist es da zuhause gemütlich! Im Jogginganzug ganz entspannt einen schönen Film gucken, dabei ein Gläschen Rotwein genießen und je nach Laune Chips oder Schokolade naschen.

Im Kamin knistert ein anheimelndes Feuer...Ist am Abend immer schön, auch im Sommer.
Meine zufrieden schnurrenden Stubentiger liegen mit mir auf der großen dunkelbraunen Couch. *Das* ist ein gemütlicher Abend.

Allerdings werde ich auf meiner tollen Couch und im Jogginganzug keinen Mann finden, den ich meinen Freundinnen (und Karl) stolz präsentieren kann. Auch Business-Kontakte lassen sich auf meiner heimischen Liege äußerst schlecht knüpfen.

Also – Schränke durchforsten und mal gucken, worin ich mich unauffällig unter die Reichen und Schönen der Münchner Schickeria mischen kann.

Hoch motiviert stehe ich in meinem geräumigen Schlafzimmer vor meinen modischen Habseligkeiten. Hm, was könnte ich tragen? Das Outfit sollte bequem und praktisch sein (schließlich möchte ich während der Fahrt nach München atmen können und knitterfrei ankommen). Gleichzeitig möchte ich sexy und elegant wirken. Ah! Das kleine Schwarze! Mit ein wenig Schmuck und den goldenen Stilettos aufgemotzt, kommt das immer gut. Was ist das? Klemmt der Reißverschluss? Wieso geht das Kleid nicht über die Hüften? Vor 2 Jahren hat es doch noch gepasst! Merkwürdig. Es muss beim Reinigen damals eingegangen oder vertauscht worden sein!

Dann probiere ich mal den grauen Hosenanzug. Klassisch. Wirkt immer. Drunter das pinkfarbene Paillettentop. Verleiht dem Outfit Glamour. Huch! Wieso kneift die Hose? Die Jacke dazu sitzt zwar sehr eng, passt aber. Vielleicht das knallrote Kostüm! Ein Auftritt in Signalfarbe! Menno, das wirkt so gedrungen. Komisch. Was ist nur passiert? Völlig frustriert setze ich mich auf mein Bett und starre in den großen Spiegel gegenüber.

An allem ist nur dieser feige Konservativling schuld! Das Abnabeln von Karl hab ich mir versüßt. Im wahrsten Sinne des Wortes. Vielleicht zu sehr? „Essen ist Ersatzbefriedigung“ musste ich mich von Werner belehren lassen. Immerhin hat der vor hundert Jahren mal ein Psychologiestudium begonnen. Toll, was man(n) da so alles lernt! Aber das ist Schnee von gestern. Wie der letzte Winter. Dumm nur, dass ich scheinbar noch Wintergröße habe. Hab ich irgendwie verdrängt. Klamottentechnisch geschummelt. Slim-Dressing heißt das auf Neu-Deutsch. Das hilft jetzt auch nicht mehr. Genauso wenig wie eine Diät. Die greift nicht so schnell. Außerdem – eine richtige Diät halte ich sowieso nicht durch. Und diese ganzen Tricks aus den zahllosen Frauenmagazinen wie

< Ziehen Sie zum Essen im Lokal einfach eine zu enge Hose an, das wird Sie daran erinnern, dass Sie sich bremsen wollen> (ich mache einfach unauffällig den Hosenknopf auf) oder <Kaufen Sie ein teueres Kleid, das eine Größe zu klein ist. Sie werden hoch motiviert durchhalten!> (leider nein, ich habe aber dafür einen Schrank voller Kleider, die ich vermutlich nie tragen werde) helfen bei mir gar nichts.

Ich betrachte mich nachdenklich. Muss ich jetzt dafür büßen, dass ich ein Genussmensch bin?

Ich meine, ist es so furchtbar, die Entscheidung pro Leckeressen und contra knurrenden Magen zu treffen? Nein! Schließlich gibt es sogar Studien, die belegen, dass Menschen, die Essen ohne schlechtes Gewissen genießen können, auch mehr Spaß beim Sex haben.

Auf Parties, wenn neidische Hungerhaken vorwurfsvoll auf meinen gut gefüllten Teller glotzen, erwähne ich das gern mal. Ganz unter uns, wenn die beim Sex auch so diszipliniert und zurückhaltend sind wie beim Rumkauen auf zwei Salatblättern (natürlich ohne Dressing!), dann wundert es mich nicht, dass sie mich daraufhin mit schmalen Lippen leicht verbittert mustern.

Wenn ich mal richtig böse drauf bin und diese ganze <Küsschen hier, Küsschen da/Wir-sind-ja-alle-so-toll->Nummer gar nicht mehr packe, gönne ich mir die Anmerkung, dass spätestens mit den Wechseljahren mein Bäuchlein zum Riesenplus mutieren wird: im Bauchfett bildet sich nämlich noch ein wenig Östrogen. Und das ist zuständig für schöne, pralle, Haut.

Mein Bäuchlein kann ich kaschieren. Mit einem verwelkten Gesicht dürfte sich das etwas schwieriger gestalten....

Aber diese tröstlichen Gehässigkeiten nützen mir JETZT gar nichts. Ich brauche dringend ein Hammer-Outfit!

Spitzenleggins, Mörder-Highheels und ein wallendes Glitzertop? Nein, niemand außer Madonna kann jenseits der 35 noch Leggins tragen, ohne sich Häme und Spot auszusetzen. Aber es muss was passieren. Und zwar schnell! Shoppen? Ist nicht drin, sagt meine Haushaltskasse. Hätteste mal den Job behalten. Hätteste dich mal bei den Honorarverhandlungen für die Kolumne nicht so billig verkauft. Hättest du...ach was soll´s! Zu spät! Was leihen? Toller Plan. Nur bräuchte ich dazu neue Freundinnen. Von meinen Seelenklempnerinnen hat nämlich keine eine Kleidergröße jenseits der 36.

Trotzdem starte ich einen Hilferuf Richtung Martina. Der fällt doch immer was Kluges ein.

Leider nicht heute. „ Wieso leihst du dir nicht was Edles? Diese ganzen Medienweiber bekommen doch alle von den Designern die herrlichsten Kleider geliehen. So steht´s jedenfalls immer in den Zeitungen. Frau Trallala erschien in einer heißen Kombination von Versace, Armani oder wat weiß ich. Hast du da keine Kontakte?“ Seufz. Rührend, dass meine engste Vertraute mich für so wichtig hält, dass ich zum Kreis derer gehören könnte, die von den Star-Designern freudig eingekleidet werden. Leider drängen sich die Modegrößen dieser Welt doch eher um so genannte A-Promis. „Wie? A-Promis? Was soll das denn sein?“ fragt Frau Pfefferkorn erstaunt. „Na ja“ druckse ich herum „A-Promis sind die richtig Wichtigen. Modelabels beschäftigen sogar Vollzeitkräfte, um diesen wirklich wichtigen Menschen ihre Klamotten aufzudrängen. So nach dem Motto <Du kriegst gratis ein geiles Kleid, wir kriegen über deine Fotos gratis PR>. Aber ich bin kein A-Promi. Offen gestanden, bin ich bestenfalls ein B-Promi. Halt eine von denen, die man irgendwo schon mal gesehen hat. Nö, Celebrity-Dressing scheidet für mich aus.“ „Hihi, Celebrity-Dressing. Das klingt so nach Salatsauce…“ Irgendwie ist es das auch. Die Promis sind der Salat, die Klamotten dazu das Dressing.

Apropos...Nein, Nobel-Klamotten leihen kommt für mich auf gar keinen Fall in Frage.

„Bei meinem Glück kleckere ich mir so ein 3000-Euro-Teil voll und dann bin ich endgültig durch.

Außerdem...weißt du, niemand ruft die Modefirmen selbst an. Das wäre so ziemlich das Erniedrigendste, was frau sich antun kann.“Mein Handy vibriert. Eine SMS. Nicht jetzt. Ich stehe kurz vor einem hysterischen Anfall.

Aber die weibliche Neugier siegt. Madeleine. Hach, die kann meine Probleme am wenigsten verstehen. Mit ihrem Vakuum, da wo´s bei mir wabbelt und schwabbelt. Mit ihren Modeschöpfer- und Modelfreunden...Andererseits…ein wenig Ablenkung könnte mir nicht schaden. Ich rufe sie an. „Hallo Bev. Was machst du heute noch? Hättest du Lust auf ´ne Modenschau? Geile Models gucken? Stockschwul, aber schön anzusehen. Heute Abend im U1? Und danach Party im INDABA?“ Modenschau? Model?

Ich bezweifle zwar, dass es da irgendwas in meiner Größe gibt, aber – einen Versuch ist es wert! Vielleicht kann Mäddie ihren kreativen Designer-Freund dazu überreden, mir eines seiner Unikate auszuleihen! Martina wird flott abgewürgt, während ich in Röhrenjeans, Cowboy-Stiefel und ein dunkles Glitzertop schlüpfe.

Klar, ich könnte auch in Alles-egal-Klamotten gehen. Aber will ich das ausstrahlen? Nein! Selbstverständlich möchte ich wie eine Göttin wirken. Überirdisch. Grandios.

Eben wie aus INSTYLE, INTOUCH & Co. entsprungen. Fehlt mir nur noch das nötige Kleingeld für Make-up-Artist & Co. Die zupfen, schneiden, füllen auf, sprühen oder malen nach. Dann werden für den Red-Carpet-Augenaufschlag selbstverständlich falsche Wimpern eingefügt...die Plastikfingernägel mit Brillis aufgeklebt. Extensions angeschweißt, der Push-Up-Bra druntergezwängt. Alles, was noch immer nicht hält, wird mit Klebeband festgetackert. Und es sieht genial aus. An allen anderen jedenfalls. Nur nicht an mir. Meine letzten falschen Wimpern bewegten sich irgendwann Richtung Augenbraue und ließen sich mitsamt dem blöden Wimpernkleber nur unter großen Schmerzen wieder entfernen.

Es muss auch anders gehen. Inzwischen bin ich am U1 eingetroffen. Mäddie erwartet mich schon am Eingang und schleust mich an den Türstehern vorbei. Die Modenschau ist ziemlich spektakulär. Schön bunt. Schön schrill. Dank Madeleines Beziehungen darf ich mir einige Klamotten aus der Hürner-Kollektion aussuchen. Der Junge ist klasse! Ein junger Designer aus der Region.

Ich entscheide mich für ein flippiges T-Shirt und einen aufwendigen Blazer. Sieht nach Unikat aus.

Wenn ich schon nicht glamourmäßig wirken kann, dann wenigstens einzigartig!

Oh, da hängt noch das Preisschild dran. Oops, dafür, dass der Herr Designer noch auf den ganz großen Durchbruch wartet, hat er schon ziemlich gepfefferte Preise. Allerdings sind seine Stücke wirklich toll geschnitten.

„Oh mein Gott! Komm, Schätzchen, zieh das ganz schnell wieder aus!“ Der hysterische Augenausdruck von Markus sagt noch viel mehr. Er sagt : DU gibst dem Begriff <Fashionvictim> eine ganz neue Bedeutung. DU gehörst lebenslänglich auf die Liste der Worst-Dressed-People. DU musst von mir gerettet werden.

Nachdem der Mann mit Mode sein Geld verdient (und davon nicht wenig) überlasse ich mein bedürftiges Äußeres seinem Fachwissen. Beziehungsweise dem seines Assistenten. Die Filmpremiere kommt schließlich jede Minute näher und ich bin noch immer ohne Klamotten. Also schlucke ich einen giftigen

Spruch runter, lächle devot und harre der Dinge, die meine Rundungen sexy ins rechte Licht schummeln sollen.

„Da! Probier das an!“ Schwupps! Ein Stoffberg landet auf meinen Armen. Hoppla! Gar nicht übel!

Ein schlichtes, cremefarbenes Etuikleid in Kniehöhe. Darüber ein Hauch von einem Mantel in der gleichen Farbe und Länge. Mit raffinierten Applikationen und einem Stehkragen, der meinen Hals umschmeichelt. Edel und dennoch ziemlich stylish. „Na also...das Bäuchlein ist weg! Die wabbeligen Oberarme auch! Die helle Farbe passt gut zu deinem dunklen Haar und wirkt sich positiv auf deine Augenringe aus...Ein wenig Schmuck noch, die richtigen Schuhe und wir können dich doch noch auf die Menschheit loslassen“ grinst der Assistent des Mode-Künstlers. Ist er jetzt witzig oder taktlos? Egal. Er ist gut, sagt der Spiegel.

Ein paar Anproben später ist mein Klamottenproblem endgültig gelöst. Ermattet, aber auch erleichtert und dankbar schleppe ich mein neues Outfit zu meinem Wagen.

Bleibt noch das Frisurproblem. Ob ich noch irgendwo auf die Schnelle einen Termin bekomme? Darum werde ich mich morgen kümmern. Jetzt ziehe ich erstmal mit der ganzen Truppe ins INDABA am Kornmarkt.

Nicht zu bekommen, was man will, kann manchmal ein Glücksfall sein"
(Dalai Lama)

Kapitel 18 Ein Mann wird einsichtig

„Die Resonanz auf deine ersten Kolumnen war sehr gut! Wir werden sie also auf jeden Fall fortsetzen. Kannst du noch ein paar Fallbeispiele auftreiben? Du darfst ruhig deine eigenen Gedanken oder Thesen anbringen. Wir wollen nicht nur informieren, sondern auch provozieren. Schaffst du das bis zum nächsten Abgabetermin?" höre ich Tabea fragen, während ich verschlafen das Telefon ans Ohr halte. Wie spät ist es überhaupt? Mist. Ohne Brille kann ich die Uhrzeit auf dem Wecker nicht erkennen. Außerdem liegt Baghira mit seinem 7-Kilo-Körper auf mir. Ich kann mich nicht bewegen. Ich kann nichts sehen, mich nicht bewegen und nicht denken. Nur deshalb lasse ich mich vorschnell zu einem „Aber klar doch!" hinreißen.

Ich lasse den Hörer aus der Hand gleiten und versuche, mich vorsichtig zu strecken. Vorsichtig natürlich, damit mein Katzenopa nicht gestört wird. Vorsichtig aber auch, weil sich mein Kopf so merkwürdig anfühlt. So leer. So dröhnend. So...nach Kopfweh. Ach ja, es war spät gestern Abend im INDABA. Cooler Club im afrikanischen Stil. Hat es sogar zu einer Erwähnung in der COSMOPOLITAN gebracht. Für einen Nürnberger Club ist das ein echter Ritterschlag. Irgendwie wird diese schöne Stadt nämlich meistens unterschätzt. Dabei ist hier ganz schön was los. Weshalb ich zu wenig Schlaf bekommen habe. Tja, wenn mal die 3 vorne dran steht, dauert es tatsächlich etwas länger, bis man nach einer durchfeierten Nacht wieder voll einsatzfähig ist. Andererseits kann´s mir egal sein. Draußen scheint es zu regnen, Schreiben kann ich später auch noch. Außerdem liegt immer noch dieser fette Kater auf mir. Und ich habe sonst nichts zu tun.

Das ist immer noch ein gewöhnungsbedürftiger Zustand. Es wird wirklich allerhöchste Zeit, dass ich wieder vor eine Kamera trete. Das zwingt mich zu Disziplin, Sport und vernünftiger Ernährung. Noch zwei Wochen... Bis dahin kann ich im Bett rumlümmeln, so lange ich will. So lange ich im Bett liege, kann ich nichts essen. Verbessert vielleicht meine Chancen auf einen flachen Bauch bis übermorgen.

<Drinnnng! Drinnnng! Drinnnng!> macht es schon wieder am Telefon. Ich mag nicht! <Tätätätäätätätttäää> bimmelt das Handy. Okay, scheint was Wichtiges zu sein. Sanft schiebe ich Baghira, der unmutig miaut, von mir weg und schleppe mich zur Schlafzimmerkonsole, auf der das Handy griffbereit liegt. „Ja?" „Sag mal, bist du jetzt völlig durchgeknallt oder was? Wird das ein Rachefeldzug?" Oh , oh. Das klingt nach einem sehr aufgebrachten Karl. So laut und so ätzend erlebt man ihn selten. Wenn er so drauf ist, steht ihm das Wasser meistens bis zum Hals.

„Moment mal. Zunächst – guten Morgen!" „Guten Morgen? Was hast du für ein Zeitgefühl? Es ist Mittag! Und es wäre auch sonst kein guter Morgen! Ich hab deine Kolumne gelesen. Was soll das werden?"

„Wieso liest du Frauenzeitschriften?" „Das tue ich nicht. Aber selbstverständlich haben deine netten Ex-Kollegen hier in der Firma dein Werk begutachten müssen. Ist doch klar, dass es dann auch bei mir landet." „Ich entnehme deinem Tonfall, dass du mein Werk nicht gut findest. Na ja, es ist meine erste Veröffentlichung. Ich muss noch am Stil und so arbeiten, aber es wird von Kolumne zu Kolumne besser und..."

„Stil? Ist mir ziemlich egal. Beverly, du wirst doch nichts Dummes tun? Ich meine, aus dem Nähkästchen plaudern?“ fragt er gereizt. Daher weht also der Wind. Wir sind in Panik. Haben Angst, auch öffentlich aufzufliegen. „Keine Bange, mein Lieber. Ich bin weder nachtragend noch rachsüchtig. Fremdgeher sind immer ein heißes Thema und ich muss ja schließlich sehen, wo ich bleibe. Gemach, ich werde nichts über uns schreiben. Ich möchte mich selbst ja auch nicht unbedingt öffentlich zum Deppen machen.“ Pause. Ein erleichtertes Aufatmen am anderen Ende der Leitung. „Gut. Aber du müsstest eigentlich gar nicht schreiben. Noch kannst du in deine Sendung zurück. So, wie der aktuelle Casting-Stand ist, finde ich sowieso keine richtig gute Nachfolgerin bis zur neuen Staffel. Meinst du nicht, dass du überreagiert hast?“

Na toll. Da meldet sich der ehemalige Mr. Right nach unserem sang- und klanglosen Ende endlich mal und dann geht es nur um ihn und um die Arbeit. Einfühlsam wie immer halt.

Wie soll ich damit umgehen? Sein unerwarteter Anruf löst blöderweise Herzklopfen aus.

Ich räuspere mich und entschließe mich, ihm die traurige Wahrheit zu sagen.

Ich habe nicht überreagiert. Ich habe dich geliebt. Ich hab dir vertraut. Ich war immer für dich da. Das klingt vielleicht kitschig, aber genau so war´s. Und du hast mich am ausgestreckten Arm verhungern lassen.“

„Für mich kam das damals ein bisschen plötzlich. Ich wusste ja nicht, dass es dir so ernst mit mir war. Ich meine...nachdem du das mit Sandra erfahren hast, warst du doch so

...verständnisvoll. Du hast sogar gesagt, wegen dir bräuchte ich Sandra nicht zu verlassen." „Natürlich hab ich das gesagt. Weil du sie nicht wegen mir verlassen sollst, sondern weil ihr mit euerer Beziehung schon lang nicht mehr glücklich seid. Jedenfalls hab ich dich damals so verstanden. Ich hab naiverweise angenommen, du würdest deine verbleibenden Lebensjahre nicht mit einer Frau verbringen, von der du dich erdrückt fühlst. Schon gar nicht, wenn du längst eine neue Beziehung aufgebaut hast. Ich hätte auch nicht gedacht, dass so ein Moralapostel wie du lange zweigleisig fahren würde."

Er schweigt. Wenn er schon mal am Telefon ist, kann ich ihm gleich das Neueste auf meiner persönlichen Kränkungsliste reindrücken. „Unsere schöne Medienwelt ist ein Dorf. Ich habe gehört, dass du schon immer sehr aktiv warst in Sachen Frauen." Es knackt. Ob er aufgelegt hat? Oder ob ihm nur vor Schreck der Hörer aus der Hand gefallen ist?

Ich vernehme ein Räuspern. „Äh...also, von wem hast du das denn? Das sind doch alles alte Geschichten. Und wenn irgendeine Frau noch ein Problem damit hat, soll sie mit mir reden, nicht mit dir!" sagt er in diesem hochnäsigen Bestimmer-Ton, den ich noch nie leiden konnte. „Tja, nun haben sie aber mit mir geredet. Ich denke, ihr Männer unterschätzt die Kommunikationsfreude unter uns Frauen." Ich rechne mit einem weiteren Ausbruch, aber Karl überrascht mit für Männer untypischer Bescheidenheit. „ Keine Ahnung, mit wem du geredet hast, aber so viele Frauen waren es gar nicht. Und es lief mit den wenigsten wirklich was." „Und warum hast du´s dann überhaupt getan? Ich meine, dieses Rumflirten." „Keine Ahnung. Ich glaube, weil sie mir Signale gesendet haben." Signale? Ach du lieber Himmel! „Und diese Signale hättest du nicht ignorieren können? Jeder von uns bemerkt so was mal, aber trotzdem hupfen wir nicht alle von einem Bett ins nächste. Mein Lieber, ich schätze du bist kein Paar-Mann. Vielleicht solltest du als Single leben".

„Quatsch! Natürlich bin ich beziehungsfähig. Warum kümmerst du dich nicht um deine Angelegenheiten anstatt mir deine Weisheiten vorzuhalten?"

Es ist sinnlos, mit dem Mann zu diskutieren. Es ist so was von egal, was ich sage. Es ändert auch nichts mehr an den Tatsachen.

Aber Karl ist immer wieder für eine Überraschung gut und sagt scheinbar einsichtig „Weißt du Bev, ich denke, du hast Recht. Es war falsch, diese Affären zu haben." Noch bevor ich mir für meine gelungene Schnelltherapie auf die Schulter klopfen kann, fügt mein Ex hinzu „Mir meine Affären immer in der Branche zu suchen, das war wirklich dumm von mir.. Ich hätte das besser außerhalb machen sollen, dann hätte es nicht so viel Gerede gegeben. Ein Glück, dass wir immer so diskret waren."

Mir fehlen die Worte. Und Karl setzt auch gleich noch einen drauf. „Nimm doch bloß mal uns. Ich habe von Anfang an befürchtet, dass es Probleme geben wird, wenn ich mich mit dir einlasse. Und prompt schmeißt du hin. Arbeit und Privates – das verträgt sich nicht." Ach, ich bin jetzt schuld? Bitte keinen hysterischen Anfall kriegen. Tief durchatmen. Beverly, bleib cool. Ganz cool. Mit erzwungener Gelassenheit presse ich ein „Es gab Probleme, weil du nicht weißt, was du willst. Jedenfalls nicht, wenn´s um dein Liebesleben geht. Und außerdem hast du mich angemacht, nicht ich dich. Das Ganze unter Vorspiegelung falscher Tatsachen" hervor. Einer von uns muss ja Würde und Stil retten. Sogar dann, wenn der selbstgefällige Volltrottel am anderen Ende der Telefonleitung einen Tritt in den durchtrainierten Hintern verdient hätte.

Der hat dafür umso weniger Stil und Größe. „Aber irgendwann hast du gewusst, dass es eine andere Frau gibt. Trotzdem hast du mich nicht gleich in die Wüste geschickt. Wer ist denn jetzt unmoralisch???“ kontert mein ehemaliger Liebhaber. Als ich nicht antworte, würgt er mir die nächste Gemeinheit rein. „Ich hatte den Eindruck, dass dein Geliebten-Dasein gar nicht sooo übel für dich war. Von Beziehungsalltag und allem, was dazu gehört, wolltest du doch sowieso nie was wissen.“

Ist der fies! Ich hasse es! Vor allem, wenn er Recht hat. Aber das gebe ich natürlich nicht zu. Stattdessen zische ich „Und du? Mit deinem Doppelleben aufgeflogen, hast du gejammert, dass du daheim unzufrieden bist, faselst was von Liebe und neuen Gefühlen. Du warst richtig mitleiderregend! Und was ist passiert? Nichts. Du bist immer noch bei deiner Dauer-Hauptfrau!“

Es ist ein ganz komisches Gefühl, aber als ich mich selbst die magischen Worte sagen höre „Du bist immer noch bei deiner Dauer-Hauptfrau!“ da macht es KLICK in meinem Kopf und in meiner Seele.

Mir fällt brühheiß ein, weshalb es mir in den letzten Monaten so mies ging. Weshalb ich alles hingeschmissen habe. Wieso ich meine armen Freundinnen mit Karl-Gejammer genervt habe.
Mein Hirn fängt wieder an zu funktionieren. Karl ist nicht mehr der Mann, den ich wahnsinnig geliebt habe. Nicht mehr der Mensch, mit dem ich meine intimsten Gedanken, meine Träume geteilt habe. Er ist nur ein Fremdgeher. Ein weiteres Objekt für meine Kolumne. Sonst nichts.

„Karl... ich nehme an, es ging dir bei mir nur um Sex. Wieso bist du nicht in den Puff?“ „Nö! Ich will doch nichts dafür bezahlen“ kommt es trocken. Ach richtig, wie konnte ich nur vergessen, dass Karl der größte Geizhals unter der Sonne ist. „Außerdem war es nicht nur Sex und das weißt du“ beschönigt er die Lage. „ Zwischen uns...das war etwas Besonderes.“ „Na, so besonders nun auch wieder nicht. Jedenfalls nicht für mich“ lüge ich.

„Für mich schon“ behauptet er und macht damit trotz allem wieder ein paar Pluspunkte. Wir schweigen uns an. Er hüstelt. „Tja...dann...vielleicht können wir uns demnächst mal auf einen Kaffee treffen?“ „Wieso?“ „Weil wir auf jeden Fall über deinen Job reden sollten. Alles, was du zurzeit machst, ist doch auf Dauer ist nichts. Du vergeudest dein Talent!“

Ich werde selbstverständlich nicht umfallen. Aber es schmeichelt mir. Irgendwie bin ich besänftigt. (Gott, bin ich blöd, ein paar nette Worte und die Welt ist wieder in Ordnung. Vielleicht bin ich aber auch einfach nur ein friedfertiger Mensch? Meine Mädels werden mir nachher sicher ordentlich den Kopf waschen. Ich weiß es genau. Vor allem Mäddie. Temperamentvoll und kreativ wie sie ist, hätte sie Karl bestimmt schon irgendein Rache- Ei gelegt, aber das bringe ich einfach nicht fertig.)

„Und...?“ fragt er. „Was soll sein? Danke ich dir für deinen Anruf und dein Job-Angebot. Aber ich ziehe es vor, neue Kolumnen zu schreiben. Außerdem werde ich bei <3-4-5-TV> anfangen. Schon in 2 Wochen. Damit hat sich meine Rückkehr zu MEDIENGEIL sowieso erledigt“ lasse ich ihn wissen. „Aha. Na, wenn du meinst, dass das gut für dich ist.“ brummt er. Ich lege auf. Bin ganz schön aufgewühlt!

Wenn ich nur ein klein wenig rachsüchtig wäre, würde ich

Karls merkwürdige Ansichten sofort in der nächsten Kolumne unterbringen. Und wenn er es liest? Na und! Soll er schwarz auf weiß sehen, wie armselig sein Umgang mit dem anderen Geschlecht ist! Vielleicht behandelt er dann die nächsten Frauen, die seinen Weg kreuzen, mit etwas mehr Respekt.

Aber er allein füllt keine Kolumne. Ich brauche mehr Material. Mein Blick fällt auf die Tageszeitung, die noch von gestern ungelesen auf dem Nachttisch liegt. Das ist es! Ich werde eine Anzeige aufgeben! Männer suchen, die sich freiwillig mit ihren Fremdgeh-Erlebnissen zur Verfügung stellen.

„Menschen, die in die Jahre kommen, sollten nicht weniger, sondern mehr Sex haben. Wissenschaftler beschreiben Sex als Quelle der Vitalität und Lebensfreude. Danach richte ich mich.“

(Jack Nicholson)

Kapitel 19 Das Geheimnis der perfekten Beziehung

Wenn du mit einem Mann den absoluten Hammersex hast, wenn er diese Hingabe von IHR spürt, wenn zwei Menschen gemeinsam alle Phantasien ausleben können, diese totale, absolute Vereinigung – wenn du einem Kerl das gibst, dann hast du ihn“. Ach ja? Wo bitte ist dann Karl? Ich dachte ja, wir hätten genau das gehabt. Hab mich wohl getäuscht. Aber ich bin lernfähig. Und fleißig. Will heißen, ich arbeite tapfer weiter an meiner Kolumne und versuche zu ergründen, weshalb ich trotz Hammersex und großer Nähe nicht über den Zweitfrau-Status hinausgekommen bin. Wetten, dass ich nicht die einzige Zweitfrau bin, die sich diese Frage stellt? Der Spezialist, den ich für diesen Zweck aufgesucht habe, ist Joe Schneider. Ein kerniger 60-Jähriger, der es bis heute auf 3 Ehefrauen, 1 Kind und zahlreiche Affären gebracht hat. Zum Zweitfrau-Experten macht ihn für mich die faszinierende Tatsache, dass er praktisch während all seiner festen Beziehungen (Durchschnittsdauer 2 – 4 Jahre) eine Geliebte hatte. Immer die gleiche und das fast 20 Jahre lang!!! Nachdem ich immer noch INDABA- und Karl-geschädigt bin, haben wir uns zum späteren Mittagessen im LUFTSPRUNG verabredet. Das Lokal liegt gleich an der Heubrücke, gegenüber vom Schuldturm. Dazwischen plätschert die Pegnitz sanft vorbei. Es ist nicht viel los heute. Wir können in Ruhe draußen sitzen. Ich freue mich, dass sich der Mann endlich mal meinen Fremdgeher-Fragen stellt. So, wie es klingt, hat er einiges zu berichten... 20 Jahre Dauergeliebte! Ist die Frau etwa eine Masochistin oder Joe im Alltag so unerträglich, dass sie ihn gar nicht ganz wollte? Wie hat er diese Wunder-Frau überhaupt kennengelernt? „Die war sooo süß. Optisch gar nicht so besonders und von der Figur hast du unter ihren wallenden Ökoklamotten nicht viel gesehen. Aber sie hatte dieses Lachen...so ein vulgäres, lautes Lachen. Total lebensbejahend. Vielleicht hätte ich mich nie getraut sie anzusprechen, denn ich steckte damals in einer Beziehung. Nur, weil ich auf Droge war, hatte ich den Mut dazu. Du weißt ja, in meinen wilden Jahren als Musiker hab ich praktisch nichts ausgelassen. So sind wir doch zusammengekommen. Und es war riesig. Bei ihr fand ich diese völlige Hingabe. Für die Frau bin ich für eine Nacht, ach, für ein paar Stunden, von München nach Nürnberg gefahren, nur um sie zu sehen und danach wieder zurück zu einem Auftritt." „Aber wenn das DIE Frau war, wieso hat sie es dann nie zur Hauptfrau gebracht? Wenn du zwanzig Jahre lang eine Affäre mit ihr hattest, wieso hast du dann immer neue Frauen gebraucht?" Also wirklich! Männer sind schon kompliziert! „Weil sie auch ihre Macken hatte. Sie war eifersüchtig, sie hat mich vor ihren Freunden runtergemacht. Sie wollte keine Nebenfrau mehr sein und hat die Sache beendet. Teilweise gab es Intervalle von einem Jahr, wo wir uns absolut nicht sahen. Einmal, ich hatte grade eine Frau in Stuttgart kennengelernt, die hab ich wirklich geliebt. Leider war sie beruflich längere Zeit nicht greifbar. Und eines Tages läuft mir in der Nürnberger Innenstadt die Gaby übern Weg. Und es hat wieder geknallt. Sofort. So ging das bis vor ein paar Jahren" erzählt er, lehnt sich zurück und zündet sich eine Zigarette an. Feine Schweißperlen glitzern auf seiner zerfurchten Stirn. Ich versteh´s immer noch nicht. „Anscheinend seid ihr nicht voneinander losgekommen. Hättet ihr es nicht wenigstens mal versuchen wollen mit einer richtigen Beziehung?" „Sie hätte mich ja haben können. Trotz ihrer Macken. Aber sie hat einfach nicht genug Druck gemacht. Das mit der Dauergeliebten hat ihr zwar nicht gepasst, aber ich denke, sie wollte nie wirklich Hauptfrau werden, sonst hätte sie es schaffen können." Männer! ER hätte ja auch initiativ werden können, aber ...typisch Mann halt. War es etwa nicht genug, dass sie durch das Schlußmachen ihr Leid signalisiert hat?

„Ich dräng´ mich doch nicht auf. Ich hab ihr immer wieder gesagt, was sie tun kann. Vielleicht war es aber auch besser so – es ist eine so spannende Geschichte. Heute noch. Weißt du, all diese großen Liebesgeschichten von *Dr. Schiwago* bis zu *TITANIC* oder *Vom Winde verweht*...es endet jedes Mal, bevor sie ein gemeinsames Leben haben. Wahrscheinlich, weil diese ewige große Liebe nur eine Sehnsucht ist. Ein Traum, den wir alle haben, aber den keiner wirklich leben kann."

Joe lacht heiser auf. „Bloß nicht zu viel Romantik! Schreib lieber, was ich dir jetzt sage: Wenn du schon sooo viele Frauen glücklich gemacht hast, kannst du noch weitere erfreuen. Weshalb also bei einer Schluss machen? DAS ist meine Philosophie. Baby, das mit dem Fremdgehen ist ganz einfach. Es ist ein Naturgesetz. Bei uns wächst da mit 15 so ein komischer Stängel und den wollen wir bis Mitte 40 überall reinstecken, wo es geht. DAS ist der Grund fürs Fremdgehen. Reinstecken ist einfach leichter als reinlassen. Ihr Frauen müsst euch doch richtig öffnen. Hey, in euch kommt richtig einer rein. Kein Wunder, dass ihr mehr drüber nachdenkt, mit wem ihr´s tut und mit wem nicht" meint der selbsternannte Frauenversteher.

Jetzt sei doch mal ernst! Glaubst du überhaupt an die perfekte Beziehung?" „Sicher. Hammersex und eine gute Freundschaft. Wenn du DAS mit EINER Person haben kannst, hast du die optimale Beziehung." Hm. Da ist was dran. Der ewig grummelige Werner ist ähnlicher Ansicht, wie ich weiß. Deswegen hat es auch bei uns damals nicht funktioniert. Die Freundschaft hat bis heute gehalten, der Sex war...naja. Gut? Schlecht? Ich kann mich nicht erinnern. Dann war der Sex vermutlich zu kurz und zu selten.

Bevor ich selbstmitleidsvoll in meine eigene triste Liebesvergangenheit eintauche und am Ende noch aus dem Nähkästchen plaudere (sooo gut kennen wir uns schließlich auch nicht...), zücke ich schnell meinen Fragebogen.

„Oooch ne! Das soll ich jetzt auch noch beantworten? Ich hab dir doch schon alles übers Fremdgehen erzählt“ motzt Joe.

„Keine Chance! Kein Entkommen! Ich spendiere das Essen heute, wenn du noch mal in dich gehst“ versuche ich ihn zu überreden. Erfolgreich. „Also, leg los“ seufzt Joe ergeben und verdreht dabei die blauen Augen unter den dichten, angegrauten Augenbrauen.

„Wo fängt Fremdgehen für dich an?“

Entweder, wenn ich eine Frau so richtig küsse, weil das auch sehr intim ist. Oder wenn ich mit ihr schlafe. Alles andere...nein. Alles andere ist kein Ausrutscher.“

„Ist Bordell Betrug?“ „Nein. Auf keinen Fall. Da sitzt eine Alte, die will dein Geld und du willst sie vögeln. Das ist schon alles. Mann, ich weiß noch, mit 18 bin ich hinter der Frauentormauer mit meinen Jungs zum ersten Mal ins Puff. Gestottert hab ich, geschwitzt hab ich...<Wieviel Geld hast du denn?> hat mich so eine Liebesdienerin gefragt. Ich hatte 50 Mark dabei und durfte rein. Wir waren noch gar nicht richtig auf ihrem Zimmer, da saß die schon mit hochgezogenem

Röckchen in einer Ecke. Wedelte mit einem Pariser und sagte <Geh her Schätzle, des hammer gleich>. Mensch, ich war so froh als ich wieder draußen war. Das ist doch eine ganz traurige Nummer" erfahre ich.

„Du bis ja bereits als Seitenspringer geoutet. Fühlst du Reue?" Schallendes Gelächter ist seine Antwort. Als er sich gefangen hat, folgt noch ein „Nein, sonst hätte ich es doch nicht immer wieder gemacht."

„Könnte eine Frau es verhindern?" „Du meinst, meine Partnerin? Nein. Nein. Wenn einer so drauf ist, ist er eben so. Wie willst du das bitte ändern?"

Gute Frage. Vielleicht mit gaaanz viel Sex? „Ja, das könnte klappen. Sex ist irgendwie das letzte Ursprüngliche an uns in dieser Welt. Aber dass eine Frau zu ihrem Mann aufschauen kann, finde ich schon auch wichtig."

So, der dienstliche Teil ist beendet. Ich schätze, auch wenn ich Joe noch weitere Fragen zum Thema stelle – mehr werde ich aus ihm nicht herauskriegen. Also genehmigen wir uns ein deftiges Abendessen. Ich ordere Käsespätzle mit Röstzwiebeln. „Hier gibt es total leckere Bratwürste. Willst du nicht lieber die?" „Nein. Ich bin Vegetarierin" erkläre ich ihm. „Ach du lieber Himmel. Dann kommt bei dir ja gar kein Fleisch ins Haus." Na eben. Das ist doch DIE Lösung! Ich verzichte beim Essen schon so lange auf Fleisch und vermisse absolut nix. Vielleicht funktioniert das ja auch bei der anderen Art der Fleischeslust... Ich muss nur lange genug abstinent leben! „Solltest du doch mal Lust auf Fleisch haben...ruf mich an. Ich fand dich schon immer gut, Baby" flötet mein Gegenüber. Danke. Sehr nett für mein Ego. Nach getaner Arbeit gönne ich mir einen kleinen Schaufensterbummel in der Innenstadt. Und mache eine unerfreuliche Entdeckung beim Anblick meines Spiegelbildes in den Scheiben.

Dank meiner Sommerklamotten darf ich leicht missmutig feststellen, dass ich eine neue Problemzone habe: meine Oberarme.

Nun hab ich extra mein Sparschwein geknackt und mir passend zur Sommerzeit und meiner neuen Karriere beim Auktionsfernsehen mit einem stinkteuren persönlichen Fitnesscoach einen halbwegs straffen, flachen Bauch erkämpft (wer will schließlich schon die reizenden Begrüßungsworte des Fitness-Gurus „Oh, das sieht aus wie Pudding. Da müssen wir unbedingt was tun“ auf sich sitzen lassen?), da schwabbelt es plötzlich links und rechts von mir! Trotz Hanteltraining. Okay, die wiegen nur 1,5 kg und ich trainiere nicht unbedingt fanatisch. Trotzdem ärgert es mich. Und morgen ist doch diese Filmpremiere.

Allein gehe ich da auf keinen Fall hin! Irgendwie ist mein Leben sowieso total daneben – ich treffe praktisch jeden Tag einen anderen Mann, tausche mich mit ihm über Intimitäten aus, aber wenn es darum geht, eine Begleitung für eine Veranstaltung zu finden, stehe ich mit leeren Händen da.

Ich schätze, Martina wird sich opfern müssen. Wozu ist sie meine beste Freundin?

„Wenn eine Frau nicht spricht, sollte man sie auf keinen Fall unterbrechen"

(Clint Eastwood, amerik. Schauspieler)

Kapitel 20 Männer suchen Liebe

Ich bin angenehm überrascht! Auf meine Anzeigen in einigen deutschen Tageszeitungen haben sich zahlreiche Männer bei mir gemeldet. Natürlich sind die klassischen Anbaggerer dabei, denen offensichtlich entgangen ist, dass ich keine Affäre suche sondern nur Männer, die mir erzählen, warum sie eine haben. Auch Werbebriefe von Partnerschaftsvermittlungen sind eingetrudelt ebenso wie Erotikangebote. Post von Perversen, Sexprotzen. Ein paar unappetitliche Fotos. Bei den Übriggebliebenen ist aber noch ausreichend gutes Männer-Material dabei, rein professionell betrachtet natürlich. Martin, 41, Ingenieur, Antonio 35, Kellner, Ingo 26, Student, Rainer 58, Marketingleiter. Scheint mir ein guter Querschnitt durch die deutsche Männerwelt zu sein!

Für das Auftaktinterview rufe ich Martin an. Aha, eine Regensburger Telefonnummer. Die ersten Gesprächsminuten sind uns beiden etwas peinlich, aber nach ein wenig Smalltalk kommt die Sache in Schwung und er legt los: „Treue ist für mich das Allerwichtigste in einer Beziehung. Das Grundvertrauen und so. Meine Frau und ich sind übrigens total glücklich. Deshalb melde ich mich auch für Ihre Umfrage. Ich möchte anderen aufzeigen, dass so ein Seitensprung eine Ehe sogar retten kann. Bei uns war das so. Meine Frau ist übrigens da, sie weiß, das ich Sie anrufe." Okay, mit meinem Standard-Fragebogen komme ich hier nicht weit. Na gut, dann lasse ich ihn einfach seine Geschichte erzählen. „Martin, am besten fangen Sie ganz von vorne an. Wie lange sind Sie verheiratet?

Wann war der Seitensprung? Wieso ist es überhaupt passiert, wenn Sie eine glückliche Ehe führen?"

„Also, das ist jetzt 8 Jahre her. Da waren wir noch gar nicht lange verheiratet. Trotzdem hat der Alltag unsere Beziehung belastet. Ich hatte das Gefühl, alles verläuft nur noch im gleichen Trott. Wir haben nicht viel geredet, es gab nicht viel Sex. Ich konnte mir sogar vorstellen, diese Ehe wieder zu beenden. Naja und dann traf ich meine Freundin. Ich hab´s nicht darauf angelegt, es hat sich zufällig ergeben. Von ihr bekam ich Wärme, Nähe. Sie hat mir zugehört, ich bekam endlich Bestätigung. Das war ein klasse Gefühl." Ich höre ihn atmen, kann förmlich spüren, wie er nachdenkt, wie er die nächsten Worte formulieren soll. „Aber dann...nach einiger Zeit war mir das mit dem Doppelleben einfach zu viel. Ich hatte ja irgendwie immer noch Gefühle für meine Frau. Aber ich hätte es auch nie geschafft, meine Affäre zu beenden. Dazu war mir das zu wichtig. Ich hab aber gemerkt, dass meine Frau langsam misstrauisch wurde. Ich kam mir vor wie ein Schwein. Mir war bewusst, dass mein Verhalten moralisch nicht in Ordnung war und dass ich meine Partnerin sehr verletzt habe. Aber eine Entscheidung? Das hätte ich nicht gekonnt" seufzt er. „Wie ging es dann weiter? Was ist passiert?" „Naja, meine Frau hat die Ungewissheit nicht mehr ausgehalten, hat mir nachspioniert. Hat mich ertappt. Ich war richtig erleichtert. Klar, Angst hatte ich auch, weil ich nicht wusste, was jetzt wird. Aber im Grunde war ich froh, dass ich nicht mehr lügen musste". Schau an, schau an. Wieder einer, dem eine Frau die Entscheidung abnehmen musste. „Wie ging es dann weiter?" will ich wissen. „Also...das war toll. Meine Frau und ich haben zum ersten Mal so richtig offen miteinander geredet, über alles Mögliche. Das haben wir früher nie. Und sie hat mir gesagt, dass sie mich liebt. Trotz allem. Das hat mich enorm beeindruckt. Deshalb bin ich bei ihr geblieben und ich habe es nicht bereut. Ich würde nie mehr fremdgehen, aber für unsere Ehe war es eigentlich die Rettung.“ Okay, dieser Mann hier ging im Grunde fremd, weil er Selbstbestätigung und Nähe suchte, die er bei seiner Ehefrau zunächst nicht bekam. Mal sehen, was der italienische Kellner zu berichten hat. Ob er die gängigen Klischees erfüllt? Leider gibt es von dem nur eine Handy-Nummer, aber vielleicht hab ich ja Glück. „Ja?!“ schnauzt eine Reibeisenstimme ins Telefon. „Äh...also...ich…Sie haben auf meine Anzeige geantwortet wegen der Umfrage zum Thema Fremdgehen“, buh, endlich ist es raus. Schon irgendwie unangenehm, mit völlig Unbekannten über so etwas Intimes zu reden. Aber Dienst ist Dienst. Es ist schließlich für einen guten Zweck: das bessere Verständnis zwischen den Geschlechtern. „Ah, si. Isch erinnärää misch. Was wolle wissen?“ Putziger Akzent. Wie der wohl aussieht...Ich verbalisiere meine Fragen. „No no. Bordell isse nicht fremdgehen. Ist solo...Service. Dienstleistung. Verstähn?“ Aber naturalmente. Und sonst? „ Isch habbe betrogen. Nischt wolle, aber gemacht. Ofters. Weil nischt glicklich. Isch glaub, isch nie rischtig verliebbt. Keine Frau mein Herz beriehren. Verstähn?“ Ja. Er hat noch nie geliebt und sucht noch seine Traumfrau. Klar, dass man(n) da nicht treu sein kann. Aber man könnte doch erst suchen und dann Frauen einlullen? „Woher soll isch wisse ob rischtig Frau isse wenn nix Sex?“ Ah ja, das leuchtet mir natürlich ein.

Dann bereut er seine Seitensprünge sicherlich nicht? „No. Manschmal. Weil nischt mag, wenn die arme Mädle weinen. Aber isch kann nischt bleibe, nur weil sie traurig.“ Ich bin zutiefst gerührt, bedanke mich und fühle mich nach einer Tasse heißer Schokolade fit genug für den nächsten Mann. Probieren wir es mal mit dem Senior. 58-jähriger Manager. Das klingt solide.

„Vorzimmer Rainer Lichtenberger, Sie wünschen bitte?“ flötet eine unterkühlte Frauenstimme, nachdem ich die Dortmunder Rufnummer angewählt habe. „Mein Name ist Beverly Güttel, ich hätte gerne Ihren Chef gesprochen. In einer persönlichen Angelegenheit“ gebe ich ebenso kühl zurück. Sie zickt ein bisschen herum, vielleicht hat sie was mit ihm und wittert Konkurrenz? Ich unterdrücke den Impuls, ebenfalls spitz zu werden und versuche es lieber mit Charme. Einige Minuten später habe ich meinen anvisierten Gesprächspartner an der Strippe. Nette, sonore Männerstimme. Dem Dialekt nach kommt der Herr aus der Pfalz. Aber egal, mich interessiert ja eher, ob und warum er auf der Balz ist! Auch er möchte mir zunächst erläutern, warum er auf meine Anzeige reagiert hat. „ Ich finde, das ist eine gute Idee. Vielleicht können Frauen uns dann besser verstehen und verurteilen uns nicht so vorschnell.“ „Sind Sie denn schon ein Fremdgeher?“ schieße ich meine erste Frage ab. Pause. „Ja. Nein. Also...doch. Ich habe meine Frau betrogen. Sie hat mich einfach emotional total verkümmern lassen. Sie müssen wissen, wir hatten es nicht leicht. Wir haben eines unserer Kinder verloren. Das war ein schrecklicher Schicksalsschlag. Aber das Leben geht weiter. Ich habe mich in die Arbeit gestürzt, mich um das Haus und unsere anderen Kinder gekümmert. Meine Frau aber hat sich abgekapselt. Bekam Depressionen. Irgendwann war mir das alles zu viel und ich bin ausgestiegen. Ausgezogen. Hab eine neue Beziehung aufgebaut. Das Wahre war es allerdings nicht. Ich bin wieder zurück zu meiner Frau. Wobei...ich lebe zwar jetzt mit ihr weiter, aber ich bin auf der Suche nach einer neuen Partnerin, mit der ich mein Restleben verbringen kann. Entspannt, sorgenfrei.“ Wow. Starker Tobak. So jemanden traue ich mich gar nicht wegen Bordell fragen. Also lasse ich es, bedanke mich und wünsche ihm viel Glück für die Zukunft.

Bleibt noch der Student, von dem gibt’s aber nur eine E-Mail-

Adresse. Ich setze mich an den PC und verschicke meinen Fragebogen. Mal sehen, ob und wann er antwortet. Was aber schreibe ich jetzt in meiner Kolumne? Die drei Männer, mit denen ich heute gesprochen habe, sind alle Fremdgeher. Da gibt es nichts zu beschönigen. Aber alle drei haben es getan, weil sie sich emotional vernachlässigt fühlten. Und der arme Antonio, weil er überhaupt noch nie richtig verliebt war. Das ist besonders tragisch, schreit geradezu nach einer der vielen Frauen, die mit Helfer-Syndrom ausgestattet sind. Nach einer, die meint, sie wäre die eine, die ihn zur wahren Liebe hinführen könnte. Und sich daran die Zähne ausbeißt. Irgendwie kann ich diese Männer verstehen. Aber ob meine Leserinnen auch so verständnisvoll sind?

Besiegt ist nur, wer den Mut verliert. Sieger ist jeder, der weiterkämpfen will"

(Franz von Sales, französischer Theologe)

Kapitel 21 It´s Party-Time!
Oder
Fremdgehen ist toll für die Beziehung!

Na, wenn das mal kein guter Abend wird! Das Aufbrezeln ist mir – dank Gaby, einer befreundeten Maskenbildnerin – ganz gut gelungen. Das Hürner-Outfit macht auch was her und Martina wandelt als moralische Unterstützung an meiner Seite. Es ist ein milder Sommerabend, als wir am Hotel vorfahren, auf dessen Dachterrasse das heutige Event, eine Serien-Premiere, stattfindet. Es haben sich bereits zahlreiche Schaulustige rund um das Gebäude versammelt. Es ist so ein Abend mit einem Hauch Hollywood. Mit Champagner-Prickeln in der Luft. Mit vielen schönen Menschen, traumhaften Roben – und ´ner Menge Möglichkeiten, in jedes nur verfügbare Fettnäpfchen zu hopsen. „Für welchen Bereich wurden Sie eingeteilt?" fragt mich einer der Türsteher. Äh... wie bitte? „Für den VIP-Bereich" stammle ich. „Für Bereich I, II oder III?" will das Muskelpaket vor mir wissen. Ich spüre, wie meine Wangen anfangen zu glühen. Warum, verdammt noch mal, ist VIP-Bereich nicht gleich VIP-Bereich?! Es gibt also Menschen, die sind im VIP-Bereich noch vipper als der popelige Rest oder was?

„Die Damen gehören zu mir" höre ich eine angenehme Männerstimme sagen. Und zwar in diesem Bestimmer-Ton, den ich noch nie leiden konnte. Grade eben kommt mir dieses autoritäre Auftreten allerdings sehr gelegen. Karl! Er wirft dem Muskelpaket, das jetzt plötzlich ganz klein wirkt, einen kühlen

Blick zu, packt Martina und mich an der Hand und zieht uns an der Schlange vor der Tür vorbei. „Was machst du denn hier?“ gatze ich verlegen. Und ein klein wenig dankbar.
„Beverly! Ich wohne in dieser Stadt! Mir gehört eine der erfolgreichsten Fernsehproduktionsfirmen.

Was werde ich wohl hier machen? Geschäfte natürlich. Und Landpomeranzen vor Peinlichkeiten retten“ grinst er.

„Apropos Peinlichkeiten...du hast eine Laufmasche. Und deine neue Frisur steht dir nicht wirklich. Viel zu kurz“ flötet mein Ex unbekümmert. Martina kichert. Ich könnte beide erwürgen. Ich wünschte, der Boden würde sich auftun und mich verschlucken!

Okay, der Blitzbesuch bei Julian, dem Spross einer Münchner Friseurdynastie, war keine wirklich gute Idee gewesen. Aber das konnte ich vorher ja nicht wissen. Immerhin hat mir Julian während seiner Arbeit an meinem Kopf erzählt, dass er schon seit vier Jahren keinen Sex mehr hatte. Einfach, weil er romantisch veranlagt sei und es bei ihm ohne Liebe auch keine Triebe gebe. Obwohl er schwul ist. „Blödes Klischee, von wegen Männerbeziehungen sind anders. Seit es mit Udo, dem Musical-Sänger, vorbei ist, hatte ich keine körperliche Beziehung mehr. Das brauche ich nicht, wenn ich den Kerl nicht liebe“ erfuhr ich, während ich mit dem Kopf nach unten hing.

Mal sehen, ob ich das demnächst in der Kolumne unterbringen kann.

„Das ist so typisch DU – natürlich keine Ersatzstrumpfhose dabei....“ maßregelt mich mein Verflossener. Dabei schaut er mich irgendwie liebevoll an. Meine ich. Er legt seinen Arm auf meine Schulter und sieht mir Casablanca-mäßig in die Augen.

Hach...in solchen Momenten weiß ich ganz genau, warum ich ihn mal sooo toll fand. Warum er der Mann meines Lebens war.

Huch! Was oder besser WER ist das? Ein bildhübsches Mädchen bewegt sich auf Endlos-Beinen auf Karl zu und haucht ihm ein Bussi auf die Wange. Die gruselige Realität hat mich wieder.

Karl strahlt. „Das ist Carina. Mit ihr plane ich ein neues Boulevard-Magazin." Die braungebrannte Blondine lächelt mich mit Filmstar-Zähnen an. Ihre kleine Stupsnase kräuselt sich und an ihr sehen diese kurzen Strubbelhaare mit Kreolen richtig gut aus. „Hallo Frau Güttel! Mann, sie haben vielleicht ein cooles Outfit. Absolut wow. Siebziger Jahre, was? Hat meine Mutter auch noch im Schrank, die Sachen sind zurzeit ja absolut angesagt" plappert sie, ohne mit einer ihrer sorgfältig getuschten Wimpern zu zucken.

Martina knufft mich mit dem Ellenbogen in die Hüfte und hüstelt. Wir denken das Gleiche: <Halt den Mund du kleines Miststück! Wir wissen selbst, dass wir deine Mutter sein könnten. Aber auch du hast die ewige Jugend nicht gepachtet.>

„War nett euch zu treffen. Ich muss mal weiter!" verabschiedet sich Karl, während das Partyluder auf einen bekannten Schauspieler zueilt.

Martina und ich sehen uns an. Die gute Laune hat leicht gelitten. Mist! Einen neuen Mann werde ich heute Abend nicht mehr anbaggern können. Dafür hat Karl gesorgt, mich mit seinem Auftritt und seinen Superkommentaren total verunsichert. Frau Pfefferkorn ist etwas pikiert, weil mein Ex sie praktisch ignoriert hat. „Für jemanden, der Andere dauernd über gute Manieren belehrt hat er selbst erstaunlich wenig davon."

„Hallo sexy Tante" ruft eine ziemlich dunkle Stimme aus der Ecke mit den Cocktails. Es ist Abi Ofarim. Der Mann ist jetzt 70 und sieht absolut frisch aus. Wie macht der Mann das bloß? Das wollte ich schon in meiner letzten TV-Sendung von ihm wissen, aber er wich mir immer aus.

Ich stelle ihm Martina vor, wir plaudern ein wenig über unsere gegenwärtigen Projekte. „Und? Verraten Sie mir heute ihr Schönheitsgeheimnis?" versuche ich mein Glück. Es ist einfach unglaublich, wie faltenfrei die Musiklegende wirkt. Er lächelt verwegen. „Sex und Drogen. Heute nur noch Sex" haucht er mir ins Ohr. Na toll, dann stehen meine Chancen auf Faltenfreiheit mit 70 praktisch bei null.

Der Film geht los. Meine Freundin und ich ergattern grad noch ein halbwegs gutes Plätzchen auf der Dachterrasse des Hotels. Links und rechts von den Sitzreihen hat man kleine Teiche aufgestellt, in denen weiße Seerosen schwimmen. Die Sonne geht langsam unter und wirft ein warmes Licht auf den Pool mit dem aufschiebbaren Glasdach. Knapp zwei Stunden später habe ich alles: Hunger! Einen Druck auf der Blase und ganz schön Durst. Leider bin ich nicht die einzige mit diesen Bedürfnissen und so wird´s ein ziemlich anstrengender Kampf, bis Martina und ich nach dem Hindernislauf via Toilette und Bar am Buffet landen.

„Beverly, welche Szene hat Ihnen am besten gefallen?" will ein RTL-Team wissen. Ach Gottla, ich kann mich nicht erinnern. Weil ich die ganze Zeit über immer wieder an Karl

denken musste.
Das kann ich nur schlecht sagen. „Alles! Ich fand alles super!" lächle ich professionell in die Kamera und mache mich auf die Suche nach meiner Begleiterin, die irgendwo in der Menge verschollen scheint.

Offensichtlich hat Martina-Wonderwoman zwischenzeitlich sogar einen kleinen Bistro-Tisch für uns erkämpft. Wir teilen ihn mit TV-Moderator Pierre Geisensetter, der genau wie ich seine ersten Medienschritte beim Radio in Nürnberg gemacht hat. Wir quatschen gerade so schön über alte Zeiten, da spüre ich, wie mich jemand massiv in den Rücken stößt. Es ist Martina. Was hat sie denn? Außerdem verdreht sie die Augen immer in eine bestimmte Richtung. Hm. Ob alles okay ist mit ihr? Pierre wird von einem Kamera-Team, das brav auf unser Gesprächsende gewartet hat, weggeschleppt. Nun hat Martina meine volle Aufmerksamkeit. „Ich wollte nur vor ihm nichts sagen, aber schau mal, wer da hinten steht" sagt sie leise. Oh oh. In direkter Linie vor uns, keine 2 Meter entfernt, steht Karl. Und neben ihm eine kleine, zierliche Schwarzhaarige. Die Frau starrt mich an. Nicht sonderlich freundlich. Im Gegenteil.
„Die weiß es 150%ig" stellt Martina fest. „Was weiß sie?" stelle ich mich dumm.

Frau Pfefferkorn verdreht die hellbraunen Augen. „Hallooo! Was wohl?" „Aber das ist so albern! Es gibt überhaupt nichts mehr zu wissen, also kann sie aufhören, mich so anzustarren" erwidere ich gereizt.

„Du kannst dir einreden, was du willst. Aber ein Blinder checkt, dass der feige Karl da drüben in der Ecke gerne mit dir plaudern würde und nur nicht weiß wie, ohne bei ihr unangenehm aufzufallen. Zwischen euch ist noch irgendwas. Es findet nur nicht statt, weil du keine Geliebte mehr sein möchtest. Ansonsten würdet ihr euch doch sofort aufeinanderstürzen.... Ich denke die Frau hat genug Gründe um dich sauer anzustarren."

Weil sich grade ein männlicher Mode-Dilettant (grau-grün-gestreifter Anzug, lila Hemd, knallrote Krawatte und mindestens eine Tube Gel im Haar) mit zwei Sektgläsern in den beklunkterten Händen an uns vorbei quetscht, kann ich nicht protestieren. Was soll ich noch sagen? <Ich will nach Hausseeeeeee>. Für mich ist der Abend gelaufen. Ein Glück, das ich meine Freundin bei mir habe. Wenn frau ihre große (Ex-)Liebe mit Lebensgefährtin vor der Nase hat und zugucken darf, wie die zwei sich anöden, wäre das für mich allein unerträglich.

„Wir müssen Werner anrufen" fällt Martina ein. „Werner? Jetzt?" „Ja. Er hat heute Geburtstag, schon vergessen?" „Oh Mist! Komm wir suchen uns ein stilles Eckchen" schlage ich vor und hole mein Handy aus der Tasche. Nachdem ich die üblichen Glückwünsche an den Mann gebracht hatte, drücke ich meiner Freundin das Mobiltelefon in die Hand.

„Hi Werner! Ich bin´s. Alles Gute zum Geburtstag. Entschuldige, dass es so laut ist, wir sind grade auf einer Party" erklärt sie ihm. Soweit so gut. Dann nimmt das Gespräch einen recht interessanten Verlauf. „Ja...nö...hihihihihihi, ja, er ist da. Mit Anhang. Ach, ab und zu kann ich mir das mal antun...ja.. genau. Hihihihihi. Mach´s gut!". Ich sehe sie fragend an. „Was?" „Was war das gerade? Na los, ich will´s wissen!" bohre ich. „Ach, Werner fragte nur, ob Karl auch da ist. Als ich ihm sagte, dass der natürlich da ist und zwar mit seiner Holden, meinte Werner <oh weh und du musst mit ihr da hin. Scheiß Job>. Ist das nicht witzig?"
Ja, sehr witzig. Wirke ich als Ex-Geliebte und Neu-Single auf

meine Freunde schon derart mitleiderregend? Oder so anstrengend? „Hör mal, Martina, ich finde es einfach schön, dass wir hier sind, uns endlich mal sehen und quatschen können. Ich brauche keine Seelenkrücke mehr in Sachen Karl. Ist mir völlig egal, ehrlich“ höre ich mich leicht hysterisch sagen. „Ach? Du willst mir, deiner ältesten Freundin, wirklich weismachen, dass es dich nicht runterzieht, dass er mit ihr hier ist? Dass er dauernd herglotzt und nur zu feige ist, mal anzurollen?“ „O.K, auch wenn ich Schluss gemacht habe, liegt mir natürlich noch was an ihm. Aber ich will keine Geliebte mehr sein und schon gar nicht, wenn ich sehe, wie die zwei sich anmuffen. Die haben einander verdient. Ich jedenfalls bin offen für einen neuen Mann!“

Martina erstickt fast an einem Lachanfall. „Offen? DU bist offen? Ha! Das sieht für mich anders aus! Von wegen offen...Und sieh ihn dir nur bitte an. Was findest du bloß an ihm? Er ist nett und er hat Charme, aber ansonsten...allein seine Klamotten! Schön-schrecklicher 80er-Jahre-Look. Der Mann ist einfach nicht erwachsen. In keiner Hinsicht“

Noch bevor ich ihr Contra geben kann, redet sich Frau Pfefferkorn in Rage. „Ich sage es dir nicht gerne, aber die zwei passen optisch gut zusammen. Sie wirken zwar griesgrämig und sie sieht frustriert aus und deutlich älter als wir, aber irgendwie passen sie zusammen. Sie hat eine tolle Figur, das muss man ihr lassen.“ Peng! Das sitzt! Stimmt. Sandra ist eine kleine, zierliche Person. Ja, von hinten sieht sie wirklich knackig aus.

Von hinten, wohlgemerkt. Wahrscheinlich ist Martina prämenstruell. Das ist die einzige vernünftige Erklärung für ihr unsensibles Auftreten.

„Ja wen haben wir denn da?" freut sich Joachim. Der 52-jährige, graumelierte Charmeur ist ein Multitalent. Keiner weiß so genau, was er eigentlich tut, aber er scheint es erfolgreich zu machen, denn er taucht überall dort auf, wo was los ist und das natürlich immer umschwirrt von hübschen Mädchen. Seine Frau, eine sportliche Mittvierzigerin, scheint es nicht zu stören. Auch heute Abend ist sie nicht bei ihm. Ich muss mich jetzt dringendst irgendwie ablenken. Bevor wir in Small-Talk abdriften können, beschließe ich, Joachim mit meinem Fremdgeher-Fragebogen zu belästigen.

„Mach ich gerne! Wusstest du schon, dass ein Seitensprung der häufigste Trennungsgrund ist?" fragt er, während er mir amüsiert zukuckt wie ich verzweifelt in den Weiten meiner Tasche wühle und nach dem wichtigen Papier suche. „Nein, aber es erscheint mir durchaus logisch. So – voilá." Ich präsentiere meinen Fragenkatalog, den ich immer mit dabei habe. So ich ihn denn finde.

Wo fängt Fremdgehen an? „Beim Geschlechtsverkehr. Eindeutig. Alles andere ist kein Fremdgehen."

Ist Bordell Fremdgehen? „Hmmm. Schwierige Sache. Jain. Naja, aber es ist Geschlechtsverkehr, also muss es Fremdgehen sein. Ja."

Könnte eine Frau es verhindern? „ Nein. Nein. Nein!".

Was wären denn Gründe fürs Fremdgehen, will ich wissen und erweitere spontan mein Repertoire. „Das kann man jetzt so nicht sagen. Das mit der großen Liebe für nur einen Menschen halte ich einfach für problematisch. Das geht einfach nicht. Glaub ich nicht. Vielleicht liebst du bei zwei Frauen eine ein bisschen mehr und eine etwas weniger, aber du kannst nicht sagen, du liebst dein Leben lang nur einen Menschen, und den ausschließlich. Nein, daran glaub ich nicht. Aber einfach so rummachen würde ich beispielsweise nicht. Für mich ist es schon wichtig, was im Kopf passiert."

„Stopp!" rufe ich dazwischen. „Wieso im Kopf?"

„Na, weil es was mit Zuneigung zu tun hat, mit Verliebtheit, vielleicht sogar ein bisschen Liebe, ohne diese Dinge geht gar nix. Auch bei Männern nicht. Sonst kannst du wirklich gleich ins Puff. Man will sich doch austauschen können, intellektuell, sich geistig verstehen. Also ich würde nie eine Frau einfach benutzen, so einfach mal poppen und ade. Dazu finde ich Frauen viel zu wundervoll. So was hab ich nie getan und würde ich nie tun."

Joachim kommt ja richtig in Fahrt bei dem Thema. Kein Wunder: „Beverly, ich finde es klasse, dass du diese Kolumne machst. Endlich mal jemand, der sich die Mühe macht, nachzufragen, warum wir Fremdgehen. Die meisten Menschen haken Seitenspringer immer gleich als Verbrecher ab. So ein Unding. Frauen gehen schließlich auch fremd. Wobei - an sich denke ich, dass das mit dem Fremdgehen doch eher eine männerspezifische Sache ist. Intuitiv. Wir denken da nicht drüber nach. Das ist einfach ein Trieb. Evolutionär bedingt. Wir wollen uns fortpflanzen. Das ist nicht anderes wie im Tierreich. Männer, sag ich mal, schalten beim Fremdgehen das Gefühl öfters aus. Ich glaube nicht, dass Frauen das so können. Das unterscheidet uns".

Ich kritzle fleißig meine Notizen auf eine Serviette. Hoffentlich kann ich das später noch entziffern! „Eins noch - Sex mit jemand anderem kann was sehr Positives sein, auch für die eigene Beziehung. Man könnte wieder merken, wie toll die eigene Partnerin ist. Weiß sie wieder mehr zu schätzen. So ein Seitensprung muss nichts Schlimmes sein“ beschließt Joachim seinen Vortrag.

Ich würde gerne noch weiter mit ihm plaudern, aber ich spüre stechende Blicke auf meiner Haut.

Ich drehe mich um. Sandra! Sie hat ein Rotweinglas in der Hand, eine Freundin (vermute ich jedenfalls) an ihrer Seite und starrt mich schmallippig an.

Ich bin genervt. Starre zurück. Killerblicke. Wer von uns wohl zuerst tot umfällt? Ich drehe ihr demonstrativ den Rücken zu. „Martina, sag mal, wieso sind Frauen eigentlich immer auf die so genannte Rivalin sauer und nicht auf ihn? Es ist so unlogisch. Ich meine, keine Frau kann einen Mann zu etwas zwingen, wenn er nicht will. Meistens sind sowieso die Männer initiativ...Wieso also muss ich mich von der Trulla so fies anstarren lassen und er wird umschleimt?“ flüstere ich. Denn nach der non-verbalen Kampfansage nähert sie sich ihrem untreuen Liebsten und himmelt ihn an. Ich glaube, er ist selbst ganz überrascht. Ich kann das nicht mehr ertragen.

„Es reicht! Wir gehen an die Bar! Dort gibt es reichlich Frischfleisch und Drinks“ bestimme ich. „Hey, wer ist das denn? Bev und Martina, wie in alten Zeiten!“ übertönt eine laute Männerstimme die Partymusik. „ Matthias! Das ist ja nett, dich zu treffen. Wie kommst du denn hierher?“ freue ich mich. „Ich hab...oh...ist das da drüben nicht Karl? Wer ist die faltige Schwarzhaarige? Die hab ich doch schon mal mit ihm gesehen? “Ha! Ich freue mich gleich noch mehr, den Arzt zu sehen, mit dem mich seit Jahren eine gute Freundschaft verbindet. Faltig! Das gefällt mir. Ich bin wieder milde gestimmt. „Seine Dauerfreundin. Aber egal. Jetzt erzähl!“

„Naja, ich hatte kürzlich diesen Typ auf dem OP. War eine Treppe runtergefallen, ziemlich übel. Ich hab ihn wieder gut zusammengeflickt und es stellt sich heraus, dass er der Besitzer der Promotionagentur ist, die diese Sache hier organisiert. Auf jeden Fall hat er mich aus Dankbarkeit eingeladen. Das war mal ein schöner Anlass meinen Porsche in wenig auszufahren", erzählt er stolz.

Da an der Bar ein Wahnsinnsgedränge herrscht, ziehen wir zu dritt Richtung Buffet. Als Vegetarierin habe ich die Sachen, die für mich in Frage kommen, schnell erblickt: Kartoffeln und Reis, Gemüselasagne, Antipasti und im Dessertbereich traumhafte Mousse in verschiedenen Geschmacksrichtungen, Eiscreme, Kirschenmännle mit warmer Vanillesauce...und Sahne. Hmmmmm! Lecker! Gerade als ich mich vorbeuge, um ordentlich Vanillesauce für mein Kirschenmännle in den Schöpflöffel zu füllen, werde ich angerempelt. Klasse! Die zartgelbe Brühe schwappt auf mein geliehenes Designer-Outfit. Die Reinigung wird mich ein Vermögen kosten. „Oh, das tut mir jetzt aber Leid. Entschuldigung! Keine Ahnung, wie das passieren konnte" flötet mich jemand von der Seite an: Sandra!

„Schon gut, dann fällt´s wenigstens nicht mehr auf, wenn ich später auch noch kleckern sollte. Das Teil ist eh schon älter" lächle ich sie mit geheuchelter Coolness an. Ich ernte einen vernichtenden, provozierenden Blick. Am liebsten würde ich ihr die restliche Sauce ins Gesicht schütten, ziehe es aber vor, den Rückzug anzutreten. Warum lässt mich die Kuh nicht in Ruhe?! Wenn ich nicht aufgegeben hätte, würde sie ihren Holden noch immer mit mir teilen müssen. Wenn sie also ihre Aggressionen abbauen will, sollte sie gefälligst Karl quälen. Nicht mich!

Hocherhobenen Hauptes jongliere ich meine zwei

vollgehäuften Teller in Richtung Martina, die schon einen neuen Tisch ergattert hat…„Nicht dass ich´s dir nicht gönne...aber...weißt du eigentlich, dass schweres Essen sogar einen Herzinfarkt auslösen kann?“ verdirbt mir Dr. Graf den Appetit, als wir uns zu Martina durchkämpfen.
„Hab ich noch nie gehört! Ich habe nur deshalb so viel aufgeladen, damit ich nicht noch mal in die Buffet-Schlange muss“ rechtfertige ich meine Portion. „Bev, zu schweres Essen erhöht den Anteil von Norephedrin im Blut, das führt dann zur sofortigen Steigerung des Blutdruckes und des Pulsschlages. Peng! Puff! Bei kleineren Mahlzeiten gibt es diesen gefährlichen Effekt nicht. Das ist alles“ grinst Matthias. „Nore...was? Kenn ich nicht!“ zische ich ihn beleidigt an. „Norephedrin. Das ist ein Hormon. Außerdem willst du doch sowieso immer abnehmen. Also entschuldige, wenn ich was dazu sage“ klärt mich mein alter Freund auf. Mein Auge juckt. Auch das noch! Wenn ich reibe, verschmiere ich das ganze sorgfältig aufgetragene Make-up und sehe aus wie Dracula nach einer blutlosen Nacht. „Was ist denn jetzt schon wieder?“ frotzelt Martina. „Ich dachte, du warst erst beim Augenarzt. Was ist eigentlich dieser gelbe Fleck da im Lid?“ „Das ist nichts weiter als Fettgewebe“ kläre ich die Freundin auf. „Fettgebewebe im Auge? Ganz ehrlich – dort hätte ich es bei dir am wenigsten vermutet“ mischt sich Matthias ein. Trotzig schiebe ich mir noch einen Löffel von diesem leckeren Nachtisch in den Mund. Ist doch eh schon egal!

Und wenn du denkst, es geht nicht mehr, kommt eine noch größere Katastrophe daher. Karl.

„Na Doc? Wie viele Patienten hast du schon unter die Erde gebracht, seit du selbstständig bist? Wie läuft das Geschäft?“ Der Feigling hat sich doch nur hergetraut, weil seine Hauptfrau in der Toilettentür verschwunden ist. „Gut. Ich arbeite viel, spiele Golf und fahre Porsche." „Dafür hast du keine Frau" stellt Karl nüchtern fest. „Stimmt. Aber vielleicht hätte ich sonst keine Zeit fürs Golfen und teuere Autos. Wie ich höre, kannst du dich dafür über einen Mangel an Frauen nicht beklagen" antwortet der Doc süffisant.

Karl wirft uns allen einen unfreundlichen Blick zu und entschwindet wieder. Der Abend ist gelaufen. Mir ist schlecht. Das viele Essen? Karl? Sandra? Ich will nur noch raus hier.

„Dr. Graf, sei mir nicht böse, aber ich möchte gehen. Darf ich dich in Sachen Fremdgeher mal anrufen?" „Mich? Ich hab noch nicht mal eine Frau. Was willst du denn von mir?" „Einfach ein paar medizinische Sachen...vielleicht Impotenz und so. Ich melde mich, okay?" Mit einer ziemlich angefressenen Martina im Schlepptau bahne ich uns einen Weg Richtung Ausgang. „Ihr zwei seid sooo unerträglich" wirft sie mir im Aufzug vor. „Bitte?" „Ihr habt jahrelang zusammen gearbeitet. Das ist nun wirklich kein Geheimnis. Und nun benehmt ihr euch, als würdet ihr euch kaum kennen, du und Karl. Und mich hat er auch kaum gekannt. Was ich ziemlich unhöflich finde. So zwangsunauffällig wie ihr euch benehmt, muss seine Freundin doch was schnallen. Wobei – die wusste es schon. Ganz sicher. Ich hab sie beobachtet" meint meine Freundin. Ich will nichts mehr davon hören, nur noch in ein Bett. Ein Taxi bringt uns nach Schwabing zu meiner Freundin Tamara. Dort können wir übernachten…

„Ich lernte früh, den Frauen zu gefallen. Und dass nichts auf der Welt so wichtig ist, wie von ihnen gemocht zu werden. Mein Motto: Verführe jede, die du bekommen kannst. Wenn ich mal drei Nächte allein schlafen muss, fange ich an, Gedichte über Selbstmord zu schreiben.“

(Jack Nicholson, Schauspieler. 12 Mal für den OSCAR nominiert, soll angeblich 2000 Frauen verführt haben...)

Kapitel 22 Mann ohne Mumm und schwache Spermien

Der Morgen danach. Tamara ist schon weg. Sie hat Frühschicht in der Maske. Griesgrämig sitzen Martina und ich am Frühstückstisch. „Ich weiß, wie du dich fühlst. Als ich Thorsten traf, hatte er ja auch noch eine Beziehung. Aber ich kann diese Sandra ebenfalls verstehen. Als mein erster Mann seine Affären hatte, fand ich das nicht grade lustig. Ich kenne also beide Seiten. Allerdings muss ich zugeben, ich war lieber Täterin als Opfer“ durchbricht Martina unser Schweigen. Nicht jede Freundin ist so verständnisvoll. Deshalb hab ich auch Frau Pfefferkorn mit nach München geschleppt und nicht Charlotte. Die wurde von ihrem ersten Mann auf allerfieseste Weise hintergangen. Der Heuchler spendierte ihr großzügig eine mehrwöchige USA-Reise, damit er im heimischen Nürnberg ausreichend Zeit hatte, um in aller Ruhe die Zweisamkeit mit seiner neuen Liebe zu testen. Praktisch, wie Männer veranlagt sind, möchten sie vermutlich nicht die Katze im Sack (oder die Geliebte im Bett) kaufen, sondern die neue Eroberung und den Alltag mit ihr sicherheitshalber ausprobieren. Offenbar bestand seine Sekretärin die Probezeit, denn nach Charlottes Rückkehr aus Amerika brauchte sie ihre Koffer quasi gar nicht mehr auszupacken. Vor diesem Hintergrund akzeptiere ich selbstverständlich, dass sie meine Zeit mir Karl, nachdem er aufgeflogen war (und ich höchst freiwillig zur Geliebten mutiert bin), immer leicht distanziert wahrgenommen hat. Ach ja, Karl...Wieso denke ich schon wieder an den Blödmann? „Da gibt's doch diese Regel, dass die Trauerarbeit für eine Beziehung so lange dauert, wie die Beziehung gedauert hat. Wenn wir davon ausgehen, dass du mehrere Monate vermeintliche Hauptfrau warst, dann noch mal ′ne ganze Weile Nebenfrau...ich fürchte, Karl wird uns noch einige Zeit begleiten" meint Martina amüsiert. „Versteh das jetzt bitte nicht falsch – aber ich hoffe, dass wir uns im nächsten Leben nicht wieder treffen. Denn noch mal halte ich deine Karl-Tragödie sicher nicht aus" fährt sie kichernd fort. Tja, meine Zeit als Hauptfrau...die ist zuletzt völlig in den Hintergrund getreten. An meine Zeit in der zweiten Liga dagegen erinnere ich mich nur zu gut. Es war eigentlich nicht viel anders als vorher – aber irgendwie brachte dieses geheime Zweitfrau-Dasein nach der ersten Empörung schon auch ein gewisses Prickeln in unsere Beziehung. Es war aufregend! Leidenschaftlich! Verschwörerisch! Romantisch! Fand ich jedenfalls die erste Zeit. Ich muss im Fieber gewesen sein. Irgendwann nämlich war es nur noch anstrengend. Entwürdigend. Der plärrende Handy-Klingelton reißt mich aus meinen Gedanken. Es ist Beate, eine Kollegin vom Bayerischen Fernsehen. Beate ist grade auf 180, denn weil sie keine Kinder hat, ist so beben ihr Sommerurlaub gestorben. Das entnehme ich zumindest dem Wortschwall aus meinem Mobiltelefon. „Ich sehe ja ein, dass die Kollegen, die sich wegen ihrer Kids nach den Schulferien richten müssen, nicht so flexibel sind. Aber das darf doch wohl nicht heißen, dass mein Leben weniger wert ist, nur weil ich kinderlos bin! Meine Oma wird Ende August 92 und da möchte ich einfach dabei sein! Als Lehrer kann mein Freund auch nur während der Ferien weg. Es ist ja nicht so, dass ich keine Familie hätte, bloß weil ich kein eigenes Kind habe! Unmöglich find′ich das!"

Arme Beate, sie hatte sich so auf den Sommerurlaub gefreut. Aber wenn sie sich da jetzt reinsteigert, ist auch keinem geholfen. Also probiere ich es mit Humor. „Komm schon, reg dich nicht so auf. Schließlich bist du ein Gesellschaftsschädling und Sozialschmarotzer, weil du dich bisher noch nicht vermehrt hast. Wenn du also schon unser Volk nicht vor dem Aussterben bewahren möchtest, könntest du ruhig mehr Verständnis für diejenigen haben, die sich für unseren Alterswohlstand die Nächte mit schreienden Babys um die Ohren schlagen" kichere ich ins Telefon. Beate gibt einen unfreundlichen Laut von sich. „DU bist am besten ganz still. Du hast weder Mann noch Kind vorzuweisen. Und das mit fast 40! Ich hab wenigstens den Mann. Und ich bin jünger als du. Ich schlage also vor, bevor du mich weiter kritisierst, obwohl ich als kinderlose Frau scheinbar immer der Depp bin, kümmerst du dich um deine eigene Fortpflanzung." Oh oh, Beate ist nicht wirklich gut drauf heute. „Du hast recht. Entschuldige. Aber ich bin auch nicht grade in bester Stimmung. Außerdem sitz´ ich grade mit Martina beim Frühstück in einer fremden Wohnung, mitten in München. Wir müssen langsam in die Gänge kommen. Ich melde mich, sobald ich wieder daheim bin" schlage ich vor. Martina stopft sich grade ein Croissant in den Mund und wirft mir einen fragenden Blick zu. „Kurzversion: Eine Freundin kann nicht in Urlaub, weil sie kein Kind hat. Leben ungerecht. Alles Scheiße." „Aha. Ist die Freundin noch jung genug für Kinder? Dann kann sie das Problem ja noch lösen" lächelt mein Gegenüber mit vollem Mund. „Ja, ist sie. Im Gegensatz zu mir. Weißt du, dass mich kürzlich erst so eine Zeitungsinterviewerin gefragt hat, ob ich nicht bald Kinder haben möchte. Von wegen, bald hat die biologische Uhr ausgetickt. Immer geht das an uns Frauen raus. Dabei sieht es bei den Männern nicht wirklich besser aus: Eine Studie der Universität Washington belegt, dass das Erbgut der Spermien ab 35 Jahren häufiger geschädigt ist. Ab 40 nehmen dann noch die Beweglichkeit und das Volumen der Samenzellen ab. Dass mit zunehmendem Alter bei unseren Hengsten auch die Gefahr von Impotenz steigt, will ich gar nicht erst erwähnen.“ Frau Pfefferkorn verdreht die Augen. „Du und deine Statistiken...also ehrlich. Ich halte gar nichts davon. Mich langweilen diese ganzen Zahlen.“ „Du hast ja auch gut reden. Du hast deine Staatsbürgerpflicht schon erfüllt und sollte das Land noch weiter ins Defizit rutschen, hast du einen jüngeren Ehemann. Stefans Spermien sind bestimmt noch ganz flott unterwegs“ schmunzle ich. „Du brauchst auch nicht jammern. Mal abgesehen davon, dass du nie auf Kinder scharf warst – zur Not gibt's ja immer noch die Samenbank“. Mit dieser erfreulichen Prognose für meine Zukunft beenden wir kichernd unser Frühstück und machen uns wieder auf die Heimreise nach Nürnberg.

„ Eine Frau, die nichts zu bedauern hat, ist zu bedauern.“ (Jeanne Moreau, frz. Schauspielerin)

Kapitel 23 Fast alle gehen jagen...es lebe der Partnerklau!

Es läutet. Das muss Janine sein. „Sieh mal, was ich hier habe“ strahlt sie und streckt mir einen Karton, prall gefüllt mit Zeitungen und Magazinen, entgegen. Ich sehe sie fragend an. „Na, Recherchematerial für deine Kolumne <Warum gehen Männer fremd?>. Da steht ganz schön viel drin. Echt interessant!“

Oh, ist das süß! „Wo hast du das alles her? Komm erst mal rein“ bitte ich meine stets zuverlässige und loyale Freundin aus Kindheitstagen. „Du weißt doch – zum Auslegen für die Hasenställe, zum Drunterlegen beim Tapezieren (Dauerrenovieren ist ihr größtes Hobby), zum Fensterputzen – es geht nichts über Papier. Zeitungspapier. Und manchmal stehen sogar richtig Klasse Sachen drin. Sei froh, dass ich das alles aufgehoben habe. Du wirst Stoff ohne Ende finden. Außerdem muss ich dir noch von Volker erzählen. Weil – wenn du wirklich was über Seitenspringer und Betrüger machst, dann kannst du den auf keinen Fall auslassen. Stell dir vor, er hat mir heute ein Foto von seinem Penis gemailt. Wie peinlich! Ins Geschäft! Wie peinlich! Wenn das jemand gesehen hätte!“ kichert sie. „Na ja, andererseits – besser bin ich im Geschäft blamiert als daheim einem Eifersuchtsanfall von Werner ausgesetzt“ fällt ihr plötzlich ein. „Wieso? Du willst doch gar nichts von Volker. Was kannst du dafür, wenn der dir so perverse Sachen schickt?“ „Sicher. Aber du weißt doch, wie Männer sein können. Ob mir Werner wirklich glaubt, dass da absolut nichts läuft, wenn er Fotos sieht, auf denen Volker sich grade ergießt?!“ „Bitte? Der fotografiert sich, während er...masturbiert?“ „Scheinbar. Das Einzige, was ich ihm bisher geantwortet habe, war, dass es bemerkenswert ist, dass er zwei

Sachen auf einmal tun kann. Das ist doch eher ungewöhnlich für einen Mann, hohohoho.“

Ach ja, der gute alte Volker. Ein besonders interessanter Fall. Sicher nicht der klassische Fremdgeher. Dazu ist der Mann zu abgedreht. Aber es stimmt schon. Er könnte sicher einiges zum Thema sagen. <Fragebogen an Volker mailen> kritzle ich schnell auf meinen Notizblock.

Während ich uns ein stilles Wasser aus der Küche hole, breitet Janine genüsslich einige Magazine auf meinem Wohnzimmertisch aus. Die Katzen stapfen begeistert über das raschelnde Papier. „Sieh mal, das ist ein FOCUS vom Februar 2005. <Partnersuche – fast alle gehen jagen> ...Genau unser Thema!“ Neugierig überfliege ich den Text. Das klingt tatsächlich sehr vielversprechend: Dem Artikel zufolge kommt weltweit etwa jede fünfte Beziehung durch Partnerwechsel zustande!

Einem amerikanischen Psychologen ließ das keine Ruhe und so beschloss der Mann, den Partnerklau wissenschaftlich zu erforschen. Partnerklau deshalb, weil – frau höre und staune! - doch tatsächlich mehr als die Hälfte aller Befragten nicht davor zurückschreckte, mindestens einmal im Leben einen Menschen zu umwerben, der in einer festen Beziehung steckte.

„Vielleicht solltest du dir das mit Karl noch mal überlegen?“ schlägt meine Freundin vor. „Was gibt es da noch zu überlegen? Er hat mir verdammt weh getan. Das war´s. Soll er ruhig mit seiner Hauptfrau glücklich werden oder unglücklich bleiben. Punkt. Aus.“ fahre ich sie an. „Quatsch! Hör dir das mal an – die deutschen Frauen haben beim Fremdbaggern eine sehr hohe Erfolgsquote. Hier steht < Wenn sie einen Herrn ins Visier genommen haben, dann bekommen sie ihn auch – nur jeder vierte Partnerklauversuch misslingt." Ich grinse sie an. „Soll das heißen, ich soll um Karl kämpfen?" „Warum nicht? Du liebst ihn doch immer noch. Egal, was du sagst...ich kenne dich. Wieso solltest du vor dich hinleiden, wenn du ihn womöglich doch noch kriegen kannst?" Irgendwie schon ein verführerischer Gedanke. Andererseits – wie sich das anhört, um jemanden kämpfen! Vielleicht bin ich versnobt, aber wenn ich um jemanden kämpfen muss, weil der nicht so zieht, dann...nö, ich persönlich glaube nicht, dass das gute Voraussetzungen für ein glückliches Leben sind.

Und vielleicht ging es Karl sowieso nur um Sex? Diese Möglichkeit darf ich nicht ausschließen, denn der restliche FOCUS-Text bestätigt, was sich auch bei meinen privaten Recherchen abzeichnet:
76 % der befragten Männer nannten sexuelle Unzufriedenheit als Grund für ihren Seitensprung.

Und unser Sex war wirklich genial. Immer wieder neu. Immer anders. Immer überraschend...Wenn ich heute darüber nachdenke – entweder haben wir miteinander gearbeitet oder wir hatten Sex. Beides äußerst zufriedenstellend. Aber sonst? Zwei Individualisten, die gerne zusammen Essen gehen. Mal ein Konzert anhören. Einen Ausflug machen. Meine Freunde besuchen. Das war´s dann aber auch schon mit gemeinsamen Unternehmungen außerhalb irgendeiner Liegestätte. Nicht, dass er mir je schon im Treppenhaus leidenschaftlich die Klamotten vom Körper gerissen hätte. Nein. Karls Qualitäten lagen mehr in seinem unfreiwilligen Unterhaltungsfaktor. Für die Leidenschaft war eher ich zuständig. Wie damals, nach dem gemütlichen Essen mit Kollegen. Wieder bei mir angekommen, sprintete ich von Bad schon textilfrei ins Schlafzimmer - und prallte auf Karl, der voll bekleidet auf der Bettkante saß und mir die Frage aller Fragen stellte: „Was soll ich ausziehen?“

Hä? Was ist das denn bitte für eine Ansage? Es war ja nicht so, dass wir uns noch fremd gewesen wären. Irgendwie kam ich mir plötzlich ein wenig underdressed vor. „Wegen mir kannst du die Klamotten auch anlassen. Wobei ich es schon schöner finde, dich Haut an Haut zu spüren“ säuselte ich, um wenigstens noch etwas von meiner Leidenschaft zu retten. „Moment! Zerr doch nicht so an meiner Krawatte“ schob mich mein Superliebhaber sachte zurück. Stand auf. Entblätterte sich im Schneckentempo. Faltete jedes einzelne Kleidungsstück akkurat, legte den Stapel fein säuberlich direkt neben seine Uhr auf meinen Nachttisch und ließ sich dann erwartungsvoll auf das rote Satinlaken sinken. Gefühlte Jahre später fragte er voller Elan: „So! Na, worauf hast du Lust?“ Lust? Welche Lust? Jetzt half auch der Anblick von der schön behaarten Brust meines Lustobjektes nicht mehr viel. Ja, manchmal ist Karl schon ein wenig schwer von Begriff. Ein bisschen langsam. Was ja nicht immer ein Schaden sein muss... „Haaallloooooo! Was ist denn jetzt?“ stupst mich Janine ungeduldig an. Ertappt kehre ich ins Hier und Jetzt zurück.

„Nichts. Erstens steht hier, dass jede vierte Frau beim Wildern im fremden Revier scheitert. Wetten, dass ich genau die vierte bin??? Zweitens misstraue ich dieser Umfrage. Denn – mich könnte jeder anmachen. Aber wenn ich meinen Partner liebe, dann interessiert mich das nicht. Deswegen find´ ich diese Sache mit dem Partnerklau irgendwie daneben. Ein Partner, der sich einfach so klauen lässt – also, an dem hast du eh nicht viel verloren.“

Ein wissendes Grinsen gleitet über das Gesicht meiner Freundin. „Aber Karl würde bestimmt gerne geklaut werden...Deswegen ist er ja immer so verkrampft bei dir, seit er aufgeflogen ist. Damit DU die Initiative ergreifst. Denn, aufgepasst:< Ein Partnerklauer zu sein gilt als verwerflich. Objekt eines Ausspannversuchs zu werden wird dagegen als Beweis dafür angesehen, dass man begehrenswert ist.> Ich sag dir was – Fremdgänger sind immer freiwillig unterwegs, aber es wäre unmoralisch, das zuzugeben. Also sagen sie einfach, dass sie verführt wurden. Du, im gleichen FOCUS wurde übrigens ein Buch empfohlen. Das solltest du mal lesen..." „Wieso? Wieder so ein doofer Ratgeber, wie man Liebeskummer überwindet oder wie ein Seitensprung die Partnerschaft bereichert? Von dem ganzen Psychomist hab ich die Nase voll!" „Nein, das ist ein Roman. Von Wilhelm Genazino. Es heißt <Die Liebesblödigkeit>. Es ist die Geschichte eines Mannes, der zwischen zwei Frauen steht. Der Typ ist schon etwas älter und kriegt die absolute Lebenskrise. Nicht, weil er ein moralisches Problem hat sondern weil sein Doppelleben so umständlich und kräftezehrend ist. Du verstehst...Sex im Alter mit zwei Frauen...Soll ein ganz witziges Buch sein" empfiehlt sie mir. Lieb gemeint, aber einen alternden Liebhaber, der von zwei Frauen in jeder Hinsicht überfordert ist, hab ich doch selbst. Pardon. Hatte ich selbst.

Da finde ich die Memoiren von Bill Clinton wesentlich aussagekräftiger. Der schrieb nämlich über seiner Affäre 1998 < Ich habe es aus dem denkbar schlechtesten Grund getan. Ich tat es, weil ich es tun konnte.> Rückblickend sieht der ehemalige US-Präsident Monica Lewinskys Blowjob als <schrecklichen moralischen Fehler>. Mann, war das damals ein Riesenhype. Nur, weil der Ärmste sein Techtelmechtel mit der damals 24-Jährigen vor der Grand Jury abgestritten hatte (<I did not have sexual relationships with this woman>) wurde sogar ein Amtsenthebungsverfahren gegen Clinton eingeleitet. <Ich habe alle angelogen> gibt er heute zu.

Was lernen wir daraus? Präsidenten, die fremdvögeln, müssen um ihr Amt fürchten. Politiker, die Tausende in den Krieg, in den Tod, schicken, kommen problemlos damit durch. Was für eine Heuchelei! Als ob das Privatleben eines Menschen irgendwas über seine beruflichen Fähigkeiten aussagen würde. In diesem Fall wären meine Sympathien auf jeden Fall auf der Seite des Fremdgängers. Aber ich kann mich nicht auch noch um die große Weltpolitik kümmern, bin ja schon mit meiner eigenen kleinen Welt überfordert. Also zurück zum Wesentlichen! Zumal Janine schon wieder in ihrer Zeitschriftenkiste fündig wurde.

„Wenn ich mir das Material so ansehe, hat sich mein FOCUS-Abo richtig gelohnt! Sieh dir mal die Ausgabe vom Juni 2004 an...da gibt es eine große Reportage darüber, wie das digitale Zeitalter den Seitensprung fördert und auffliegen lässt...". Stolz steckt sie mir ein zerfleddertes FOCUS-Exemplar entgegen. Auf dem Titel verschickt eine süße Blondine, die im Minikleid mit Mörder-Highheels an einer Bar lehnt, SMS. „Ich werd mir das später in aller Ruhe mal durchlesen. Aber ich fürchte, das wird alles so trocken und mit Zahlen gespickt sein. Dein Engagement in allen Ehren, aber ich denke, ich werde eher in der Boulevard-Presse fündig. BUNTE oder BILD. Da kotzen sich immer alle betrogenen Frauen in mehrseitigen Interviews aus. Weißt du noch, die Greiffenberg-Nummer? Dieser Fußballer...erst hat der Typ die Hochzeit mit seiner Corinna platzen lassen, danach doch geheiratet und sie relativ kurz darauf mit der Nachbarin betrogen. Trotzdem hat er der Reporterin gesagt, dass er seine Frau liebt und um sie kämpfen will. Aber gleichzeitig, dass er sich als Single fühlt und sich nicht gleich in die nächste Beziehung stürzen möchte. Völlig wirr. Typisch Mann halt!"

„Und wie ging seine Frau damit um? Die hat den Arsch doch hoffentlich abserviert?“ ertönt eine fröhliche Stimme. Madeleine! Sie hat sich über die offene Terrassentür ins Haus geschlichen. Ihre Wangen sind gerötet, ihr flacher Bauch hebt und senkt sich schnell unter dem weißen Top, das sie über kurzen schwarzen Adidas-Shorts trägt. „Was ist Leute? Habt ihr mal was zu trinken für eine fleißige Sportlerin?“ Sie dribbelt ungeduldig auf der Stelle. „Oder störe ich grade?“ Der Pferdeschwanz wippt frech hin und her. Sie ist ein Ausbund an Frische und Jugendlichkeit. Tae-Bo, Joggen, Fitnessstudio...und süße 26! Frau könnte neidisch werden. Als ob sie meine Gedanken erraten würde, hebt sie den Zeigefinger. „Nun guck nicht so! Wenn du deinen Hintern auch mal bewegen würdest, bräuchtest du jetzt nicht so griesgrämig auf meinen Bauch gucken. Ich arbeite hart dafür, könntest du auch!“ „Du bist 10 Jahre jünger als ich und hast keinen Liebeskummer. Du könntest deinen Mangel an Feingefühl aber wieder gut machen und uns helfen. Wir durchforsten nämlich grade den Blätterwald der letzten hundert Jahre nach aussagekräftigen Geschichten über Fremdgeher.“ „Klar! Aber erst will ich wissen, wie das mit der Greiffenberg-Ehe war.“ „Unglaublich...ich glaube, die Bev hat recht, wenn sie nix von Schleimern hält. Hört mal her, die Greiffenberg hat angeblich zehn Liebes-SMS am Tag von ihrem Mann bekommen, am Valentinstag hat er sie zugeschleimt ohne Ende und vorher war er mit ihr im Liebesurlaub. Derweil hat er schon dauernd die Nachbarin gebumst.“ „Ooooh! Hier! Das ist der Oberhammer!“ schreit Madeleine, die sich rasend schnell in den Papierberg und das Thema eingefunden hat. „ Er hat ihr den Seitensprung mit der Nachbarin gestanden und behauptet, alles wäre längst vorbei. Hat seine Holde vollgesülzt und parallel immer noch mit der anderen rumgemacht. Er hat also monatelang ein Doppelleben mit zwei Frauen geführt. Oh Backe! Der Zweitfrau soll er erzählt haben, dass er schon längst von seiner Frau getrennt sei. Boah, Männer!" „Mädels, das ist ja alles hochinteressant, aber mich interessiert, WARUM er das gemacht hat. Grade jemand, der in der Öffentlichkeit steht, muss doch damit rechnen, dass er auffliegt." „Kannst ihn ja mal fragen..." „Ich bin nicht blond. Mit mir wird er gar nicht sprechen. Da muss doch was dazu drin stehen. Gebt euch mal Mühe!" befehle ich den Freundinnen und kämpfe mich weiter durch meinen Stapel von Illustrierten. „Hier! Sein Statement haben sie nur ganz klein in die Ecke gedruckt, hihihihihi. Herr Greiffenberg sagte im Interview, dass er die Beziehung durch die äußeren Umstände sehr schwierig fand. Aber er gibt auch zu, dass er sich unverzeihlich benommen hat und sich selbst so gar nicht kennt. Und dass er hofft, dass ihm seine Frau noch eine Chance gibt… Blablabla. Nicht wirklich hilfreich bei der Ursachenforschung oder?" Unsere Vorzeigesportlerin guckt mich fragend an.

„Nö. Wisst ihr was, wenn ihr noch Zeit habt, könntet ihr ja diesen Stapel mal durchgehen. Ich werde mal ein paar Männer anrufen" meine ich, schnappe mir mein rotes Telefonbüchlein und gehe es durch. „Fangen wir mit Jürgen an." „Den kenn ich nicht oder?" „Nein, Mäddie. Das ist ein Heilpraktiker. Hab ihn auf einer Gesundheitsmesse kennengelernt. Sehr netter Typ. Sehr konservativ. Verheiratet. Zwei Kinder. Schätze, der wird so Ende dreißig sein. Wir haben losen Kontakt. Das wäre doch mal ein ganz normaler Mann. Kein Medienmensch, kein Promi, kein Politiker, kein Perversling, sondern der Durchschnittsmann von nebenan." Keine vier Freizeichen später höre ich seine nette Stimme. In kurzen Worten schildere ich ihm mein Anliegen und will wissen, ob er was dazu sagen kann. „Was genau wollen Sie denn wissen?" „Warum Männer fremd gehen". Pause. Dann „Weil es Spaß macht." „Wie? Ist das jetzt ein Scherz oder meinen Sie das ernst?" „Ja. Das ist mein Ernst. Alle Männer, die ich kenne und die mal ihre Partnerin betrogen haben, die haben es just for fun gemacht. Hatte aber mit ihrer Beziehung nichts zu tun." Aha. Auch nicht wirklich hilfreich. Andererseits kenne ich den Mann nicht gut genug, um hartnäckiger nachzufragen. Wäre mir irgendwie peinlich.

„Also, ich glaub das einfach nicht. Das kann doch nicht sein, dass die alle ihre Frauen betrügen, nur so, aus Spaß! Ich bin felsenfest davon überzeugt, dass ein Mann nur mit einer anderen schläft, wenn es in seiner Beziehung nicht mehr gut läuft" klammert sich Madeleine verzweifelt an den Wahn aller Frauen, die in einen bereits gebundenen Mann verliebt sind, verliebt waren oder einfach unverbesserlich romantisch sind.

„Kindheitstrauma. Alles klar" kichert Janine und schwingt eine zerfledderte Illustrierte. „Um wen geht's denn?" „ Ihr kennt doch bestimmt noch diesen Schlagersänger, den Christoph Andreas. Der wurde mit zwölf von einem Mädchen bitter enttäuscht und hat sich danach nie mehr richtig verliebt. Bis vor kurzem. Die Reporter haben ihn jetzt bei seiner Hochzeit gefragt, ob das Versprechen <Bis dass der Tod euch scheidet...> nicht reichlich riskant ist für einen Mann, der behauptet, dass er nicht treu sein kann, angeblich schon 2000 Frauen hatte." Jetzt hat sie unsere ungeteilte Aufmerksamkeit. „Und? Was hat er geantwortet?" fragen Mäddie und ich aus einem Munde. „ Dass mit seiner Frau von Anfang an alles anders war. Er wusste sofort, dass sie die Richtige sei und dass er ihr für immer treu sein würde. Er meinte sogar, dass ihm – wäre er ihr früher begegnet – viel erspart geblieben wäre."

Hurra! Da waren sie, die magischen Worte, nach denen die hoffnungslosen Romantikerinnen lechzen. Diese Worte, die bedeuten, dass unser Traummann nur deshalb zum Womanizer wurde, weil ihm weh getan wurde, weil er die Richtige noch nicht gefunden hat. Und das dann alles anders wird. Selbstverständlich beinhaltet diese Erkenntnis automatisch, dass wir und keine andere diese eine, diese besondere Frau sind.

„Halloooo! Kommt mal wieder runter von euerer rosaroten Wolke. Ich hab ein paar nicht so romantische Aussagen für euch zwei“ ruft Janine. Blickt uns mit gespieltem Ernst an. „ So Mädels, lassen wir doch mal einen echten Intellektuellen zu Wort kommen: Fritz Klaus Kreuter. Der wurde zum Thema, wie schnell er sich entliebt, zitiert mit folgenden Worten: <Ganz schnell. Leider. Komischerweise. Da denk ich dann immer, die sind zu blöd für mich, die hab ich schnell durchschaut und die haben keine Geheimnisse mehr. Und dann schmeiß ich sie halt weg.>

Zum Thema Liebe hat er auch was beigetragen <Ich bin in mich selbst verliebt. Das genügt mir...Ich weide die Frauen aus und schmeiße sie weg. Denken Sie nur an Goethe. Wie viele Frauen hat er kaputtgemacht! Das ist eine Berufskrankheit. Ein Schriftsteller beurteilt die Menschen, die ihn umgeben, danach, ob er sie ausnutzen kann.>

„Mein Gott, der Mann schreibt Dramen. Den darf man doch nicht so wichtig nehmen. Außerdem – wie viele tolle Männer sind schon von Beruf Schriftsteller? Die Wahrscheinlichkeit, dass wir so jemanden treffen, ist doch eher gering“ versuche ich, die rosarote Wolke zu retten. „Außerdem ist das ja ewig her. Vielleicht ist der Mann inzwischen gereift.“

„Der vielleicht, aber der niedliche Hugh Grant soll angeblich auch was in der Art gesagt haben. Von wegen er wünschte, er könne mal eine Frau so sehr lieben wie sich selbst“ beharrt

Janine auf ihrer negativen Einstellung.
Die ursprünglich ausgelassene Stimmung kippt. Ich möchte fast sagen, sie wird geradezu apokalyptisch. „Leute, seid mir nicht böse, aber ich muss wieder los. Laufen. Ihr wisst ja, der Stadtmarathon steht an“ drückt sich Mäddie mit einer ziemlich guten Ausrede vor weiteren katastrophalen Erkenntnissen über Männer.
Unsere immer kritischer werdende Haltung dem anderen Geschlecht gegenüber scheint sogar auf die Katzen Auswirkungen zu haben. Die dicke Helena, sonst die personifizierte Gemütlichkeit, schlägt fauchend auf den armen Baghira ein, der sich verständnislos in sein Körbchen trollt. „Scheiß Weiber!“ scheint sein vorwurfsvoller Blick aus den dunkelgrünen Augen zu sagen.
„Meine Liebe, ich lasse dich jetzt mit dem ganzen Zeugs allein. Du willst sicher noch an deiner nächsten Kolumne arbeiten. Außerdem wartet Werner bestimmt schon auf mich. Vielleicht gibt’s heute noch Sex, das will ich nicht verpassen“ grinst Janine, schnappt sich ihre schwarze Lederjacke und entschwindet. Na toll, da sitz´ ich nun mit zwei übellaunigen tierischen Mitbewohnern, einem schier unübersichtlichen Berg von Zeitungen und null Plan, was ich als nächstes schreiben könnte.

„Geld, Macht, Weiber treiben einen Mann im Wesentlichen an"(ein Politiker...)

Kapitel 24 Unbewiesene Theorien in Sachen Seitensprung, die Reise nach Guandong oder vive la France...

Ich glaube, das wird ein guter Tag! Die Waage ist sehr freundlich zu mir, die Katzen sind wieder friedlich. Meine Stimmung ist gut. Denn heute plane ich Intellektuelles für meine Kolumne. Von wegen Weiberklatsch und immer nur Männer, Männer, Männer. Ich werde meinen Kritikern heute beweisen, dass weibliche Ansichten über Männer, übers Fremdgehen und ein gewisser Anspruch sich nicht ausschließen. In einer unruhigen Nacht habe ich mich durch Bildungskanäle und dicke Geschichtsbücher gearbeitet. Schließlich ist das Fremdgehen weder ein neuzeitliches noch ein rein deutsches Phänomen. Apropos Phänomen: Wissenschaftler stellen für Unerklärliches gerne Theorien auf, ob sie diese nun experimentell beweisen können oder nicht. Auch daran werde ich mich in meiner neuen Kolumne versuchen.

<Warum gehen Männer fremd? Dieser Frage gehen wir nun schon eine Weile auf den Grund, doch die Sache bleibt bisher rätselhaft. Deshalb möchte ich heute keinen bestimmten Aspekt vertiefen sondern gewagt und ohne Gewähr einfach mal ein paar Seitensprung-Theorien anbringen.

Theorie 1: Der falsche Kulturkreis?
Vielleicht hat im Grunde jeder Mann das Bedürfnis, mehrere Frauen zu beglücken. Nicht nur, um seine Gene so oft wie möglich zu verstreuen, sondern weil sein Männergehirn gar

nicht verstehen kann, weshalb er sich mit nur einer Frau begnügen muss – nur, weil es das inzwischen in den meisten Kulturkreisen gültige Gesellschaftsdiktat so vorgibt. Womöglich hat sich der treue Durchschnittsmann lediglich den gängigen Moralvorstelllungen angepasst, lebt also eigentlich wider seiner Natur? Und eines Tages passiert etwas, dass dieses eingekerkerte Fremdge(h)n freisetzt...und schon geht's los mit der Heimlichtuerei.
Heimlich deshalb, weil ein Betrug nie gut ankommt. Der moralische Druck von außen aber umso größer ist. Beispiel China: In der südchinesischen Provinz Guangdong möchte die dortige Regierung Ehemännern sogar gesetzlich verbieten, eine Geliebte zu haben. Die <Bejing News> schreibt, dass es Pläne gibt, die es den Männern verbieten sollen, außereheliche Liebesnester einzurichten.
Hintergrund: Etliche chinesische Geschäftsleute unterhalten für ihre Geliebte eine Mietwohnung.
Dieses unmoralische und kostenintensive Verhalten ist dort zwar bereits seit 1949 verboten, aber niemand hält sich heute mehr daran. In früheren Jahren war das anders. Kein Wunder, wurde ein erwischter Fremdgeher dort angeblich bis in die 70er Jahre sogar mit Arbeitslager bestraft. Nachdem die Einhaltung dieses Gesetzes aber mit den Jahren immer mehr vernachlässigt wurde, schlief die Sache irgendwann ein. Und die Fremdgeher schliefen in der Zwischenzeit ungestört mit ihren Gespielinnen. Nun ist das Land auf dem Weg, international an Bedeutung zu gewinnen und da möchte man sich natürlich auch in moralischer Hinsicht top präsentieren.
Allerhöchste Zeit also für die chinesischen Behörden, dem außerehelichen Treiben mit verschärften Gesetzen ein Ende zu setzen!
Ob das klappt? Ob dieses Vorgehen auch in anderen Ländern Schule machen könnte?
In Deutschland kann ich mir das nur sehr, sehr schwer

vorstellen. Die Politiker hierzulande wollen uns zwar per Gesetz dazu bringen, uns zu vermehren. Aus karriereorientierten Anzugmännern einen windelwickelnden Hausmann mit goldigem Schürzchen zu machen. Fit statt fett zu sein.
Aber ein <Geliebte-verboten!-Gesetz> sehe ich noch nicht mal in weiter Ferne. Oder fällt Ihnen ad hoc ein Politiker ein, der in jüngster Zeit nicht durch außerehelichen Kindersegen, Geliebte oder Spesenbelege für Bordellrechnungen (selbstverständlich alles im Dienste des Volkes) aufgefallen wäre? Mir nicht. Von den seriellen Monogamisten (böse Zungen sprechen in Berlin gerne vom Schröder- bzw. Fischer-Effekt) mal ganz abgesehen.
Nein, ich fürchte, eine Gesetzesvorlage um das Fremdgehen zu verbieten, würde in diesem Lande kläglich und parteiübergreifend scheitern.

„Warum kann ich nicht in einer Welt leben, in der Polygamie erlaubt ist?" wollte Tobias erst kürzlich von mir wissen, als ich um den Einblick in ein männliches Gehirn bat und er dazu erst seine Hosen runterlassen musste.. Oder Christian, der süß naiv fragte <Fremdgehen? Wieso FREMD gehen? Wenn ich mit einer Frau geschlafen habe, ist die mir doch gar nicht fremd.>
Gern erinnere ich mich stets mit Ehrfurcht an den naiven Mut Arnos, sich dereinst vor der Scheidung bei seiner damaligen Noch-Ehefrau auszuweinen, weshalb sie ihn nun eigentlich verlassen habe. An Tatjana oder Corinna wird's doch wohl nicht gelegen haben?! Die hatte er sich zwar gegönnt, aber deshalb hätte er seine Familie doch nie verlassen. Immer gut für sie gesorgt. Die Antwort seiner Damals-Hauptfrau, dass sie es einfach nicht so prickelnd fand, dass jeder im gemeinsamen Freundeskreis wußte, dass ihr Göttergatte auch anderweitig aktiv war, konnte der untreue Gemahl absolut nicht

nachvollziehen. Im Gegenteil. ER war hier das Opfer, eben WEIL alle wussten, dass „ich Ehefrau und Geliebte habe. Wie stehe ich denn jetzt da, wenn mich meine Frau verlässt???"
Ja eben! Wie steht der Mann jetzt bloß da! Also wirklich.

Siegfried, ein 49-jähriger Architekt aus der Nähe von Augsburg lebt nach einem ähnlichen Prinzip, auch wenn er sich gemäß seiner Lebensphilosophie selbstredend nicht als Fremdgeher sieht. Für ihn ist nur klar, dass ein Mann nicht mit einer Frau auskommen kann. Drei sollten es schon sein, aber dabei geht es ihm nicht etwa um schnöden Sex. Sondern eher darum, dass er uns Frauen nicht zutraut, alle seine Bedürfnisse abzudecken. „Ich denke, man(n) braucht eine Frau für Sex, eine als Partnerin für das alltägliche Leben, eine als Muse."
(Ich bin dafür, ihm noch eine Putzfrau, eine Chauffeuse und eine Frisöse zu gönnen. Oder übernimmt das die Partnerin fürs Alltägliche?)
Das wirklich Tragische an der Sache ist, dass ausgerechnet eine Frau, eine gewisse Helen Fisher, diese merkwürdige Theorie bestätigt. Die Wissenschaftlerin von der Rutgers University will herausgefunden haben, dass die drei Eigenschaften der Liebe (Sex, Romantik, gegenseitige Abhängigkeit) unterschiedliche Bereiche des Kortex stimuileren. Die Wissenschaftlerin sah darin den Beweis dafür, dass wir in eine Person verliebt sein können, mit einer anderen Sex haben und mit einem ganz anderen Partner zusammenleben möchten.

Der deutsche Star-Regisseur Dieter Wedel, der aktuell 6 Kinder von 6 Frauen hat und mit seiner Freundin seit circa 10, mit seiner Lebensgefährtin seit ungefähr 30 Jahren zusammen ist, soll in einem Interview mit der BILD-Zeitung gesagt haben „ Ich mache nichts anderes als andere Männer auch. Nur sage ich es offen und belüge meine Partnerinnen

nicht."
Wenn man(n) zwei Frauen hat, die damit leben können, ist das ein gutes Argument. Der Regisseur hat das große Glück, dass die beiden Damen Freundinnen sind.

Theorie 2: Die Aktuelle ist nicht die Richtige?
Die amtierende Hauptfrau ist nur zweite Wahl! Ich erinnere mich an eine Umfrage, die in unserem >Sonntagsblitz> veröffentlicht wurde. Daraus ging hervor, dass neun Prozent aller befragten Männer und Frauen befürchteten, dass sie nur zweite Wahl seien und <der andere seinen Traumpartner nicht kriegen konnte.> DAS wäre immerhin ein Motiv fürs Fremdgehen: Man(n) hat nicht die Frau gekriegt, die man wollte. Hat aber immerhin eine Beziehung, die halbwegs passt und sucht halt nebenbei weiter.

Theorie 3: Ein eingebildeter historischer Anspruch auf eine Zweitfrau?
Damals nannte man diese Konkubine oder Mätresse, heute ist es halt schlicht und ergreifend eine Geliebte. In der Stadt der Liebe, im schönen Paris, da wird diese Tradition liebevoll gepflegt.
Ein männliches Staatsoberhaupt, das was auf sich hält und bei seinen Landsleuten Eindruck machen will, braucht auf jeden Fall eine ordentliche Zweitfrau. Der gegenwärtige französische Regierungschef wird regelmäßig mit einer gar nicht mehr Unbekannten gesehen, die nicht seine Frau ist. Allerdings soll er bis in die Chefetagen der Verlage mit gar fürchterlichen Dingen gedroht haben, wenn die Fotos seines außerehelichen Privatlebens veröffentlicht würden.
Einer seiner Vorgänger, Francois Mitterand, tat das Gleiche, nur viel dezenter: Während seiner gesamten 14 (!!!)-jährigen Amtszeit hatte er eine Zweitfrau, die bezeichnenderweise in einer Dienstwohnung lebte, direkt über dem Apartment seines

Geheimdienstberaters. Offiziell arbeitete le Président bis in die Nacht... Vive la France! Die meisten Journalisten wussten von dieser Daueraffäre, schwiegen aber stilvoll. Kurz vor seinem Lebensende ging Mitterand selbst an die Öffentlichkeit, stellte die Zweitfrau sowie die gemeinsame Tochter vor, übernahm die volle Verantwortung. Ein Mann mit Mut und Stil.
Der peinlichste überlieferte Fehltritt im Elysée-Palast soll anno 1899 dem damaligen Präsidenten Felix Faure widerfahren sein. Dieser wurde in der Umarmung einer Dame tot aufgefunden. Angeblich hatten sich seine Hände in der Haarpracht der Blondine verfangen, und die Leiche musste mit einer Schere rausgeschnitten werden. Auch hier verhielt sich die französische Journaille sehr diskret.
Ja, die Franzosen haben Verständnis für die amourösen Abenteuer ihrer Herrscher.So unterhielt Madame de Pompadour, berühmte Mätresse von Louis XV, im Palast einen eigenen Salon (der nach der Revolution von der Herzogin von Bourbon pikanterweise an ein Edelbordell vermietet worden sein soll.)
Na und Napoleon Bonaparte, der hat´s richtig krachen lassen. Seine romantische, unglückliche Ehe mit der schönen Josephine ist zwar eine berührende Geschichte mit Hollywood-Liebesfilmpotential – aber der kleine Kaiser war ein großer Liebhaber.
Naja, zumindest ein fleißiger: 25 (!!!) namentlich bekannte Geliebte hatte der Kaiser plus unzählige, namenlose Affären. Wie Historiker behaupten, hatte der Kaiser in seinem Büro ein Bett. In dem saß – quasi allzeit bereit – eine willige Frau und wenn´s den alten Nappo überkam, dann ....tja.
3 Minuten sollen diese Sex-Anfälle im Schnitt gedauert haben. Also doch eher ein kleiner Kaiser.

Allerdings ist nicht nur Frankreich das Land der Liebe! Ein edler Fürst, der den Franzosenkaiser zu jener Zeit bekämpfte,

war der berühmte Fürst Pückler. Der liebte nicht nur seine Gärten in der Nähe von Cottbus sondern auch seine Geliebte. Während sich seine Frau Lucie vor allem der heimischen Küche hingegeben haben soll, aß der Fürst gerne auswärts, bei der Wirtstochter Caroline.
Die Fürstin selbst verwöhnte ihren Gatten weniger mit fleischlichen als mit kulinarischen Raffinessen und ließ extra für ihren Gemahl eine Eistorte zubereiten. Dafür bat sie sogar den Konditormeister Schulz um Unterstützung. Das Resultat ist noch heute in den meisten Kühlfächern zu finden: Eine grandiose Torte aus drei Eissorten.
Der undankbare Fürst widmete allerdings das Dessert nur wenige Tage später seiner Geliebten. Die liebste Caroline bekam das Rezept für die Torte plus einen leidenschaftlichen Liebesbrief...

Sogar im Vatikan, Hochburg der Moral, ging's in früheren Zeiten richtig rund! Eine gewisse Giulia Farnese teilte in der Renaissance das Bett mit dem Papst, wo sich die beiden nicht nur vergnügten sondern auch vermehrten...Noch heute steht im Petersdom angeblich die Marmorstatue jener Geliebten. Einst war die Skulptur nackt, dann wurde sie mit einem Bleigewand verhüllt.

Einen riesen Zickenzirkus gab's auch im Harem von Süleyman dem Prächtigen. Dem stand hochoffiziell ein ganzes Harem zur Verfügung, doch er wollte nur seine schöne Roxanne. Meistens jedenfalls. Denn ab und zu besuchte er auch die anderen Damen in ihren Gemächern.Die seltener beglückten Gespielinnen sollen angeblich neidisch versucht haben, die Favoritin des Sultans mit Gift aus dem Weg zu schaffen. Und wenn die Geschichtsschreiber nicht lügen, nahm genau wegen diesem Zickenzirkus nach dem Ableben des Herrschers, sein beachtliches Imperium ein Ende: die Söhne von Roxanne und von einer anderen Geliebten murksten sich im Kampf um den Thron gegenseitig ab, das Reich zerbrach.

Und sogar im konservativen Bayern hielt sich König Ludwig I. eine Mätresse. Das war für die Menschen damals ganz in Ordnung. Der eigentliche Skandal war, dass die Person nicht aus Bayern sondern aus Irland stammte und eine schnöde Tänzerin war: Elizabeth Rosanna Gilbert, besser bekannt als Lola Montez.
Wie das der meisten Geliebten fand auch ihr Dasein ein unrühmliches Ende. Sie wurde 1848 aus Bayern verbannt und starb 20 Jahre später verarmt in New York.
Die Mätressen der französischen Könige konnten froh sein, wenn sie nach ihrer Dienstzeit überhaupt mit dem Leben davon kamen, so fleißig wie damals intrigiert und vergiftet wurde.

Schon damals fand also statt, was heute noch Gültigkeit hat: Der Mann geht fremd und ist der Hengst, die betrogene Frau ist das arme Opfer und die Geliebte hat die Loser-Karte gezogen.
Kein Wunder also, dass die Männer des 21. Jahrhunderts so an Traditionen hängen...

Theorie 4: Die Zweitfrau als Statussymbol?
Getreu dem schönen Motto: Mein Haus, mein Auto, mein Boot, meine Frau, meine Geliebte. Mann von Welt lässt sich da nicht lumpen. Oder warum sonst gab es in einigen deutschen Großkonzernen zuletzt so ein Gezeter wegen enormer Spesenrechnungen, mit denen Flüge, Hotels und andere Nettigkeiten für eine exotische Dauergeliebte abgerechnet wurden...?

Theorie 5: Leben wir einfach zu lange?
Manche Menschen sind der Ansicht, dass die romantische

Liebe, die mit der ganzen Herz-Schmerz-Schmacht-Balz-Kiste, eine Erfindung aus jener Zeit war, wo die Menschen schon mit 12 verheiratet wurden, mit 30 Oma/Opa waren und mit 40 im kühlen Grab. Und dass es daher ein Leichtes war, sich ewige Treue bis in den Tod zu schwören. Im besten (oder schlimmsten?) Fall waren das dann ein paar Jährchen. Damals.
Inzwischen steigt die durchschnittliche Lebenserwartung kontinuierlich. Statt 10 oder 20 Jahren kann „ewige Treue" durchaus 40, 50 oder gar 60 gemeinsame Jahre bedeuten. Das kann wunderschön sein – aber für manche ist es sicher zu lange. Der relativ frisch geprägte Begriff von der <Lebensabschnittsgefährtin> sagt eigentlich alles. Sternekoch Paul Bocuse wird übrigens mit den Worten zitiert, man würde heute vieell zu alt für eine einzige Frau im Leben.

Theorie 6: Die Wechseljahre?
Wechseljahre im wahrsten Sinne des Wortes! Fakt ist – zwischen 40 und 50 bekommen auch Männer Hormonprobleme. Viele Männer geraten in eine Sinnkrise. Panikartig fragen sie sich, ob sie genug aus ihrem (Liebes-) Leben gemacht haben. Oder ob ein Durchstarten mit neuer (jüngerer) Partnerin sinnvoll wäre. Ein Drittel aller Männer zwischen 40 und 60 Jahren gerät in eine teilweise jahrelange Krise!!! Immerhin 15 % davon machen Ernst mit dem Neuanfang...getreu dem Motto <Mit einer jüngeren Frau werde auch ich wieder jünger.>

Eines haben all diese Theorien gemeinsam: Den klassischen Macho-Haremstraum. Dazu kann ich nur eines sagen: Wehe, wenn der wahr wird... <Arab News> berichtete vor einiger Zeit von einem Mann in Saudi-Arabien, der mit einem Nervenzusammenbruch ins Krankenhaus gebracht worden war

– nachdem er innerhalb von sechs Monaten vier (!!!) Frauen geheiratet hatte.
Der Mann wird, so berichtet das Blatt weiter, inzwischen psychologisch betreut und verweigert den Kontakt zu seinen Eltern und den Ehefrauen. Noch Fragen Jungs?>

„Im Alkohol müssen weibliche Hormone sein. Man redet wirr und kommt in keine Parklücke“

(Craig David, Sänger)

Kapitel 25 Probieren ist besser als Frustrieren

Mein erster Tag beim Auktionsfernsehen. Im Grunde ist es so was wie Teleshopping, nur haben die Kunden nicht ewig Zeit, wenn sie ein Produkt kaufen wollen. Eigentlich dürfte ich nicht aufgeregt sein, schließlich bin ich ein alter Fernsehhase, eine Rampensau. Was soll da schon schief gehen? Natürlich alles. Schließlich reden wir hier über mein Leben.Der Producer hämmert mir mit überdrehter Stimme ein „Und vergessen Sie nicht, immer in die Kamera zu lächeln. Und das Produkt schön hochhalten, aber in die andere Kamera.“ Der Typ ist höchstens fünfundzwanzig und wirkt total ungepflegt. Das Einzige, was der glaubwürdig verkaufen könnte, wären Drogen. Von diesem Jüngelchen muss ich mir jetzt also sagen lassen, wo´s lang geht. Nach zehn Jahren in diesem Job! Ich schlucke. Was soll´s! Die Kohle passt, die Arbeitszeit auch und ich bin endlich weg von Karl. Dafür kann ich diesen Möchte-gern-Spielberg ertragen. Bevor ich mich recht versehe, schubst mich eine Aufnahmeleitern, ebenfalls kaum dem Kindergarten entwachsen, mit einem aufmunternden Lächeln in die Pappmache-Kulisse. Auf dem Schirm kommt die popelige Deko allerdings ziemlich authentisch und chic rüber. Wellness und Beauty sind meine Themenschwerpunkte. Denke ich. Süßlich lächle ich in die Kamera während ich die Box mit mir komplett unbekannten Schönheitsmittelchen verkrampft in die andere Richtung halte. Fühle mich wie ein Schlangenmensch. Okay, wie war das gleich noch mal? In Kamera 3 sprechen, aber die Cremes in die 2 halten. Komisch, wie verdreht sich der eigene Körper anfühlen kann. Ich will gar nicht wissen, wie ich aussehe. Aber selbst wenn ich wollte, würde ich nichts sehen, denn der einzige Monitor im Studio wird sinnvollerweise von den Schlabberjeans des Kaugummi kauenden Kameramannes verdeckt. „Gib mehr Gas! Du musst das Zeug schon anpreisen! Die Leitungen glühen noch nicht!“ quäkt die Stimme der Producerin via Knopf im Ohr in meinen Gehörgang. Wenig später sind Cremes und Wässerchen erfolgreich verkauft. Ich atme durch, sehne mich nach einem Schluck Wasser, was zu Essen und einer Toilette. Vielleicht, während der Programmtrailer mit Hinweisen auf weitere Präsentationen läuft? Da könnte ich doch mal kurz...ich habe mich noch keine zwei Zentimeter vom Moderationspult entfernt, eilt ein völliger aufgelöster Glatzenträger durchs Studio und stellt mir schnaufend einen silberfarbenen Koffer auf den Tisch. „Da. Dein nächstes Produkt. Alles Weitere gleich“ hechelt er und rauscht wieder ab. Hä? Und jetzt? Meine Blase drückt. Ich kann mich nicht konzentrieren. Nach Kosmetik sieht der Koffer irgendwie nicht aus. Ooops, die Erkennungsmusik für die nächste Runde startet. Ich habe das unglückliche Gefühl, ich kann die Toilette und meine Karriere vergessen. „Na los! Öffne den Koffer! Du siehst ja selbst, was da alles drin ist“ erklingt eine Männerstimme in meinem Ohr. Muss der Glatzenträger sein. „Hallo und herzlich willkommen zu unserer Sendung für Hobby-Handwerker! Äh...ja Sie sehen schon, wir Frauen können nicht nur schön sein, sondern auch selbst renovieren...“ Oh mein Gott, was labere ich da bloß für einen Schwachsinn. „Hier“ ich klopfe fachmännisch mit einem Augenzwinkern auf den Metallkoffer „haben wir alles, was das Handwerkerherz begehrt“ behaupte ich und versuche nebenbei, dieses verdammte Ding aufzumachen. Scheiße. Geht nicht. „Es hat nicht nur einen tollen Inhalt, es ist auch ganz besonders gut gesichert. Damit es beim Transport nicht aufgeht“ flöte ich. Schweißtropfen bilden sich auf meiner Stirn. Buh, ist das heiß hier im Studio. Der Kameramann und Olli, so heißt der

Haarlose, bedrängen mich, diesen blöden Koffer zu öffnen. Wie??? Ich entwickle Eigendynamik, entferne mich unerlaubt vom Moderationstisch und stolziere durch die Kulisse. Deute auf die Pseudoholzbalken. „Hier könnten Sie wunderbar mit all den Geräten arbeiten, die in unserem heutigen Paket enthalten sind“ lüge ich und hoffe, dass irgendeiner so schlau ist und dieses dumme Teil aufmacht. Aus dem Augenwinkel sehe ich, wie sich ein junger Mann abmüht, den Koffer aufzuschließen. Ich schwebe zurück zu meiner eigentlichen Position. „So! Na was haben wir denn hier?!“ halte ich ein merkwürdig geformtes Ding in die Kamera. „Na, was kann das wohl sein???“ zische ich. „Imbussschlüssel“ flüstert der Kameramann. Ah, wenigstens einer, der mitdenkt. „Ein Imbussschlüssel! Genau!“ - Gefühlte zehn Jahre später bin ich fertig mit der Fernsehwelt. Leer. Mein Kopf schwirrt. Ich weiß nicht, was ich die letzten Minuten auf Sendung verbrochen habe. Hauptsache, es ist vorbei! Wutschnaubend rausche ich ins Büro der Sendeplanerin. „Habt ihr sie noch alle? Wie könnt ihr mir das antun? Ich hab null, absolut null Ahnung von Handwerkszeug. Macht mich bloß nicht verantwortlich, wenn die Umsätze mies waren!“ Schweigen. Ein widerliches Grinsen. Der Herr Regisseur ist auch im Büro eingetroffen. Aha. „Wissen Sie Bev, was Sie da unten abgeliefert haben, war unter aller Sau. Selbst als Frau sollte man doch ein wenig über Schrauben und so was wissen...Aber...Sie haben Glück. Die Umsätze waren sensationell.“ „Ich will ja nicht zickig sein, aber ich dachte, ich mache in Wellness und Mode?“ „Das war der ursprüngliche Plan. Aber wir haben beschlossen, keine monothematischen Shows zu produzieren. Wir möchten uns nicht nur durch unser Verkaufskonzept von den Mitbewerbern absetzen, sondern auch in der Präsentation. Wir bieten in jeder Sendung von allem etwas“ erfahre ich. „Nun beruhigen Sie sich mal. Wir stecken noch in der Anfangs- und Entwicklungsphase, da müssen Sie schon flexibel sein!“ Na, das kann heiter werden! Von allem etwas...hahaha. Trotzdem schlucke ich meinen Ärger runter. Besser, ich sage nichts bevor ich gleich wieder ohne TV-Job bin. Wortlos greife ich mir meine Sachen und düse in die kleine Pension in Unterföhring, wo mich <3-4-5 TV> untergebracht hat. In meinem Kämmerchen starre ich gebannt auf den Sendemitschnitt. Eine Katastrophe! Eine schwitzende, nicht unbedingt grazile Frau hält mit spitzen Fingern Schraubenschlüssel, Akkubohrer und Ähnliches gatzend in die Kamera. Zur Krönung zersägt sie ein Brett auf dem Moderationstisch. Die Sägespäne fliegen quer durchs Studio. In der Einblendung rechts am Schirm allerdings rattern die Verkaufszahlen nur so runter. Wahnsinn! Vielleicht muss ich mich nur erst an diese neue Aufgabe gewöhnen? Also abwarten und hoffen, dass es morgen besser wird...

„Männer sind wie Diamanten – frau muss sie mit Fassung tragen“

Kapitel 26 Nie mehr Sex mit dem Ex
oder
<Gutaussehender Millionär sucht Traumfrau>

Es ist ein herrlicher Sommertag. Die Sonne strahlt vom fränkischen Himmel, derselbige leuchtet in einem prächtigen Gute-Laune-Blau. Die Minitiger strecken und recken sich auf meiner Terrasse, die ich in den letzten Tagen in ein Blumenmeer verwandelt habe. Mein CD-Player versorgt mich dank Shakira und Juanes mit Urlaubs-Feeling, das Stimmungsbarometer ist an der Obergrenze. Ja! Mein Leben ist schön! Was könnte ich heute Schönes machen? Faulenzen? Auf der Liege meine Haut runzlig werden lassen? Oder vielleicht lieber ein Ausflug in Richtung Fränkisches Seenland? Während der Woche ist bestimmt nicht viel los...“Drrriiinggggg“ macht´s an der Haustür. Jetzt? Na, dann wollen wir doch mal sehen, wer das ist. Ich tänzle zur Tür. „Ja bitte?“ strahle ich in den Treppenaufgang. Keine Sekunde später ist mir das Lachen gründlich vergangen: Karl steht verschwitzt vor meiner Tür. Wedelt mit einem blauen Kulturbeutel. „Ein Glück, dass du da bist. Kann ich rein?“ Noch bevor ich ablehnen kann, schiebt er mich in den Hausflur, schlurcht Richtung Wohnzimmer und lässt sich auf meine Couch plumpsen. „Was machst du hier? Wie siehst du überhaupt aus?“ Er strahlt mich unschuldig aus seinen hellen Augen an. „Ach, ich hab einen Termin hier in Nürnberg. Der hat sich verschoben. Nachdem ich was für meine Fitness tun sollte, hab ich die Zeit zum Joggen genutzt. Bei dir in der Ecke ist so viel Grün...hier kenn´ ich mich aus…also bin ich hier gelaufen. So kann ich natürlich unmöglich zu der Besprechung später. Aber ich kann sicher deine Dusche benutzen?“

Bitte???? Fassungslos starre ich auf diesen Mann, der in einem enganliegenden, irgendwie leicht geschmacklosen Trikot auf meiner Couch sitzt und in meine Dusche will. So ein buntes Ganzkörperkostüm sollte nur Superman tragen…Wie konnte er nur davon ausgehen, dass ich überhaupt zuhause bin? Dass er in meine Dusche darf?

Er interpretiert mein Schweigen als Zustimmung. „Ich hab mir schon gedacht, dass dir das nichts ausmacht. Deshalb hab ich gleich frische Wäsche mitgebracht!“ Er schwenkt das blaue Täschchen und geht Richtung Badezimmer. „Ach Bev, hast du vielleicht ein Glas stilles Wasser? Wir könnten auf der Terrasse was trinken“. Schwupp. Die Badtür fällt hinter ihm zu. Ich höre das Wasser rauschen und bin immer noch fassungslos. Bin ich im falschen Film oder ist das grade in meinem Bad der Mann, den ich vor ein paar Monaten endgültig verlassen habe, weil er sich weder für noch gegen mich entscheiden konnte? Dem ich meinen geliebten Job vor die Füße geworfen habe und über den ich grade erst hinweg gekommen bin? Wieso klopft mein Herz so laut? Das ist bestimmt die Wut.
Wobei...eigentlich bin ich gar nicht mal wütend. Eher ziemlich verwirrt. Außerdem stinkt es mir, dass ich beim Wiedersehen mit dem Ex – wo frau doch in Schönheit glänzen möchte – total unsouverän, verschwitzt und ungeschminkt da stehe. Und aufgeräumt ist auch nicht.
Moment mal! Was sind das denn für Gedanken? Sollte ich nicht ätzend sein, den gefühllosen Fremdgeher einfach vor die Tür setzen in seinem peinlichen Sportoutfit?! Das könnte ich eigentlich nachholen...Aber Karl gibt mir nicht die kleinste Chance, in Ruhe zu überlegen, was hier zu tun wäre. Splitterfasernackt und selbstbewusst kommt mir der Mann tropfend entgegen. Als ob nie irgendwas gewesen wäre. Na gut, wenn er Spielchen spielen will, kann er das haben. Ich ignoriere die sich bewegende Männlichkeit zwischen den

muskulösen Oberschenkeln ebenso wie die Spur von Wassertropfen, die er hinter sich lässt und schreite hoch erhobenen Hauptes auf die Terrasse. „Wasser steht schon draußen“ flöte ich. Mal sehen, ob der wirklich so nackt mit raus kommt. Na, die Nachbarn werden sich freuen. Aha. Immerhin hat er sich eines meiner Handtücher um die Hüfte geschlungen. Was denkt der sich eigentlich? Das allein der Anblick seines unbekleideten Körpers bei mir Mauern einreißt oder was? Okay, ich mag seinen Körper. Sehr lecker. War er immer. Gepflegt. Durchtrainiert. Obwohl...schau mal einer an...da haben wir ja ein kleines Bäuchlein. Beruhigend. Und was haben wir denn da, weiter unten? Das sieht ja fast nach Besenreisern aus? Am Ende sogar schon Krampfadern? Beruhigend zu sehen, dass bei meinem ehemaligen Liebsten auch schon ein wenig der Lack ab ist. Meine Schultern straffen sich, der Bauch wird eingezogen. Schließlich will wenigstens ich eine gute Figur machen. Natürlich nicht, weil er mich noch als Mann reizt. Selbstverständlich nur, weil ich einfach gut aussehen möchte. ER soll schließlich nicht glauben, dass ich ohne ihn völlig abgebaut hätte. Frustfressen und so.

Wir sehen uns an. Falsch. Ich sehe ihn an. Er fixiert mich hochkonzentriert. Zwinkert mir zu. Das ist gar nicht gut. Zeit für die Notbremse! „Was?“ frage ich mit fester Stimme. „Nichts. Was soll sein?“ „Hör auf damit. Ich kenne diesen Blick...Karl – das läuft nicht.“ Er neigt den Kopf. „Vermisst du mich denn gar nicht? Ich dich nämlich schon...“ „Nein. Ja. Manchmal. Aber – es wird immer besser. Und NEIN! Nein, den Sex mit dir vermisse ich absolut nicht. Weil es mich nicht antörnt, wenn der Mann, den ich liebe, von meinem Bett gleich ins nächste steigt.“ Aha. Volltreffer. Ich wusste, dass er damit nicht umgehen kann. Verlegen blickt mein halbnacktes Gegenüber auf seine Hände. Frontalangriff. Eine letzte Chance für ihn. Warum nicht, wenn er schon da ist. „Was bedeute ich dir eigentlich? Was bin ich für dich? Das wüsste ich wirklich gern!“ Er überlegt kurz. „Hm. Du bedeutest mir viel. Ich bin gerne bei dir. Ich genieße die Gespräche mit dir. Deine Gesellschaft...und der Sex mit dir ist so was von absolut großartig! Und dann halt noch das Emotionale...ja. Ich denke, das ist es, was du für mich bist.“ Mein Ex-Liebhaber wirft mir ein erwartungsvolles Lächeln zu. Gleich platze ich. Das ist ja wohl das Allerletzte! Geht’s vielleicht noch sachlicher? Wenigstens ein bisschen hätte er schon schleimen können. Er scheint seine Antwort für gut zu halten, denn er wagt sich weiter vor. „Sag mal, dein Stuhl...der sieht so unbequem aus. Möchtest du nicht zu mir auf die Liege? Die ist schön weich“ lockt er. Der Mann tickt doch nicht mehr richtig. Ein echter Frauenversteher eben...Ich sollte ihn spätestens jetzt rauswerfen. Stattdessen erwidere ich lahm: „Nein. Ich sitze hier wunderbar. Und? Was gibt’s Neues?“ versuche ich abzulenken. Nicht sehr erfolgreich. „Nichts. Ich probiere ein paar neue Konzepte aus. Deshalb bin ich in der Stadt. Werd´ein paar Piloten produzieren. Aber du hast ja sowieso kein Interesse oder?“ „Nein. Du siehst ja – es hat keinen Sinn. Mir lag und liegt wirklich viel an dir. Aber ich will nicht mehr der Depp in der zweiten Reihe sein. Das hab ich nicht verdient. Und ich verkrafte das auch nicht noch mal. Es ist besser, wenn wir uns aus dem Weg gehen. Deshalb hab ich gekündigt – nur, falls du´s vergessen haben solltest“ sage ich, selbst überrascht von meinem Mut zur Wahrheit. Irgendwie hofft etwas in mir vielleicht auch darauf, dass sich der Mann meines Lebens auf wundersame Weise als verkannter Romantiker entpuppt und sich vor mir auf den Terrassenboden kniet. Denkste.

„Komm her, Bev“ säuselt Karlchen und diesmal stehe ich auf. Lasse mich neben ihm auf die große Liege sinken. Seine Hand fährt sanft durch mein Haar. Ich beschließe, aufs Ganze zu gehen. „Hach“ seufze ich laut „ich wünschte, alles wäre anders...ich weiß, ich wollte nie, dass du dich wegen mir trennst. Aber wenn dich deine Beziehung sowieso nicht glücklich macht...vielleicht ändere ich meine Meinung...". Ich kann fühlen, wie ein Ruck durch den Körper neben mir geht. „Äh...also...man könnte so nicht sagen, dass ich im Moment nicht zufrieden wäre. Meine Beziehung...na ja, es ist nicht toll. Aber es ist besser als früher. Da hat sich einiges verbessert. Auch sexuell. Vielleicht hab ich das dir zu verdanken.." Huch! Ich gehe hoch wie eine Rakete. „Lass mich das zusammenfassen: deine Beziehung ist, dank mir, besser als vorher. Du willst sie nicht beenden. Aber du willst immer noch was von mir?" „Ja. Weil...Sex ist mit jedem Menschen anders." Kotzen. Ich will kotzen. Springe ruckartig von der Liege hoch. „ Vielleicht solltest du jetzt besser gehen. Ich denke, ich werde schon irgendwann einen Mann finden, der dir das Wasser reichen kann" röchle ich zynisch. „Na, dann fang schon mal an zu googeln. Vielleicht hast du Glück" flötet Mr. Selbstvertrauen. Hä? Unerträglich! Ist der Mann so unsensibel oder eingebildet? Hat er denn gar kein Gespür für die Stimmung anderer? Ich lasse ihn auf der Liege zurück und gehe ins Wohnzimmer. Meine gute Laune ist dahin. Bei aller Tierliebe – nachdem mir diese fiese Laus über die Leber gelaufen ist, ist der Tag dahin. Wahrscheinlich auch die nächsten. Alles in mir fühlt sich so leer an. Nicht gut, nicht schlecht. Einfach nur leer. Tot. Noch nicht mal mehr traurig oder wütend.

Karl kommt mir nach. Er sieht mich verständnislos an. Er begreift es nicht! Er weiß es wirklich nicht besser! Wie traurig. Auch für ihn. Mann, hat der Nerven! Ungeniert lässt er das Handtuch fallen, schreitet wie Gott ihn schuf zu seinem Kulturtäschchen. Schlüpft betont langsam in seine Wäsche. Mit verschränkten Armen lehne ich an der Wand, beobachte ihn. Ein letztes Mal. Liebe hin, Sex her. Soll diese Sandra ruhig mit ihm unglücklich bleiben. Weiter hutzeln. Sich verarschen lassen. Denn das wird er immer wieder tun. Sie wird es zulassen. Die drei Affen lassen wieder grüßen...– nichts sehen, nichts hören, nichts wissen. Hauptsache, er bleibt bei ihr. Wie erniedrigend. Wie häufig. Wie normal. Weil die Liebe oder das, was wir dafür halten (manchmal ist es garantiert nur das Ego...), unseren Verstand und mitunter sogar unser Bauchgefühl abschaltet. Ich merke ja selbst nur zu gut, wie wackelig organisiert mein innerer Widerstand ist. Scheiß Gefühle!

Trotzdem – ich werde nicht mehr schwach. Nach der Vorstellung sowieso nicht.

Vor ein paar Monaten sah die Sache noch ganz anders aus. Einmal mit einem Mann auf die Nase fallen, kann passieren. Zweimal mit dem gleichen Kerl auf die Nase fallen, zeugt von der Gabe zur Vergebung aber auch dem Hang zur Realitätsverdrängung. Dreimal mit einem nicht therapierbaren Wiederholungstäter auf die Nase fallen, sollte die Einweisung in die Klappsmühle zur Folge haben.

Das soll mir nicht passieren. Denn ich bin Karl-technisch betrachtet, bereits auf Bewährung.

Ich darf gar nicht daran denken. Dabei wollte ich doch nur Gutes tun...

Ich erinnere mich noch genau an jenen Tag, als Karl mir diese E-Mail schickte.

Mit der Bitte, den Link <www.raubkatzenstation.de> anzusehen. Das ist jetzt ein paar Monate her. Mir kommt es vor, als wären es Jahre. Die Homepage hat mich sofort fasziniert. Eine Familie, ganz normale Menschen wie du und ich, kamen beinahe zufällig in den siebziger Jahren zu einer Raubkatze. Das Tier hatte es gut bei ihnen. Das sprach sich herum. Und so wurden mehr und mehr von den prächtigen Großkatzen zum Ehepaar Schuster gebracht. In Wallersdorf, einem kleinen Ort nahe der fränkischen Stadt Ansbach, gründeten die beiden praktisch mitten im Wohngebiet ein

Paradies für abgeschobene, misshandelte Raubkatzen.
„So ein Tier braucht im Monat für Futter, Tierarztkosten und anderes um die 9000,-- Euro. Nachdem die Schusters keinerlei staatliche Unterstützung bekommen, obwohl sie oft auch beschlagnahmte Tiere aufnehmen, sind sie auf Spenden und Patenschaften angewiesen. Ich dachte mir, wir könnten einen Beitrag für die Sendung drüber machen und dazu noch eine richtig klasse Benefiz-Gala. Nachdem du schon immer ein Herz für Tiere hattest, fände ich es schön, wenn du diese Gala moderieren würdest. Was meinst du?“ fragt Karl, nachdem ich ihn angerufen habe.
Ich muss nicht lange überlegen! Tiere in Not! Guter Zweck! Selbstverständlich werde ich das machen.

Über die Vorbereitung für die Gala und beim Dreh im Tigerkäfig kommen wir uns wieder näher. „Es ist idiotisch, mit zwei Autos zu fahren“ meint Karl und hat völlig recht. Schließlich müssen auch wir unseren Beitrag zur Rettung des Planeten leisten. Das Team fährt mit dem ganzen technischen Kram im Bus. „Wenn wir uns ranhalten, können sie schon morgen schneiden und der Film ist bis zur nächsten Ausgabe fertig“ meint Karl, während wir Richtung Raubkatzenstation düsen. „Hm. Finde ich übrigens sehr löblich, dass du dich so für das Projekt engagierst. Wie bist du überhaupt drauf gekommen?“ will ich wissen. „Ein Kumpel von mir hat ein außergewöhnliches Geschenk für seine Frau gesucht. Da ist er auf die Möglichkeit einer speziellen Tierpatenschaft gekommen. Eine Katze kann jeder haben, aber wer darf schon von sich behaupten, Futterpate für einen Tiger oder Puma zu sein, den er denn auch jederzeit persönlich besuchen kann? Seine Nele war begeistert von der ganzen Anlage, der Idee dahinter. Nachdem die Sache recht kostspielig ist, dachten die beiden, ein wenig PR könnte den Tigern nicht schaden.“
Ich bin beeindruckt. Karl ist zwar ein naturverbundener

Mensch, der keiner Fliege was zuleide tun würde, aber sein Aktionismus ist doch überraschend. Aber ich find´s gut. Das stimmt mich milde und als wir nach einem langen, aufregenden Drehtag bei Familie Schuster die Heimreise antreten, muss ich nicht lange überlegen, als mein Ex fragt: „Hast du noch Lust auf einen Drink?“ Ja, hätte ich. Fragt sich bloß wo, denn es ist bereits ziemlich spät, als wir von Ansbach wieder in der Noris eintrudeln. „Wir könnten in die <Steinplatte>, das wäre nicht so weit von mir> schlage ich vor, weil ich davon ausgehe, dass Karl mich noch heimfahren und dann danach ins Hotel oder sogar Richtung München wollen wird. „Ach, eigentlich hab ich keine Lust auf Menschen. Wollen wir nicht lieber zu dir, da können wir in Ruhe plaudern, den Tag ausklingen lassen.“

Mein beschleunigter Herzschlag lässt mich vermuten, dass ich in Sachen Karl immer noch eine Wackelkandidatin bin. Daher schwanke ich zwischen Panik und Begeisterung. Mein Begleiter legt mein Schweigen selbstbewusst als Zustimmung aus und steuert mein Domizil an. Fein. Damit hätte mir das Schicksal die Entscheidung abgenommen. Mal gucken, was nun passiert.

Wir gehen stumm Richtung Haustür. Die Katzen freuen sich, dass ihr Clan wieder komplett ist. Baghira presst seinen schwarzen Körper an Karls Beine und schnurrt so laut, dass sich die Balken biegen. „Na alter Junge! Geht’s dir gut?“ fragt Karl und tätschelt Baghiras Kopf. „Er ist ein richtig toller Kater. Im Grunde die Miniversion eines Panthers“ stellt Karl fest. Die plötzliche Begeisterung für Baghira kann ihren Ursprung entweder im Besuch des Raubkatzenasyls haben oder aber die Hormone lassen den Mann Dinge sagen, die er noch nie in seinem Leben auch nur ansatzweise gedacht hat. Bisher hielt sich der Kontakt zwischen meinen tierischen Mitbewohnern und dem ehemaligen Mann meines Lebens wegen seiner Tierhaarallergie nämlich sehr in Grenzen.

Erstaunt ziehe ich die Augenbrauen hoch. „Du wirst es nicht

glauben, aber die Katzenhaare machen mir gar nichts mehr aus! Kürzlich hab ich bei mir daheim sogar eine Horde kleiner Wildkatzen versorgt“ antwortet mein Gast auf meinen Blick hin. Aha. Interessant. „Na ja, im Garten, nicht im Haus, aber immerhin“. Schweigen. Ein allzu wortreicher Abend scheint das nicht zu werden.
Die dicke Helena kreischt mit ihrem Fistelstimmchen nach Essen. „Ja, Schatzi, Frauchen kommt sofort“ tröste ich sie und eile dankbar in die Küche. Zeit gewonnen! „Könntest du ´ne CD einschmeißen? Ich würde gerne irgendwas Ruhiges hören. Oh und hättest du vielleicht ein Glas Rotwein?“ höre ich Karls Stimme aus dem Wohnzimmer. „Du kennst dich doch aus. Such du was aus“ rufe ich und füttere meinen kleinen Liebling. Wenn der Tierarzt mich jetzt sehen würde, bekäme ich wieder einen Riesenanschiss. Von wegen Katze ist zu fett und so. Aber der muss das Gejaule ja auch nicht ertragen. Wir können morgen wieder diäten. Heute Abend hat sie sich ein paar richtig fette Käsecracker verdient. Immerhin hat sie mir eine Denkpause verschafft.
Was soll ich denn jetzt machen? Mein Herz schlägt bis zum Hals. Unglaublich. Und gar nicht gut.
„Bev? Alles in Ordnung?“ „Jaaaa, komme gleich“. Mist. Ich atme tief durch, denke an den schrecklichen Herzschmerz, an Karls Hauptfrau und schon bin ich gegen den Möchte-Gern-Katzenflüsterer immun.

Der zieht derweil tatsächlich alle Register für eine Versöhnungsnacht: Kerzenlicht, Rotwein, dazu Kuschelmusik von Rod Stewart...und ein Karl, der gemütlich der Länge nach auf meiner Couch liegt. Eigentlich ein schönes Szenario. Fast perfekt. Wäre da nicht das Wissen um eine gewisse Sandra, die vermutlich im trauten Münchner Heim auf ihn wartet. Betont burschikos nehme ich auf meinem Fernsehsessel Platz und konfrontiere ihn direkt mit den Fakten. „Sag mal, musst du nicht nach München?“ „Nein. Wieso?“ „Naja...ich dachte…also...du kannst doch nicht einfach in Nürnberg bleiben, ohne Bescheid zu sagen?“ Er schaut mich treuherzig an. „Wem soll ich denn was sagen? Ich bin doch niemandem Rechenschaft schuldig.“ Ach? Na, das klingt aber interessant. Was heißt das im Klartext: <Die Frau daheim ist niemand. Ein besseres Möbelstück> oder <Sie ist weg. Ich bin frei>?

Für die erste Variante ist mein Ex-Liebster nicht hart genug. So viel Kaltschnäuzigkeit traue ich ihm auf keinen Fall zu. Bleibt also nur die zweite Möglichkeit. Das gefällt mir.

Vielleicht ist er deshalb wieder so zutraulich? Ich könnte mich dafür in den Allerwertesten treten, aber irgendwie hat mich seine Aussage erfreut.

Natürlich könnte ich genauer nachfragen. Aber da sind sie plötzlich wieder, die drei Affen: Nichts hören, nichts sehen, nichts wissen (wollen).

Ich genehmige mir einen ordentlichen Schluck Rotwein. Ja hoppla, der haut aber rein! Seeehr süffig. Hmmm. Gleich noch ein Schlückchen! Richtig viel zu sagen haben wir uns nicht. Es war eben doch ein anstrengender Tag. Dazu der schwere Wein. Ich bin leicht angeschickert. Muss kichern. „Was ist denn so komisch?“ „Alles. Diese Situation. Unsere Vergangenheit. Mir kommt plötzlich alles so irreal vor“ sinniere ich weinselig. „Kürzlich hab ich einen sehr wichtigen Spruch gelesen: Die Zeit, die noch vor einem liegt, ist deutlich kürzer als die, die man hinter sich hat. Wenn man mal über 40 ist. Bin ich ja bald und du bist eh schon drüber... das Schlimme ist, jeder weiß es und doch lebt jeder so fremdbestimmt. Termine, Verpflichtungen...die eigenen Wünsche werden immer aufgeschoben und eines Tages...ist alles vorbei“ seufze ich. „Dann solltest du damit anfangen, nichts mehr aufzuschieben, was dir wichtig ist“ bekomme ich als Rat plus einen intensiven Schmachtblick.

„Hmmm“. „Du bist schon ziemlich müde. Komm aufs Sofa,

das ist bequemer als dein Stuhl“ meint Karl und er hat völlig recht. Das Aufstehen fällt mir ein wenig schwer. Uups. Jetzt bin ich glatt auf ihn drauf gefallen. Na na na. Hoffentlich denkt er nicht, das wäre ´ne plumpe Anmache. Wie unangenehm.
Aber wie es scheint, ist es ihm in keinster Weise unangenehm. Er nimmt mich in den Arm und irgendwann entschlafe ich selig.
Am nächsten Morgen bin ich a) verkatert b)verwirrt c) gut gelaunt. Karl hat bereits die Kaffeemaschine angeworfen und sieht sehr frisch aus. Ich gebe zu, ich bin angenehm überrascht, dass er die Lage gestern nicht ausgenutzt hat.
Ein gemeinsames Frühstück und zwei schöne Abende später werde ich komplett rückfällig. Das Thema Sandra hat keiner mehr auf den Tisch gebracht und ich gehe einfach mal davon aus, dass es sich erledigt hat. Meine Haltung ist schließlich bekannt und er scheint alle Zeit der Welt für mich zu haben. Im Übrigen sind da diese drei Affen...
Im Grunde ist alles wie früher. Nur schöner. Finde ich. Wir sind irgendwie gereift. Einen normalen Alltag, wie ihn viele andere Paare haben, gab´s sowieso nie. Schon aus beruflichen Gründen sind wir beide nie regelmäßig verfügbar, Karl pendelt weiter zwischen München, Nürnberg und was weiß ich wo. Ich bin ebenfalls dauernd unterwegs. Und man will ja auch seine Hobbies, seine Freunde pflegen. Oder einfach Zeit für sich haben. Mir ist das wichtig. Ich muss einen Menschen, der mir wichtig ist, nicht um mich haben, bis ich vor lauter Nähe Panikattacken bekomme. Hauptsache, er hat seinen Platz in meinem Herzen. Und ich in seinem. Das Wissen darum reicht mir bis zum nächsten Treffen. „Wie soll ich nach jemandem Sehnsucht haben, den ich dauernd sehe? Wie kann man sich noch etwas erzählen, wenn man alles zusammen macht?“ erkläre ich Janine meine ganz persönliche Beziehungsthese. Eine These, der sie gar nichts abgewinnen kann. „Ich vermisse Werner, sobald ich das Haus verlasse“ seufzt sie. „Und das

nach all den Jahren. Hätte ich ja nieeee gedacht, aber er ist der perfekte Mann für mich." Wie schön für sie. Ich bin eben anders. „Du weißt doch, ich war schon immer so. Ich bin gern unabhängig und ich möchte nie mit jemandem zusammenwohnen. Der Alltag macht eine Beziehung irgendwann kaputt. Gemeinsam leben, getrennt wohnen!" strahle ich sie an.
„Ich finde, das klingt übel nach Beziehungsangst" fachsimpelt Janine. „Außerdem kannst du nicht rund um die Uhr auf einer Insel sitzen, gut gestylt, fern von Alltagsproblemen." Sie kichert unmotiviert. „Was ist denn jetzt los?" will ich wissen.
„Ach, naja...ein gaaaanz kleines bisschen verstehe ich dich schon. Also wenigstens in Sachen Schönheitspflege. Seit ich mit Werner zusammen lebe, habe ich mir keine Lockenwickler mehr reingemacht und keine Maske mehr aufgelegt, wenn er da war. SO soll er mich nämlich nicht sehen." Na bitte! Erst leidet die Schönheit unter so viel Nähe, dann die Beziehung.
„Quatsch. Wir haben sooooo viel Sex, das ist besser als jede Schönheitsmaske. Schon mal was von Durchblutung und so gehört? Glückshormone?" neckt sie mich. Ich will Glückshormone UND Schönheitspflege. Vielleicht bin ich auch einfach nur schrullig. Vielleicht sind alle Medienmenschen irgendwie ein klein wenig schrullig? Aber Beziehungsangst? Ich? Nein! Ich schätze nur meine eigene kleine Welt. Karl auch und so hätten wir glücklich sein können, bis....bei einem Ausflug in die Fränkische Schweiz sein Mobiltelefon die sonnige Stimmung stört. Mitten auf dem Walberla machte er plötzlich ein angespanntes Gesicht. Ich dachte schon, er hat den Aufstieg nicht gut verkraftet. Der Mann ist keine Zwanzig mehr. Aber es war schlimmer. Viel schlimmer. Er besah sich die Nummer, machte ein ernstes Gesicht und bat mich, schon mal vorne weg zu gehen. Ich hörte ihn flüstern, grummeln. Sah ihn nicken.
„Du, wir müssen zurück. Ich muss sofort nach München"

erklärte er mir. „Wo brennt´s?“ Er sah mich mit eingezogenem Kopf an. „Bei mir. Meine Eltern sind überraschend gekommen und Sandra erwartet mich jetzt natürlich zum Abendessen. Wenn ich schnell fahre, schaffe ich es noch.“
Hä? Sandra? Es gibt sie noch? Ich schweige, weil ich selbst schuld bin. Hätte ich mal genauer nachgefragt. Diese blöden drei Affen!
Apropos Fragen. Was mache ich jetzt? Alles hinschmeißen oder bleibe ich jetzt eine offizielle Geliebte? Will, kann ich das noch sein? Ja. Wollen nicht, aber können schon. Zumindest für einige Zeit. Karl und ich werden ernsthaft reden müssen.
Gesagt, getan. Karl wollte nicht auf mich verzichten, ich nicht auf ihn. Die drei kleinen Affen wuchsen zu riesigen Berggorillas heran. Wahre King Kongs. Ich ignorierte tapfer, dass der Mann, in den ich unsterblich verliebt war, sich offensichtlich nicht von seiner Hauptfrau trennen wollte. Dass wir uns längst nicht so oft sahen, wie es bestimmt möglich gewesen wäre. Dass ich mich immer allein als schwer vermittelbarer Single auf Parties und Events geben musste, wo ich doch eigentlich den Mann meines Lebens längst gefunden hatte. Und wenn ich doch mal einen lohnenswerten Flirt im Auge hatte, hat ihm das auch nicht gepasst.
Dafür gab es schöne Stunden, kleine aber liebevolle Gesten. Sie entschädigten mich für mein Schattendasein. Und wer weiß, wie lange ich noch als pflegeleichte, unkomplizierte Geliebte ausgeharrt hätte. Selbstverständlich immer mit dem Gedanken im Hinterkopf, dass er eines Tages ganz bestimmt merken würde, was er an mir hat und dann auch die Konsequenzen aus dieser Erkenntnis ziehen würde. Ganz freiwillig.
Deshalb war Karls Leben schön. Und bequem. Wie wir dank schlauer Paartherapeuten wissen, tun sich Männer in der Zeit nach der Balzphase, wenn der Jagdtrieb gestillt wurde und alles in ruhigen Bahnen verläuft, schwer mit Romantik und großen

emotionalen Gesten. Abgesehen davon, dass sich mein heimlicher Geliebter sowieso noch nie durch großen Charme und Einfühlsamkeit auszeichnete, ist er ja auch kein Paartherapeut. Sonst hätte er das Unheil vielleicht kommen sehen.

Es kam in Form seines Urlaubs mit der Hauptfrau. Obwohl das natürlich vorauszusehen war, trug diese Reise nicht zu meiner Erheiterung bei. Bei mir bemühte er sich zwar redlich, die gemeinsame Woche mit seiner Holden in den düstersten Farben zu schildern, aber es gibt ja geschwätzige Kollegen, die mir in der Kantine berichteten, dass der Urlaub vom Boss ja toll gewesen sein muss.
Ach ja? Wie interessant.
Als nächstes musste dann sein Häuschen renoviert werden und da wollte er sie, brav, wie sich das für einen Lebensgefährten gehört, unterstützen. „Ich werde in nächster Zeit nicht so viel pendeln können. Die Arbeiten werden ein paar Wochen dauern“ erklärte er mir verständnisheischend.
Das hätte ich vielleicht grade noch verkraftet. Aber den berühmten Tropfen, der mein persönliches Leidensfass zum Überlaufen brachte, leistete er sich nach Abschluss seiner heimischen Renovierungsarbeiten.
„Mensch Beverly, ich bin so froh, dass das alles erledigt ist. Sandra hatte noch ein paar Extrawünsche fürs Haus aber jetzt sind wir fertig. Es kehrt wieder Ruhe ein! Das heißt, ich hab´jetzt wieder mehr Zeit“ strahlt er mich unschuldig lächelnd an, während ich in der Maske sitze und noch mal meine Anmoderationen für die Sendung durchgehen will. Selbst im Delirium hätte ich die Botschaft verstanden:< Hauptfrau braucht mich grade nicht. Nun kriegt Zweitfrau ein paar Brosamen ab. Hausumbau nach IHREN Wünschen, da trennt sich keiner!> KLICK macht es im Kopf und im Herz. Das war er, der sooo oft gesuchte Schalter, der umgelegt

werden soll, wenn man ein Gefühl abstellen will. Karl hat´s geschafft. Danke.
„Du, dafür ist es bei mir leider im Moment nicht sehr günstig. Ich habe eigentlich gar keine Zeit“ beschließe ich spontan. Und damit schlage ich das Buch <Karl, Teil 2> zu.
Insgeheim hofft frau in so einer Situation (auch, wenn sie es niemals zugeben würde), dass ihr Prinz aufwacht! Um sie kämpft!
Aber Karl...sensibel und aufmerksam wie er nun mal ist, hat er zunächst gar nichts von meiner einsamen Entscheidung bemerkt. Hat gedacht, ich wäre einfach nur launisch.
Bis ich ihm meinen Ausstieg hochoffiziell mitteilte. Meinen Ausstieg aus seinem Leben und aus seiner Produktion. Eigentlich aus unserer Produktion. <Bevs Welt> war damals meine Idee gewesen. Na gut, seine Idee. Aber ich hab dem Ganzen ein Gesicht gegeben. Mein Gesicht. Und es hat verdammt gut funktioniert, rein quotentechnisch betrachtet. Deswegen fiel der Herr Produzent auch allen Wolken: „Spinnst du? Was soll das? Du kannst nicht einfach alles hinschmeißen. Weißt du überhaupt, was da dranhängt?“
„Es funktioniert nicht mit uns. Ich eigne mich wohl doch nicht zur Zweitfrau. Das hat mich alles ziemlich mitgenommen und ich denke, ich brauche Abstand. Von dir. Und den krieg ich nicht, solange wir zusammenarbeiten“ erklärte ich. Karl hätte ja kämpfen können. In jeder Hinsicht. Hat er nicht. Natürlich nicht.
Tja, so war das damals. Seither sind die drei Affen in ihrem Käfig eingesperrt und ich werde sie nicht mehr rauslassen! Schließlich haben sie mich den Mann und den Job meines Lebens gekostet.
Ich darf gar nicht daran denken.

Die Gegenwart hat mich wieder. Es tut weh. Noch mal. Sehr sogar. Aber ich werd´s überleben. Irgendwann werde ich

jemanden treffen, der mich so akzeptiert wie ich bin. Einer, der frei ist und kein notorischer Fremdgeher. Abgesehen davon habe ich Herrn Lachmann viel zu verdanken. Er ist kein schlechter Mensch. Nur kein guter Mann. Manchmal glaube ich, er ist darüber wesentlich bestürzter als all die Frauen, die dabei auf der Strecke geblieben sind. „Viel Erfolg für deine neuen Projekte“ lächle ich großmütig, während ich ihn zur Tür und aus meinem Leben hinaus begleite. Er haucht mir ein Bussi auf die Stirn. „Wir sehen uns wieder...War schön bei dir!“ strahlt er mich an und entschwebt.
Meine Sommerlaune ist dahin. Ich fühle mich eher wie der Spätherbst. Mal überlegen, welche meiner Freundinnen könnte einen neuen Karl-Anfall am ehesten verkraften? Ich glaube, die haben es alle langsam dicke. Nicht Karl. Aber mich und mein Gejammer. Mein Hin- und Her. Vielleicht Janine? Eine Frau, die es mit Werner aushält, wird auch mich ertragen. „Oh je, ein Karl-Rückfall?“ vermutet sie scharfsinnig, nachdem ich leicht wirr um den heißen Brei herumgeredet habe. „Was war denn los?“ Dankbar für die Frage erzähle ich ihr die Geschichte. Statt tröstender Worte bekomme ich nur ein Kichern. „Findest du das etwa witzig? Überleg mal, was sich der Mann da vorhin getraut hat!“
„Ach Gott, das war eben so ein typischer Karl-Versuch, dich wieder einzuwickeln. Und wenn du ganz ehrlich bist, liegt dir doch immer noch was an ihm. Sonst würdest du dich nicht so aufregen“ stellt sie trocken fest. „Ich weiß. Liebe macht nicht nur blind sondern scheinbar auch dumm. Anders kann ich mir nicht erklären, wieso mich der Mann immer wieder so aufwühlt“ gebe ich kleinlaut zu.
„Ach Beverly, ihr zwei...da seh´ich sowieso noch kein echtes Ende. Das ist so ´ne klassische Amour -Fou.“ Amour Fou? Das klingt auf jeden Fall netter, romantischer als Hin und Her. On- und Off-Beziehung und was ich sonst so gehört habe.
„Sieh es mal so, du könntest ihn jederzeit wiederhaben.

Wenigstens fürs Bett" zieht Janine mich auf. „Aber genau das will ich ja nicht. Ich will eben nicht nur die fürs Bett sein. Ich will überhaupt gar nichts mehr sein in Karls Leben. Mein Geliebten-Dasein war komplett Scheiße. So was ist wirklich alles andere als lustig. Schlechtes Gewissen, Heimlichtuerei ...du bist allein und doch nicht. Machst dir Gedanken, wie lange du das noch aushältst...wann und ob er sich je trennt...ob es dann noch für ein Kind reicht, falls ich eines möchte. Ja, das ist nicht wirklich anzunehmen, aber es geht darum, überhaupt die Option zu haben. Und weißt du, was ich mich auch frage? Ob Karl, wenn er denn jemals frei wäre, überhaupt noch mit mir mithalten könnte. Immerhin ist er bereits Mitte vierzig. Wenn ich mir die durchschnittliche Lebenserwartung eines Mannes so ansehe, dann bleiben ihm bei guter Pflege und ohne außergewöhnliche Vorkommnisse vielleicht noch 25 Jahre. Davon wiederum wird er die letzten wahrscheinlich eher etwas ruhiger verbringen. Im Klartext heißt das, hätte ich die Sache nicht beendet, sondern weiterhin still und leise in der zweiten Reihe ausgeharrt, würde es eines Tages im günstigsten Fall gerade noch fürs Händchenhalten im Altenheim reichen. Das ist eine deprimierende Vorstellung. So betrachtet kann er seine letzten Jahre auch gleich mit Sandra verbringen und mit ihr gemeinsam in die Gruft hopsen." Janine quittiert meinen Monolog mit einem Lachanfall.
„Oh Backe! Du hängst ja immer noch ganz schön drin, aber in die Gruft musst du ihn deshalb noch nicht gleich schicken."
Ich bin Janine unglaublich dankbar in diesem Moment. Denn eigentlich nervt mich das Thema Karl Lachmann selbst. Dafür, dass sie eine neue Runde würdeloses Gejammer ausgestanden hat, verdient sie das Bundesverdienstkreuz! Es hat mir verdammt gut getan, mich aussprechen zu können. Aber nun möchte ich die Nerven meiner Freundin nicht mehr länger strapazieren. Alternativprogramm ist also angesagt:
Radfahren! Schwimmen! Laufen! 2 Stunden später komme ich

ausgepowert zurück nach Hause. Buh! Das tat gut! Alles rauslassen. Den ganzen Frust! Die Traurigkeit, die Enttäuschung! Endlich der Sieg des Verstandes übers Herz! Unterm Arm klemmt eine Tageszeitung. Zielstrebig suche ich die Seite mit den Bekanntschaftsanzeigen. Das wollen wir doch mal sehen, ob ich nicht schnell einen neuen vorzeigbaren Mann finde. Es muss ja nicht die große Liebe sein, einfach jemand, der mich ablenkt. Einfach einer, mit dem ich dem Herrn Ex signalisieren kann „Ätsch!"
Von wegen „Du kannst ja mal googeln" - danke Karl! Eine gute Idee!
Als altmodisches Mädchen mit 37 suche ich natürlich nicht im Netz nach einem Traummann sondern greife zur guten alten Tageszeitung. Na bitte, da haben wir sie ja, die Bekanntschaftsanzeigen. Mal sehen, was der Markt so hergibt:

<Traumfrau gesucht! Will eine zu mir passende schöne – mal elegant, mal sportliche – Frau zwischen 24 und 29 mit Charme, Stil und Charakter für ernstgemeinte Dauerbeziehung. Sie sollte 165 cm bis 175 cm groß sein, schöne, weibliche Formen und Spaß beim Sex haben. Modebewusst sein. Lust auf Shoppen haben und gemütliche Abende genauso mögen wie das Münchner Nachtleben. Der dunkle Typ wird bevorzugt!
Als erfolgreicher Unternehmer habe ich genügend Zeit, um das Leben mit der richtigen Frau in verschiedenen Variationen zu genießen. Ich sehe gut aus, bin groß, schlank und 34. Sehr sportlich.
Die Optik der Frau ist für mich wichtig, da ich in der Öffentlichkeit stehe. >
Okay, den kann ich abhaken. Er = zu jung. Zu nett. Verdächtig. Ich = zu alt und bitte nicht noch mehr Öffentlichkeit!

<Platonische Gefährtin von Privatier gesucht! Bin 47, 176 cm groß, 82 kg. Vegetarier, gebildet, erfahren, nicht egoistisch

oder sadistisch oder masochistisch, dafür NR, NT fast Einzelgänger und mag die feinen Künste. Bin häuslich und suche schöne Frau mit kaufmännischer Ausbildung zum Leben und Verwöhnen.> Hä? 1. Kein Sex! 2. Wozu die kaufmännische Ausbildung? Nein, auch verdächtig....

<44jähriger Unternehmer 178/80, gut situiert, ungebunden, hat seine Lady noch nicht gefunden. Du solltest zwischen 28 und 35 sein, schlank, NR ohne Anhang, mindestens 1,70 groß und auf Inlinern und im Abendkleid eine gut Figur machen, mehrere Sprachen sprechen und...> Stop! Schlank? 1,70? Inliner? Scheidet aus...bzw. ICH scheide aus. Mist.

<Ruhiger, rationaler Akademiker sucht...> Rational? Das ist bestimmt ein total kopfgesteuerter Karrieretyp, der eine Vorzeigetrulla sucht. Abhaken.

Menno! gibt's denn gar keinen Mann für mich???

<Traumtyp, 40, sucht schuhliebende, schlanke Sie..> Hallo? Kleiner Fetischist, was?

<Erfolgreicher Geschäftsmann, 43, attraktiv, sucht die wirklich attraktive, schlanke Sie bis 35 zum Verwöhnen>. Okay, ein Blick in den Spiegel und ich weiß: ich bin weder wirklich attraktiv noch schlank und schon gar nicht mehr 35....

<Wenn du dem Herbst Wärme zutraust, lieber ja als nein sagst, dich was traust, kannst du mich, 48, Architekt, fast schlank, töchterreich, gern gernhaben. Du schöne schlanke Skifahrerin> Töchterreich? Nein danke, das schreit nach Zickenkrieg. Und Skifahren? Und Herbst?

Nein, ich suche noch den Sommer des Lebens!

<Elfe gesucht, die so wie ich eine unerfüllte Beziehung hat

und manchmal etwas Liebe braucht. Ich bin Akademiker 42, 183 cm, NR>
Ach? Vielleicht sollte ich dem mal schreiben ob er was zu meiner Kolumne beisteuern möchte?!

Hohoho, na der hier ist wirklich geil: < 6.. 6.. 6.. 6.. 6.. 6.. ist nicht alles, aber ohne Sex ist alles fast nichts. Vielseitiger Akademiker, gesch., 65, vorzeigbar sucht erotisch ansprechendes weibliches Wesen. Asiatinnen bevorzugt.> 65? Sex im Alter ist garantiert eine schöne Sache, aber ich warte damit, bis ich selbst in dem Alter bin, bevor ich mich noch halbwegs frisch von einem Lustgreis vernaschen lasse...

Eine ganze Stunde später muss ich erkennen: Es gibt keinen Mann für mich. Oder noch schlimmer – ich bin einfach für alle die falsche Frau! Entweder suchen sie schlanke, junge, schöne, sportliche Frauen bis 35 oder dann wieder ab 50 aufwärts. Die sollen dann über Intellekt und Geld verfügen.
Hm. Ich scheine mit meinem mittleren Alter entweder zu jung oder zu alt zu sein. Mit meiner durchschnittlichen Figur für die Schwabbel-Fetischisten zu dünn, für die Model-Fans zu fett.
Und eine Sportskanone bin ich auch nicht. Einfach erschreckend! Es kann doch wohl nicht sein, dass es für mich nur die Wahl: <Zweitfrau bei Karl oder Kloster> gibt?!

„Ich weiß, dass ich nichts weiß“

(Sokrates)

Kapitel 27 Herzsex contra Bauchsex

Der gestrige Tag hängt mir noch ziemlich nach. Bin wohl nicht so unverletzbar wie ich dachte. Hört das denn nie auf? Wieso hasse ich Karl nicht? Weshalb kann ich ihn nicht vergessen? Er hat mich sehr verletzt.
Und – wieso kann er mich nicht in Ruhe lassen? War ich gestern nicht deutlich? Wieso muss er mir eine Mail schicken, in der er mir nochmals in der ihm eigenen, recht nüchternen Art nahe legt, doch bitte wieder in die Sendung einzusteigen? Angesichts der letzten TV-Angebote, die bei mir eingetrudelt sind, wäre es schon sehr verlockend. Ich habe diese Sendung geliebt. Ich vermisse das Team. Aber dann würde ich wieder in Karls Dunstkreis landen und ich weiß nicht, ob das für meine grade halbwegs gefestigte Seelenlage so gut wäre. Dann lieber Auktions-TV.
In meiner privilegierten Situation kann ich es mir erlauben, mich heute mal den emotionalen Nachwehen von gestern hinzugeben und mir ein reichliches Frühstück im LUKAS mit anschließendem shoppen zu gönnen.
„Na, Bev, was ist denn los? Du ziehst ja ein fürchterliches Gesicht“ höre ich Franks sonore Stimme. Frank ist ein alter Kumpel aus meinen guten, alten Radiotagen. Mei, war´s damals schön und gemütlich. Vor allem aber menschlich! „Auch allein zum Frühstücken hier? Setz dich doch“ lade ich den unrasierten Ex-Kollegen an meinen Tisch im LUKAS ein. „Gerne. War mal wieder eine kurze Nacht. Die Fast-Schwiegermutter ist krank. Gott sei Dank nichts Ernstes, aber sie haben sie trotzdem noch im Krankenhaus behalten. Judy ist ziemlich fertig deshalb. Was ist dein Grund für Augenringe um

diese Uhrzeit?“ Nachdem ich ihm schlecht vom Karl-Frust berichten kann, erzähle ich von meinem TV-Job-Frust. Auch wenn ich bei <3-4-5 TV> unterschrieben habe, hoffe ich insgeheim auf ein Angebot, das wenigstens in etwa meiner alten Sendung gleicht. Tatsächlich haben sich in den letzten Tagen einige Produktionsfirmen wegen Piloten gemeldet. Von wegen ob ich verfügbar wäre. Am Ende war´s dann doch wieder nur heiße Luft und viel Blablabla. Manche haben nicht mal den Anstand, höflich abzusagen. „Wundert mich nicht. In dieser Branche wird alles immer billiger, immer unkreativer“ meint Frank und schon sind wir mittendrin in einem Endlich-kann-ich-mich-mal-wieder-so-richtig-schön-auskotzen-Gespräch. Vier Milchkaffees und einige Brötchen später finde ich, auch Frank könnte durchaus ein geeignetes Recherche-Objekt in Sachen Fremdgehen sein. „Nein. Ich möchte dazu lieber nichts sagen. Ich liebe Judy. Wir sind glücklich. Ich bin wirklich kein geeigneter Interviewpartner“ wehrt er mein Anliegen ab. „Schon. Aber du musst doch eine Meinung dazu haben. Alles, was ich bisher rausgefunden habe, erklärt eindeutig, dass ein Betrug bei Männern immer mit Sex zu tun hat, bei Frauen mit Gefühl. Das kann doch nicht die Antwort darauf sein, dass manche Typen treu sind und andere dauernd Fremdschlafen“. Frank sieht mich erstaunt an.

„Wieso? Passt doch perfekt. Immerhin ist dann die Beziehung noch okay.“ Hä? Bitte erklären!!!

„Ist doch klar- wenn ich als Mann ein emotionales Problem mit meiner Partnerin hätte, dann könnte ich genauso gut die ganze Partnerschaft in Frage stellen. Aber wenn es nur Sex ist – den kann ich mir auch woanders holen, ohne, dass das mit meiner Frau zu tun hat.“ „Frank, was ist das denn bitte für eine Logik?“ „Mein Gott, Weiber! Was ist daran so kompliziert? Sex krieg ich überall, aber Vertrauen, Verständnis, Gemeinsamkeiten hab ich nur bei der Frau, die ich liebe.“ Aha. Ich grinse ihn an. „Schon klar, ob ein Mann dann daheim sagen

sollte, dass er im Bett unzufrieden ist und sich anderweitig amüsiert, steht auf einem anderen Blatt. Nö.. Sollte er besser lassen. Das würde für die Frau sicher die Beziehung belasten."
Wie rücksichtsvoll...
Es ist doch immer wieder überraschend, was dabei herauskommt, wenn wir einen Mann dazu bringen, seine Gedankengänge zu verbalisieren. „Also, du trennst deine Gefühle für die Lebenspartnerin ab von denen für deine Sexualpartnerin?" „ICH trenne gar nix ab, weil es mit Judy und mir super läuft. Aber an sich...doch. Ja. Wir Männer sind so." Och bitte nicht dieses Klischee!
Jegliche Hoffnungen auf ein gutes Ende für meine Recherchen zerschlagen sich endgültig, als Robert das Restaurant in der Kaiserstraße betritt. Wobei – Robert betritt einen Raum nicht, er erscheint. Er bleibt in der Tür stehen, sieht sich um. Nicht um zu schauen, sondern um gesehen zu werden. Nachdem sein Blick desinteressiert über einige Teenager geglitten ist, deren käsiger Babyspeck ungeniert zwischen dem bauchfreien Top und der viel zu engen Jeans hervorquillt, beschließt er, Klaus und mich zu erkennen. „Was für eine Überraschung" heuchelt er. Normalerweise ist Robert genau der Typ Mann, dem ich nach Möglichkeit aus dem Weg gehe: Macho, Egoist, Frauenverächter. Künstler. Porschefahrer. Mr. Wichtig. Aber irgendwie hat er was.
Peinlicherweise gab es in einem anderen Leben zwischen uns mal einen Flirt, der ein rasches Ende nahm, als ich ihn eines Abends mit einer attraktiven Rothaarigen antraf. Das an sich wäre nicht weiter schlimm gewesen, aber wie er mit der Situation umging, das war einfach unmöglich: „Hi Bev! Schnecke, denk dir mal nichts wegen dem Mädel da neben mir, die ist bloß fürs Bett. Das mit uns beiden ist was anderes." Charmant. Zumal <das Mädel> daneben stand. Ich weiß nicht, was mich an jenem Abend mehr schockiert hat – dass er so unsensibel über eine Frau sprach, die in seiner Begleitung war

oder dass die sich das gefallen ließ. Zumal ich zu jener Zeit, es war in den Achtzigern, noch sehr unerfahren und unsicher im Umgang mit <richtigen Männern> war. Dazu zählte er damals wie heute. Kantiges Gesicht, kurzes dunkles Haar, durchtrainierter Körper. Supergepflegt. Riesige Rolex am behaarten Arm. Immer mit der Achtung-jetzt-komme-ich-Attitüde. Ein echter Kotzbrocken. Aber für eine 20-Jährige unheimlich cool. So betrachtet, hat das Alter auch seine Vorteile.

Heute kommt mir Mr. Was-bin-ich-toll sehr gelegen. Schließlich möchte ich auch in die tiefsten Abgründe einer Männerseele blicken. Ins Innere der Müllhalde sozusagen. Angerufen hätte ich den ganz sicher nicht, aber wenn er schon mal da ist... „Hallöchen! Ich lad dich auf einen Cappuccino ein. Komm, setz dich“ locke ich und schlage unauffällig meine schlanken Beine übereinander. So, dass der kurze Rock noch ein wenig nach oben rutscht. Manche Sachen funktionieren immer. Bei einer gewissen Sorte Mann.
„Schnecke! Gut schaust aus!“ Wohlwollend tätschelt er mein Knie und lässt sich auf dem freien Stuhl neben uns nieder. „Wenn du mir mal was ausgibst, willst du bestimmt was. Also?“ Ich erzähle ihm von meinem Projekt. „Was soll ich sagen? Ich kann mich tausend Mal verlieben. Immer wieder neu. Praktisch jeden Tag neu. Weiber wollen aus so einer Phase immer gleich eine Geschichte fürs Leben machen. Das ist ein Fehler. Diese Beziehungskrisen sind von euch hausgemacht. Nicht unser Fehler..“ Grrrrrr...Kotzbrocken. Ich sag´s doch. “Hat dich noch nie eine Frau so fasziniert, dass du sie heiraten wolltest?“ Ein lautes Lachen ist die Antwort. „Schätzchen, ich war verheiratet. Drei Mal! Hab ein Kind. Aber irgendwie...tja, das Leben ist zu kurz für nur eine Frau.“
„Glaubst du denn gar nicht an die Liebe?“
„Schnecke, natürlich tue ich das. Ich habe immer an die ganz

große Liebe geglaubt. Das tue ich bis heute. Ich lebe sie. Wann immer sie mir begegnet. Inzwischen bin ich etwas vorsichtiger geworden. Noch eine Scheidung und ich bin ruiniert. Also lass ich mich garantiert nicht mehr einfangen!" Alles klar. Mal wieder sind wir Frauen also schuld an allem...Das will ich so nicht auf meinen Geschlechtsgenossinnen sitzen lassen. „ Könnte ich dich so zitieren, dass du quasi in drei Ehen gescheitert bist?" Robert wirft mir einen reichlich angefressenen Blick zu. „Gescheitert? Ich? Wieso? Wenn zwei Leute versuchen, miteinander eine Beziehung zu führen und es klappt nicht, dann ist das Ende so einer Beziehung ja wohl eher ein Erfolg. Den anderen wieder loslassen, neu durchstarten. Gescheitert sind für mich die Paare, die zusammenbleiben, nur, weil sie zu feige sind zu gehen oder das Haus noch nicht abbezahlt ist. Das ist der wahre Betrug. Am Leben, an sich selbst." Oh. Mal eine ganz andere Sicht auf diese Dinge. Vielleicht hat der Mann gar nicht so unrecht. Ich denke nicht, dass ich einen Partner an meiner Seite möchte, der nur noch da ist, weil die Umstände es sinnvoll machen. Entweder Liebe pur oder solo. Aber das ist jetzt nicht das Thema! Vielmehr muss ich mich langsam fragen, welcher Typ Mann sich da in meinem Umfeld bewegt.
Kenne ich denn nur Männer, die eine eher abenteuerliche Einstellung zur Liebe, zur Treue haben?
Augen zu und durch. Tapfer arbeite ich den Fragebogen ab. „Bordell? Kein Fremdgehen. Das ist halt a bissl a anderer Sex, aber das hat doch nix mit Gefühl zu tun". Interessant, dass das Wort <Gefühl> überhaupt in Roberts Wortschatz vorkommt. „Das heißt im Klartext, sogar du differenzierst zwischen Liebe und Sex?" „Selbstverständlich. Die ganzen Frauen, mit denen ich richtig was habe...irgendwie lieb ich die doch. Das ist Herz-Sex. Und die anderen...das ist Bauch-Sex. Instinkt, verstehst du?" Ich kann eine unverbesserliche Romantikerin sein. „Aber mal im Ernst, könntest du dir denn nicht vorstellen, dass

du dir irgendwann die Hörner abgestoßen hast, noch mal heiratest und dann auch treu bleibst?“ Er sieht mich ein wenig von oben herab an. „Vorstellen kann ich mir viel.“
Deprimierend. Irgendwie habe ich keine Lust mehr, länger sitzen zu bleiben. Ich verlange nach der Rechnung und ziehe los. „Typisch Frau. Jetzt hast du bekommen, was du wolltest und lässt uns einfach hängen“ grinst Frank. „Nicht böse sein, aber ich hab heute noch viel zu erledigen. Außerdem muss ich all euere emotionalen Ergüsse noch sichten und in meiner Reportage sinnvoll unterbringen. Aber danke für euere Ehrlichkeit!“

Als ich so durch die Kaiserstraße laufe, stelle ich fest, dass ich den Kopf hängen lasse. In jeder Hinsicht. Ob es für mein Seelenleben am Ende besser wäre, das mit dem Schreiben zu lassen?
Wo ist der Sommertag von gestern geblieben? Irgendwie kommt mir das Leben heute sehr herbstlich vor. Sogar die Stadt wirkt melancholisch. Der Himmel ist wolkenverhangen.
Ja, es wird nicht mehr lange dauern. Dann hält der Herbst Einzug.

„Man kann ein treuer und schlechter Ehemann sein. Und ein untreuer und sehr guter Ehemann“

(Gianni Agnelli)

Kapitel 28 SEX ENTZUG
oder
Frauen sind dumm

Es ist Vormittag. Meine Laune ist mies. Total mies. Ich bin frustriert. Vermutlich sitze ich deshalb um diese Tageszeit apathisch im geblümelten rosa Schlafanzug in der Küche und starre mit leerem Blick in die noch leerere Kaffeetasse. Mein Zustand ist derart bedenklich, dass mich noch nicht mal mehr das aufdringliche Gemaunze meiner beiden Mitbewohner nervt.

Wenn ich zurückdenke...mit welchem Optimismus und Elan ich in mein neues, Karl-freies Leben gestartet bin! Alles ließ sich soooo gut an. Fernsehen, Kolumne, <SlimDressing> Kampagne. Fürs Ego genug Schleimer getroffen, die mich beweihräuchern durften. Außerdem habe ich ein wirklich schönes Domizil, zwei kuschelige Katzen und vor allem tolle Freundinnen, die mich immer unterstützt und aufgebaut haben. Warum also erscheint mir meine schöne Welt so düster und grau?

Es ist die Liebe! Nicht die, die ich verloren habe. Sondern die, die ich wahrscheinlich nie mehr finden werde. Und warum? Weil ich mal wieder alles besonders genau wissen wollte. Für alles gibt es einen logischen Grund. Auch fürs Fremdgehen. Hat jedenfalls Schlau-Beverly gedacht.

Was habe ich in diesen letzten Wochen Umfragen und Statistiken analysiert, fremde Männer ausgequetscht, mich im eigenen Bekanntenkreis unbeliebt gemacht. Aber hat es mich oder irgendeine andere Frau weitergebracht? Nicht wirklich.

Im Gegenteil! Ich habe das Gefühl, je mehr ich über das erfahre, was Männer so bewegt, desto weiter entferne ich mich von ihnen.

Nichts als gruselige Klischees. Und – noch erschreckender – Männer, von denen ich dachte, sie wären normal, sind es nicht. Anstatt Licht ins Fremdgeher-Dunkel zu bringen, habe ich mich komplett ins Romantik-Aus geschossen.

Ganz schlecht. Ich meine, bevor ich diese Fremdgeher-Kolumne anfing, hatte ich wenigstens noch eine vage Hoffnung, mich eines fernen Tages wieder verlieben zu können. Unbekümmert mit einem Mann einfach nur glücklich sein zu können. Mich beschleicht die ungute Ahnung, dass das nach allem, was ich durch meine Recherche erfahren habe, nicht mehr möglich ist.

Ich fürchte, ich bin mit meiner Aufgabe gescheitert. Und meine armen Leserinnen mit mir.

Heute morgen hat mir nämlich eine Miriam gemailt, dass sie meine Kolumne zwar sehr interessant findet und meine Gedanken und Erkenntnisse bei jedem Weiberabend diskutiert werden, aber auch, dass <die Einblicke ins Männerhirn jetzt ausreichen. Mehr will, glaub ich, gar keine Frau wissen. > Super.

Oder eine gewisse Katja. <Es ist zwecklos, die Kerle verstehen zu wollen. Einfach lassen wie sie sind, sonst verzweifelt man als Frau total. Am besten gar nicht heiraten. Und wenn´s schon passiert ist – Sex nicht vergessen, auch wenn man eigentlich zu müde ist. Vielleicht bleibt er dann.> Klingt frustriert.

<Mein Mann hat mich betrogen. Er hat es abgestritten. Immer wieder. Bis eine Fremde bei mir anrief und mich bat, Fred freizugeben. Das werde ich nie verstehen können. Ich habe ihm doch alles gegeben. Und er hat mich nur gebraucht, um den Alltagsmist für ihn zu erledigen.>

Da! Meine armen Leserinnen! Anstatt sie zu trösten, hab ich

sie scheinbar verunsichert. Wobei – die drei Affen sind auch mit von der Partie. Nichts hören, nichts sehen, nichts wissen. Lieber in einer rosaroten Wolke leben, die pure Illusion ist, als die traurige Wahrheit zu akzeptieren. Es gibt Berge von Statistiken, die diesen Eindruck bestätigen. Wir Frauen gehören wohl einfach in den Club der Träumer. Oder sind wir einfach zu romantisch für diese knallharte Männerwelt? Oder gibt es irgendwo da draußen diesen einen, diesen ganz besonderen Mann, der treu ist? Der uns nicht enttäuscht? Ein paar glückliche Paare kenne ich doch auch! Meine Freundin Martina und ihren Thorsten. Die beiden sind seit 3 Jahren dauerverliebt. Oder dieses nette ältere Paar in der Nachbarschaft: Wenn die zwei sich anlächeln, sich an der Hand nehmen, dann spürt man sie, die wahre, dauerhafte Liebe. Warum kann ich mich nicht an denen orientieren? Vielleicht weil ich zur Herrin der grausamen Umfragen geworden bin.
Seit ich mich als Kolumnistin in Sachen Männer verdinge, bin ich zu einer Art Schwamm mutiert, der jede Statistik, jede Umfrage, die es je zu diesem Thema gegeben hat, aufsaugt. Analysiert. Das ist furchtbar, denn diese Miriam hat recht – manches sollte frau besser gar nicht wissen. Gut, diese anonymen Zahlenwerke brauche ich natürlich als Grundlage für meine Männer-Gespräche und Kolumnen. Damit kann ich mich rausreden, wenn mich wieder jemand aufzieht, weil ich gar nicht mehr anders kann als zu jedem Blödsinn eine Umfrage zu erwähnen. In Wahrheit ist es eine Sucht. Hilfe! Ich bin eine Beziehungs-Statistik-Abhängige! Das ist die Frauenhölle auf Erden!

Denn welche Frau will schon wissen, dass die meisten deutschen Männer bei Problemen keine Hilfe bei ihrer Partnerin suchen, sondern die Dinge selbst lösen möchten. Für rund die Hälfte aller Männer ist ein Freund die wichtigste

Bezugsperson. Und am stärksten nagen Jobschwierigkeiten am männlichen Ego. Da sieht frau mal, welchen Stellenwert sie im Leben eines Mannes hat...irgendwo unter ferner liefen, weit hinter Job und Bundesliga. Deprimierend.

Oder dass Frauen viiiieeeel mehr Zeit, Gefühl und Arbeit in eine Beziehung investieren als Männer? Welche Prinzessin will das bitte hören?

Eine Londoner Versicherung hat 2000 Paare interviewt, was sie bei einem Feuer als Erstes retten würden: Frauen retten zunächst Familienfotos, Haustiere und Erbstücke. Eine emotionale Reaktion eben. Und Männer? Die retten zuerst Geld, Kreditkarte und sogar die Playstation... Ach so, den Partner wollte scheinbar keine(r) retten. Das lässt tief blicken.

Überraschend auch zu erfahren, was Männer stört, wenn sie eine Frau zum ersten Mal nackt sehen: Schamhaare sind der absolute Abtörner! Zu meiner Freude weiß ich jetzt immerhin, dass sich zwar 37 % der Männer an Orangenhaut, aber nur 6 % an einem Bäuchlein stören. Na ,das ist doch mal was richtig Positives! Jedenfalls für einen Menschen, der Bauch hat.

Niederschmetternd dagegen zu lesen, dass ein Mann, der sich nicht meldet, weder sein Handy verloren hat noch nach einem spektakulären Unfall kommunikationsunfähig und ohne Gedächtnis in einer Klinik liegt, sondern einfach nichts von uns will oder es schon bekommen hat.

Die moderne Frau liebt ihre Unabhängigkeit, aber komischerweise fühlen sich 97 % (!!!)
aller Männer, die für YOUNG WOMEN´s MAGAZIN befragt wurden (und die haben sich wirklich 1044 Kerle vorgenommen!) von Frauen extrem genervt, die ihnen ihre

Freiheit nicht lassen wollen.
Aus der gleichen Befragung geht übrigens hervor, dass Spaß am Sex mit 74 % gaaaaanz weit oben rangiert in der <Was- macht- eine- Beziehung-gut?> Frage. Also nicht wirklich überraschend, dass für 77 % dieser 1044 Männer Langeweile im Bett ein absoluter <und tschüß-Faktor> ist.

Aber wenn frau einen Kerl ganz sicher in die Flucht schlagen möchte, braucht sie ihn eigentlich nur zuzublubbern oder versuchen, ihn zu verändern. Auf Quasselstrippen und jegliche Verbesserungsversuche reagiert die Spezies Mann nämlich hochallergisch.

Diese und andere schreckliche Erkenntnisse, die sich in meinen eigenen Interviews leider bestätigt haben, muss ich nun für den Rest meines irdischen Lebens mit mir rumschleppen!
Ich kann praktisch nur noch hoffen, dass mir mal ein Ziegelstein auf den Kopf fällt und ich mein Gedächtnis verliere!
Anstatt als Laien-Männer-Flüsterin ein besseres Verständnis für Männer, ihre Bedürfnisse, ihre Denkweise (und unsere Möglichkeiten, sie zu erobern und zu halten) zu schaffen, bin ich reif für die Klappsmühle. Und ich stehe ich da als die große Männerhasserin. Die Desillusioniererin. Ziemlich dumm gelaufen, die ganze Sache. Was jetzt? Das kann ich in meiner nächsten Kolumne doch unmöglich schreiben!
Vielleicht sollte ich die Finger von den Kerlen lassen und mich bei der Ursachenforschung auf das eigene Geschlecht konzentrieren? Immerhin musste ich die gruseligste Entdeckung bei meinen eigenen Geschlechtsgenossinnen machen. Da hielt ich uns bisher für eine ganz raffinierte, clevere und selbstverständlich an allem unschuldige Spezies und was finde ich heraus? Wir sind dumm, dümmer, am dümmsten. Es gibt doch tatsächlich Frauen, die ihr Männe mit

Sex-Entzug strafen oder unter Druck setzen, wenn der Göttergatte nicht spurt. Beim Durchblättern der FREUNDIN blieb mir heute schon das Frühstücksbrötchen im Hals stecken: Das Magazin hat eine Umfrage in Auftrag gegeben, die ergab, dass 56 % der Frauen Sex-Entzug besonders gerne anwenden. Bei Männern sind es grade mal 27 %, was uns 1. zeigt, dass Leibesübungen für Männer wichtiger sind als für uns und 2. mich fürchten lässt, dass viele Liebhaber nicht mal annähernd so toll sind, wie sie vermutlich denken. Sonst würde kaum eine so große Anzahl von Frauen auf sie verzichten können.
Trotzdem ist es unglaublich dumm, auf diese Weise den weiblichen Willen durchsetzen zu wollen, denn bevor ein Mann sich langfristig mit Sex-Entzug versklaven lässt, liegt es für ihn näher, sich eine andere zu suchen, wo er beweihräuchert, gehegt, gepflegt und bewundert wird. Ach so und Sex kriegt. Klar.
Ergo – wir Frauen sind in so einem Fall wirklich selbst schuld daran, wenn er das Interesse an uns verliert!
Dabei kann Sex durchaus eine erfolgreiche Methode sein um einen Mann zu manipulieren: indem Frau Sex mit ihm hat. Am besten grandiosen, unvergesslichen Sex. Danach tut er nämlich wirklich fast alles. Und vorher auch.
Dass das funktioniert, weiß ich von Veronika. Meine Ex-Kollegin findet nie genug Zeit für ihren Mann und ihre Hunde. Ihr Mann findet dieses nicht so prickelnd, aber auch fürs Gassi-Gehen konnte er sich bisher nicht so recht begeistern. Bisher! Denn nun hat Veronika, cleveres Weibchen, das sie ist, ein Bonussystem entwickelt: Jedes Mal, wenn Phillip mit den Hunden Gassi geht, gibt's Punkte. Und sobald er genug Punkte gesammelt hat, gibt's Sex.
Muss ich noch erwähnen, dass der Mann praktisch nur noch mit den Hunden unterwegs ist?
Auch wenn es um Wahrheitsfindung geht, ist Sex sehr hilfreich. Nicht umsonst hat schon die Männer- und

Lebenserfahrene Elizabeth Taylor gesagt: „Was ein Mann vor dem Sex sagt, ist meistens gelogen. Was er nach dem Sex sagt, ist entscheidend."

Der Spruch <Hinter jedem erfolgreichen Mann steht eine kluge Frau> kommt auch nicht von ungefähr. Nachdem Männer sehr oft beratungsresistent sind, gibt es für diese klugen Frauen meistens nur eine Möglichkeit, ihn vom Sinn ihrer Vorschläge zu überzeugen: Sex.
Übrigens gibt es da eine Umfrage...daraus geht hervor, dass 2 Drittel aller Männer (!!!) von einem flotten Dreier träumen. Kein Wunder, dass sie fremdgehen, wenn sie noch nicht mal Sex mit einer haben dürfen...

Aber soll ich DAS etwa schreiben??? Unmöglich! Dann werde ich von Frau Pfefferkorn garantiert wieder zu hören bekommen, dass ich wohl doch verbittert bin. Und meine Leserinnen werden sich komplett aus dem Fenster stürzen. Nein. Es muss ein anderes Thema her für die nächste Woche. Mal sehen, was sich so ergibt...

„Nimm´s ihm nicht übel, nimm ihm alles.“

(Ivana Trump, Scheidungsmillionärin)

Kapitel 29 Der geschenkte Mann
oder
Ein Männerversteher packt aus

„Sie haben eine neue Nachricht“ teilt mir die nüchterne Computerstimme meines Notebooks mit. Von meiner New Yorker Freundin Christina. Na ja, eigentlich kommt Christina aus Lauf an der Pegnitz. Aber seit unserer gemeinsamen Zeit auf der Sprachenschule hat sie´s als UN-Mitarbeiterin zu einer Eigentumswohnung und einem Klassejob im Big Apple gebracht. Die reiselustige Enddreißigerin ist eingefleischter Single. Kein Wunder, nach ihren Erfahrungen mit dem sogenannten starken Geschlecht. Ich glaube, die arme Christina darf sich rühmen, die größten Weicheier und Schlappschwänze dieser Welt getroffen zu haben. Ich bin gespannt, was sie heute zu berichten hat: <Hallo Bev, bin demnächst meine Eltern besuchen. Hoffe, wir schaffen es dann auch auf einen Cocktail. Melde dich! Anbei was Nettes. Keine Ahnung, woher der Text ursprünglich stammt, finde, er trifft den Nagel auf den Kopf. Aber lies selbst.> Mein Blick gleitet über den nachfolgenden Text.

GEDICHT DER FRAU heißt es da:

<Müde bin ich, geh zur Ruh, mache meine Augen zu.
Lieber Gott, bevor ich schlaf, bitte ich dich noch um was.
Schick mir mal ´nen netten Mann, der auch wirklich alles kann.
Der mir Komplimente macht, nicht über meinen Hintern lacht.
Mich stets nur auf Händen trägt, sich Geburtstage einprägt.
Sex nur will, wenn ich grad mag und mich ewig liebt, wie am

ersten Tag.
Soll die Füße mir massieren und mich schick zum Essen führen.
Er soll treu und zärtlich sein, mein bester Freund noch obendrein.>

Darunter steht GEDICHT DES MANNES:

< Lieber Gott, schicke mir eine taubstumme Nymphomanin, die einen Getränkehandel besitzt und Jahreskarten für meinen Lieblingsfußballverein. Und einen Arena-Decoder......Und es ist mir scheißegal, dass sich das nicht reimt....................>

Wenn ich wüsste, von wem das ist – ich würde es glatt anstatt meiner Kolumne drucken lassen. Bringt doch alles Wissenswerte auf den Punkt! Aber das wäre dann geklaut und für die Redaktion sicher zu wenig. Also muss ich doch selbst ran:

<Hallo liebe Leserinnen! Es wird Zeit für eine erste Zwischenbilanz. Ich muss an meine bisherigen Gesprächspartner denken. Natürlich habe ich ein Leben lang mit Männern geredet, wie jede andere Frau auch. Aber seit der Arbeit an der Kolumne ist alles anders. Ich nehme Männer, ihre Körpersprache, ihre Signale, ihre Worte ganz anders wahr als früher.

Es ist wirklich so - Männer wollen ihre Ruhe, Frauen sind kommunikative Wesen. Männer lösen ihre Probleme für sich allein, im stillen Kämmerchen. Frauen telefonieren vier Stunden mit der besten Freundin. Wenn sonst alles passt (liebevoller Umgang miteinander, Respekt, guter Sex, wirtschaftliche Rahmenbedingungen) sind diese kleinen, aber feinen Unterschiede zwischen den Geschlechtern ja nicht so schlimm. Wenn es aber auch ansonsten nicht mehr stimmt und keiner was sagt, dann wird es ziemlich übel.

Frauen wollen Klarheit. Wollen wissen, woran sie sind. Frauen können Unangenehmes sehr viel besser wegstecken, als die (vermeintlich harten) Kerle denken. Deshalb suchen Frauen in Krisenzeiten den Dialog. Um noch was zu retten. Um einen Schlussstrich zu ziehen.

Der Durchschnittsmann hasst Gespräche über Gefühle. Ist konfliktscheu. Will alles am liebsten aussitzen. Oder einfach machen, ohne groß darüber reden zu müssen.

Viele Frauen haben mir gemailt, dass ihr Mann sie so plötzlich und unerwartet verlassen hat. Gutes Thema! Ich habe Dr. Meyer-Riechling dazu befragt. Der Beziehungsexperte ist ein Bekannter vom Partner einer Freundin, der uns netterweise zusammengebracht hat. Rein fachlich selbstverständlich. Und Dr. Meyer-Riechling, dem schon durch die Tatsache, dass er ein Mann ist, eine gewisse Qualifikation nicht abzusprechen ist, kennt des Rätsels Lösung in Sachen <Männer gehen Zigaretten holen und kommen nie wieder.> Hier die besten Auszüge aus unserem Gespräch:

„Wissen Sie Frau Güttel, Frauen müssen ja alles ausdiskutieren. Wenn sie etwas beschäftigt, wollen sie darüber reden. Männer ziehen sich bei Problemen meist in ihr Inneres zurück. Je größer der Rededruck von außen wird, desto mehr zieht er sich zurück. Wenn ihm was nicht passt, spricht er nicht groß darüber. Er geht einfach seiner Wege. Und eines Tages geht er ganz. Das mag für die Frauen überraschend sein, für den Mann war es ein längerer Prozess."

Wie tröstlich. Fragen wir doch die Polizei oder besser, deren Unterlagen über verschwundene Menschen. Die meisten Vermissten tauchen innerhalb eines Jahres wieder auf. Viele sogar schon nach 1 Monat. Natürlich werden sie gefragt,

warum sie überhaupt verschwunden sind.
Grund 1 : Schulden
Grund 2: Überfordert durch Familie/Beruf
Grund 3: Eine heimliche Affäre.
Letztere zählt zu den häufigsten Gründen, warum Männer absichtlich in der Versenkung verschwinden.
Der Herr Doktor und die Polizei sind sich also einig. Die Masse der Männer schließt sich dem an: Befragt für das Männermagazin <Player> gaben 66 % aller Männer an, dass sie in ihrer Beziehung unglücklich, unzufrieden sind. 66 %! Das ist mehr als die Hälfte!

Da die meisten Männer offenbar lieber handeln (auch, wenn es Jahre dauern kann) als reden, tauschen sie halt die Frau aus. Ziemlich dumm! Das kann nämlich teuer werden. Um es mit Ivana Trump auszudrücken: <Nimm's ihm nicht übel, nimm ihm alles>.
Die meisten Männer (vorausgesetzt, das nötige Kleingeld ist vorhanden) zahlen doppelt: Schmerzensgeld für die betrogene Hauptfrau, Stillhaltegeld für die Geliebte. Eine Umfrage des Londoner <Guardian> unter 2000 Seitenspringern ergab, dass eine <ganz normale Affäre> im Jahr umgerechnet etwa 12.000 Euro kostet: Hotelzimmer, Blumen, Geschenke...
Jungs, das könntet ihr alles weitaus günstiger haben, wenn ihr euch endlich mal entscheiden würdet!
Aber wenn es um die für sie erfreulichen Dinge des Lebens geht, können Männer sehr großzügig sein. Wie war das gleich noch mal mit dem großen deutschen Autohersteller? Wo einige Manager letztlich über die Klinge springen mussten, weil sie die Luxusreisen (oder waren es eher Lustreisen??) für bestimmte Mitarbeiter und deren Geliebte auf Firmenkosten abgerechnet hatten?! Wenn ich mich recht entsinne, ging es damals um schlappe 400.000 Euro Gesamtaufwand für die brasilianische Geliebte und das ganze Drumherum.

Wahnsinn!>

Moment mal! Äh...wieso habe ICH eigentlich nie Geschenke bekommen? Ich war ja schon glücklich, wenn Karl (natürlich erst auf meine Bitte hin) die Kondome selbst bezahlt hat. (Ich hasse es, Hormone zu schlucken.) Ich unterbreche die Arbeit an der Kolumne und versuche krampfhaft, mich an irgendwelche großzügigen Gesten meines Verflossenen zu erinnern.
Blumen? Vage weiß ich, da war mal was mit einer Orchidee. Genau. EINE Orchidee. Sie war zwar sehr schön und auch noch aufwendig verpackt, aber es war genau eine einzelne Orchidee. Gut, dass ich sie – typisch sentimentale Frau! - damals fotografiert habe. Weitere Blumen habe ich nämlich nie mehr von ihm bekommen. War da noch was? Ach ja, das Übliche an männlichen Mitbringseln. Einfallslos aber lecker: Mal ein Fläschchen Dessertwein, dann feinster Champagner. Die gab´s an Geburtstagen, die er ausnahmsweise nicht vergessen hat. Dazu blieben im Lauf der Zeit noch ein paar Kleinigkeiten bei mir hängen, aber mehr war da nicht! Gut, ein paar Essenseinladungen. Aber das ist ja wohl das Mindeste, bei aller Emanzipation! Jetzt, wo ich so darüber nachdenke - unglaublich! Ich sollte aufhören, wieder an Karl zu denken. Es deprimiert mich bloß. Also zurück zur Arbeit!
<Nun gut, wahre Liebe ist nicht käuflich. Wer will schon Schleimer, die sich Mühe geben, um tolle Geschenke aufzutreiben? Die kreativ sind, um IHR mal eine nette Überraschung zu bereiten? Welche Frau steht schon auf so was? Überhaupt – diese Typen, die uns mit ausgefallenen Aktionen beeindrucken wollen...nach meiner Erfahrung meistens nur heiße Luft! Je mehr TamTam um Gefühle gemacht wird, desto weniger steckt oft dahinter.
Wenn ich da an eine ehemalige Kollegin denke...ihr späterer Gatte machte ihr live im Radio den Heiratsantrag. Damit

schafften sie es sogar ins landesweite Fernsehen und in die Zeitungen. Mensch, was für eine rührende Geschichte! Wie romantisch! Wie einfallsreich!

Dumm nur, dass der Gute auch ansonsten sehr aktiv im Sender war...keine Praktikantin war vor ihm sicher. Muß ich erwähnen, dass die beiden nach kurzer Zeit geschieden wurden?

Oder meine arme Freundin aus späten Teenagertagen. Die süße Jennifer. Ihr Traummann flog mit ihr nach Los Angeles, wo er – wow! - vor den HOLLYWOOD- Buchstaben kniend um ihre Hand anhielt. Natürlich sagte sie ja. Bevor die beiden dann auf einem Schloss heiraten konnten, musste er zwar erst seine Noch-Ehefrau verlassen, aber an solchen Kleinigkeiten mag sich eine frisch Verliebte nicht stören. Eher schon daran, dass unser Romantik-Kreativling nach einigen Ehejahren und mehreren Kindern mit ihr irgendwie noch nicht ganz begriffen hat, dass er mit einer Klassefrau verheiratet ist. Eine, die phantastisch aussieht, die zu ihm hält – obwohl es die Spatzen von den Dächern pfeifen, dass er noch immer nicht verstanden hat, was Monogamie bedeutet.>

Erneut unterbreche ich meine Schreiberei. Denn ich kann schlecht einer großen Leserschaft die treffenden Worte unseres gemeinsamen Freundes Werner anvertrauen: „Immer, wenn ich Mark sehe, hat er seine Zunge in einem Hals stecken, der garantiert nicht Jennifer gehört." Ja, Werner bringt die Sachen immer auf den Punkt.

Ach ja, Werner. Auch ein eher sparsamer Liebhaber. Mit Geschenken und romantischen Gesten hat er noch keine seiner Freundinnen überrascht, soweit mir bekannt ist. Ich hab auch nie welche bekommen zu unserer Zeit. Er hat sich kostengünstig selbst verschenkt. Ich erinnere mich noch gut an meinen 30. Geburtstag. Werner stand strahlend vor meiner Tür mit den Worten „Freu dich Süße, ICH bin dein Geschenk. Du

darfst mich dann später auspacken.“ Wie originell. Andererseits ist er wenigstens eine treue Seele.
Wohingegen es mir nach allem, was ich so in meinem Bekanntenkreis höre, so vorkommt, dass diese vermeintlichen Supermänner, die mit Klunkern, Blumen und Gesülze nur so um sich werfen, eher mit Vorsicht zu genießen sind. Dann doch lieber einen, der mit beiden Beinen am Boden steht, nicht so romantisch und großzügig, aber dafür liebevoll und treu ist! Dumm, dass Karl leider nur liebevoll war. Und geizig. Irgendwie stinkt es mir im Nachhinein doch, dass ich für meine Seelenqualen noch nicht mal die klassischen Ich-beruhige-mein-schlechtes-Gewissen-Geschenke von ihm bekommen habe. War ich noch nicht mal das wert?
Ich greife zum Handy und wähle Joes Nummer. Und Anfang sechzig. Natürlich heißt er nicht wirklich Joe. Aber ein Johannes kann nicht dieses Sex, Drugs, Rock´n Roll-Ding leben...sozusagen eine männliche Uschi Obermaier sein. Im Gegensatz zu Uschi (wie hat sie das nur gemacht? Neid!) allerdings sieht Joe nach einem Leben voller Konzerte, Parties, Drogen und durchzechten Nächten auch aus wie jemand, der nicht viel ausgelassen hat. Wollen wir mal sehen, ob sich seine Lebenserfahrung nun auch in Sachen Beziehungskosten lohnt.
„Hey Baby! Ein seltenes Vergnügen, mal von dir zu hören. Was steht an?“ Ich frage ihn, wie es möglich sein soll, dass die meisten Fremdgeher, die mir bekannt sind (einschließlich mein eigener), sich nie in Unkosten gestürzt haben. Aber in jeder besseren Umfrage zu lesen ist, wie teuer so ein Seitensprung werden kann. „Baby, das ist einfach. Ich meine...ich bin ja oft fremdgegangen. Ich habe nie viel Geld dafür ausgegeben. Wozu auch. Und was diese Statistiken angeht...entweder lügen die Typen, weil sie sich wichtig machen wollen – oder sie wollten einfach mal im MARITIM vögeln. Soll vorkommen.“ Aha. „Danke. Du hast mir sehr geholfen. Ich melde mich wieder. Du musst mir nämlich unbedingt mehr darüber

erzählen“. „Gerne Baby. Gerne!“
Wie mache ich jetzt weiter mit meiner Kolumne? Irgendwas Diskussionswürdiges zum Thema
Fremdgeher sollte mir schon noch einfallen.
<Natürlich gibt es Ausnahmen und Männer, die wirklich von Herzen gerne und ohne schlechtes Gewissen schenken. Aber bei vielen sollte es eine Frau eher misstrauisch machen. An dieser Stelle abschließend ein Zitat von Hauke Brost, der in seinem Buch <Wie Männer ticken> zur Sache dieses sagt: „Natürlich gibt es treue Männer, aber nur aus Bequemlichkeit. Wenn das Risiko bei null liegen würde, würden sie sogar ständig fremdgehen und zwar ohne das geringste schlechte Gewissen.“ Des Weiteren gibt uns der gute Hauke noch Folgendes mit auf den Weg: „ Männer brauchen sieben Nächte das Gefühl, begehrenswert zu sein. Viel Sex ist das einzige und das beste Mittel, um einen Mann auf Dauer zu halten.“
Ist es wirklich so einfach? Was meinen Sie? Wie war das mit Ihren Beziehungsgeschenken?
Schreiben Sie mir! Und nicht vergessen, Ladies: Gebt alles!!!
Ihre und euere Beverly>

„Ich glaube an die Monogamie, doch nicht an die Männer“

(Teri Hatcher, amerik. Schauspielerin u. a. <Desperate Housewives>)

Kapitel 30 Sex mit dem Ex ist auch keine Lösung

Ein neuer Tag, eine neue Sendung. Viele neue Produkte. Ich glaube, diese ganz spezielle Art des Teleshopping ist nichts für mich. Hier ein Parfüm, dort ein Kochtopf, gleich der Autolack. So vielseitig bin ich geistig offensichtlich nicht. Ich fühle mich jeden Tag mehr wie auf dem Fischmarkt als im Fernsehstudio. Lange halte ich das nicht aus. Persönlicher Höhepunkt meines heutigen Auftritts war das inbrünstige Anpreisen eines Klositzes. Nachdem ich für horrende Umsätze bekanntlich vor nichts zurückschrecke, habe ich also im Studio an einer mobilen Keramik-WC-Schüssel den sicherlich hingerissenen Zuschauern demonstriert, wie schnell das heimische Örtchen für die Ausscheidung unserer Exkremente ordentlich aufgepeppt werden kann. Mit diesem wunderbaren WC-Sitz verbreiten Sie auch in Ihrem Zuhause einen Hauch von Urlaub“ erklärte ich der staunenden Fernsehwelt säuselnd und wies mit bedeutungsvollen Blicken auf die vielen netten Seesternchen, Muscheln und den echten Sand vom echten Strand im Klodeckel hin. Wie tief kann ich noch sinken? Auf der Heimfahrt nach Nürnberg denke ich nach. Ob ich doch Karls Angebot annehmen soll und wieder mit ihm arbeite? Wir sind beide erwachsene Menschen. Und das mit uns liegt auch schon einige Monate zurück. Wo ist also das Problem? Zumal ich nicht blöd bin und durchaus mitbekomme, dass seine neuen Konzepte längst nicht die Quoten einfahren, wie ich sie damals mit <Beverlys bunte Welt> geholt habe – wenn er sie überhaupt bei den Sendern verkaufen kann.
Aber einfach so anrufen? Irgendwie trau ich mich nicht.

Vielleicht eine SMS? Das ist erstmal etwas unverbindlicher... <Hi. Hoffe, es geht dir gut. Könnten wir mal reden? Bev.> Ja. Das kann ich abschicken. Nett aber nicht schleimig. Und auch nicht zu kühl.

Es dauert keine 5 Minuten, da läutet mein Handy. „Ich bin´s“ höre ich Karls sonore Stimme. Klar, <ich> kann ja nur Karl sein. Selbstverständlich. Welcher Mann sonst würde schon Beverly Güttel anrufen? Scheint er zumindest zu denken. Andererseits habe ich ihm ja eine SMS geschrieben. Und hoffe, dass er mich aus der schönen Welt der TV-Versteigerer errettet. Also freundlich sein! „Worum geht's? Wie geht's?“ will er wissen. „Beschissen. Rein beruflich gesprochen. Steht dein Angebot noch?“ „Welches?“ „Ich bin nicht in der Stimmung für Scherze. Ist mein Job noch zu haben?“ „Ja. Klar. Diese Olivia, die wir als Ersatz für dich gecastet haben, kam bei den Tests nicht besonders gut an. Zu steif, zu unnatürlich. Alle werden sich freuen, wenn du wieder an Bord kommst. “Alle? Er auch? Als könnte er meine Gedanken lesen, fragt er gleich „Wann bist du das nächste Mal in München?“ „Wieso? Den Vertrag können wir doch auch per Post machen.“ „Ja. Schon. Andererseits könnten wir doch mal ´nen Kaffee trinken...wenn du magst...“ Ich zögere. Wieso eigentlich nicht? Es ist eine ganze Weile her, dass wir uns gesehen haben. Und wirklich gestritten haben wir ja nicht. Ich habe meinen Vertrag vorzeitig gekündigt und bin gegangen.

Mehr ist nicht passiert. Apropos. Was passiert wohl, wenn ich ihn wiedersehe? Ob ich ihn immer noch gut finde oder ob ich in ihm doch endlich eher den mutlosen Knilch sehe, der er eben ist? „Ich habe nächste Woche wieder eine Sendung bei <3-4-5.TV>. Danach könnten wir uns treffen“ schlage ich vor. „Alles klar. Wegen dem genauen Termin melde ich mich noch mal bei dir. Und das mit dem Verkaufsfernsehen musst du

künftig lassen, das ist dir doch klar?" „Ja, aber das wird kein allzu großes Opfer. Ich hab einen Heidenrespekt vor den Kollegen, die das machen, aber...für mich ist es eher nichts" gebe ich zu. „Gut zu hören. Wir peppen deine alte Show auf und bieten sie als Relaunch an. Es sollte kein Problem sein, diese Sendung wieder zu verkaufen. Also dann... – bis nächste Woche!"
Huch. Mein Ex-Liebhaber klingt sehr dynamisch und gut drauf. Hat er mich etwa so schnell vergessen oder freut er sich einfach, dass ich wieder zurückkomme, rein beruflich natürlich?

Eine Woche später. Karl und ich sitzen nach meiner Abendsendung bei <3-4-5.TV> in der kleinen rustikalen Pension. Der Koch klopft fröhlich und unüberhörbar Schnitzel. Eine Gruppe Geschäftsleute unterhält sich lautstark über die Münchener Schicki-Micki-Szene und wer grad mit wem was hat. Karl und ich grinsen uns wissend an. Wir hatten einen schönen Abend mit feinem Essen, guten Gesprächen und vollmundigem Wein. „Ich würde gerne noch mit dir plaudern, aber irgendwie ist es hier so laut. Richtig sitzen kann ich auf dem Stuhl auch nicht mehr. Mein Rücken" jammert mein ehemaliger Held. Schade, es ist grade erst nach 20.00 Uhr. Aber wenn er schlapp macht...Auch gut. „Versteh mich nicht falsch, aber wir könnten ja auch auf dein Zimmer gehen und uns dort weiter unterhalten. Eine Flasche Wein geben die uns sicher mit" meint er. Warum nicht? Unbeschwert und arglos begeben wir uns also auf mein gemütliches Zimmer. Plötzlich scheinen uns die Themen auszugehen. Wir sehen uns an. Ich sehe keusch weg, denn den Blick kenne ich. Schweigen. Angespanntes Schweigen. „Und sonst?" fragt Karl, während er im Raum auf und ab läuft. „Was sonst? Frag einfach, wenn du was wissen willst" lächle ich. „Was machen wir jetzt noch?" „Wollten wir nicht in Ruhe reden?" „Gerne. Worüber?"

Komisch. Mir fällt auch nichts mehr ein. Mein Kopf ist leer. Mein Herz klopft. Dabei ist Karl, so ohne rosarote Brille betrachtet, wirklich nur ein Durchschnittstyp. Bestenfalls. Ganz objektiv.
Er ist mir so fremd geworden. Als Mann. Als Mensch mag ich ihn wirklich. Er hat einen feinen Humor, großes Wissen und er strahlt in jeder Situation eine angenehme Ruhe aus. Aber sonst? Nein, DER kann mir nicht mehr gefährlich werden.

Blöd, dass es in diesen Einzelzimmern nur einen Stuhl gibt. Entweder ich stehe oder ich setze mich aufs Bett. Da es ein langer, harter Tag war, entscheide ich mich für Letzteres und lege meine müden Beine hoch. Wir schweigen uns an. Wir sehen uns an. „Soll ich dir den Nacken massieren? Du wirkst ein wenig angespannt“ will Karl wissen. Warum nicht? Darin war er immer einsame Spitze. Außerdem bin ich vollständig bekleidet. Was soll schon passieren?

Was schon?! Keine Ahnung, was uns überkommt, aber innerhalb weniger Minuten sitzen wir eng umschlungen auf dem Bett. Na und? Wir sind komplett angezogen. Eine Umarmung unter alten Freunden ist kein moralischer Supergau.

Aber Sex. Genialer, sensationeller Sex. Liebevoller Sex. Zwei Körper, die plötzlich einer sind. Zwei Menschen, die sich unbeschreiblich nahe sind. Die ganz unanständige, aber wahnsinnig zärtliche Dinge miteinander machen. Völlig moralfrei.

3 (!!!) Stunden später liegen wir nebeneinander. Au Backe! Na gut, Beverly, das kann schon mal vorkommen. Am Besten, ich ignoriere diesen Vorfall. Gebe die Coole. Einfach nur Sex. Basta. „Hey, das war wunderschön“ flüstert der Mann neben

mir. Der gleiche Mann, den ich mir seit so langer Zeit immer tapfer von der Pelle gehalten habe. Der mir noch vor 3 Stunden fremd und durchschnittlich vorkam. Jetzt ist er mir so vertraut, so nah. Und so romantisch. „ Das war der absolute Wahnsinn" ist alles, was ich dazu sagen möchte. „Ja. Das war´s. Mann, jetzt ist es passiert. Jetzt bin ich absolut ausgestiegen. Aus meinem ganzen Leben. Und es ist gut so" sinniert er. Hä?

Wie ausgestiegen? Aus seinem Leben? Heißt das etwa, dass Sandra kein Thema mehr ist? Das wir uns doch noch und wieder richtig gefunden haben? Rein gefühlsmäßig hat es sich ja ohnehin so angefühlt, aber mein Kopf will abblocken, einfach aus Selbstschutz. In mir steigt Deja-vu-Gefühl auf. Es ist ernüchternd. Andererseits, es fühlt sich alles so gut an. So real. Wir kuscheln, wir kichern, wir reden über 1000 unwichtige Dinge. Wir sind glücklich. Die drei Affen rütteln an der Käfigtür.

„Ich sollte langsam gehen. Ich hab noch eine Verabredung mit einem Kumpel" meint mein alter neuer Liebhaber. Er schält sich aus meiner Umarmung und strahlt mich mit diesem verblödeten Lächeln, das man bei allen Menschen, die grade so rauschhafte Momente erlebt, sich geliebt haben, findet. Ja. Dem Mann liegt was an mir. Er wirkt komplett verändert. Vielleicht sollte ich diesen Ausrutscher doch nicht abhaken?

Karl stolpert förmlich aus dem Zimmer und später zum Auto. Winkt mir zum Fenster hoch. Dreht sich dauernd nach mir um. Strahlt.

Ich fühle mich verwirrt. Bin froh, dass er weg ist. So kann ich nachdenken. Das war irgendwie alles recht überraschend... Bin ich jetzt ein schlechter Mensch? Immerhin muss ich davon ausgehen, dass er noch liiert ist. Andererseits – wenn sich unmoralisches Verhalten SO anfühlt...dann will ich für den Rest meines Lebens ein unmoralisches, böses Mädchen sein!

Aber was wird denn jetzt? Ganz schlechtes Timing, Schließlich werden wir ab nächster Woche wieder zusammenarbeiten. Oder ist es besonders gutes Timing und wir kooperieren jetzt in jeder Hinsicht? Entschwebt auf Wolke 7 (nicht mehr rosa, sondern grell pink) rolle ich mich in die Bettdecke ein und falle in einen tiefen, traumlosen Schlaf.

Am nächsten Morgen fühle ich mich bombastisch! Ich rufe Janine an. Muss mit jemandem reden. „Mein Gott, du klingst völlig wirr. Was ist los?“ Ich berichte. Meine Freundin kichert.

„Irgendwie hab ich´s kommen sehen. Das mit euch, das wird nie aufhören. Seh´s doch endlich ein“ belehrt sie mich. „Red keinen Quatsch! Das war ein Ausrutscher, hat nicht stattgefunden.“ rede ich die gestrige Nacht klein. „Also was denn nun? Ist was zwischen euch passiert oder nicht?“ „Ja. Aber es hat sich dadurch nichts geändert für mich. Ich meine, alles bleibt wie es ist. Ich will ihn nicht mehr und er hat sowieso eine andere. Basta.“

„Wenn du meinst...auf jeden Fall solltest du dir keine großen Gedanken machen. Ich hab gelesen, dass ziemlich viele Frauen noch mal Sex mit dem Ex haben. Da gab´s – dein Lieblingsthema! - eine Umfrage und fast alle Männer finden es total in Ordnung, mit der Ex-Freundin zu flirten“ beruhigt sie mich. Sehr tröstlich.

Eine Woche später bin ich in der Firma. Ich muss zu Karl. Wir wollen die neue Studio-Deko checken, das leicht abgeänderte Konzept besprechen. Karl. Er hat sich seit unserer angeblich so wunderschönen Nacht nicht mehr bei mir gemeldet. Im Grunde habe ich nichts anderes erwartet. Daher bin ich auch nicht enttäuscht. Rede ich mir jedenfalls ein. Bin noch immer noch ziemlich gut gelaunt.

Vielleicht hat er ja das gleiche Problem wie ich? Nämlich keinen blassen Schimmer, wie er damit umgehen soll...Es ist schon eine etwas schwierige Situation. Andererseits waren wir beide zur <Tatzeit> im Vollbesitz unserer geistigen (und vor allem unserer körperlichen) Kräfte.

Ich betrete sein Büro. Er sieht mich. Irgendwie wirkt er nicht wirklich begeistert. Eher verstört. Die Freude über mein Erscheinen hält sich doch sehr in Grenzen. „Beverly!" „Ja. Ich. Wir wollten uns heute treffen um die Sendung zu besprechen. Du erinnerst dich? Wir wollten alles ein wenig aufpeppen" sage ich mit neutraler, aber freundlicher Stimme. Geben wir ihm noch eine Chance. Womöglich hat er grade einen anstrengenden Tag? Nein, sieht er nach einem armseligen Tag aus. Armselig sein Auftritt. Für seinen Stil, den er offensichtlich nicht hat. Armselig aber auch für mein Ego. Für meine Seele. Immerhin versucht der Mann hinter dem unaufgeräumten Schreibtisch jetzt, so was wie ein Gespräch zu führen.

„Ja. Natürlich...ich...hab nur später noch einen Termin...ich...äh...also...äh..."

Oh mein Gott! Diese Vorstellung übertrifft alles! Ich hatte nicht erwartet, dass er mich in die Arme reißen würde, aber ein wenig mehr Haltung und Freude bei meinem Anblick wären doch wünschenswert. Diese absolute Panik, dieses personifizierte schlechte Gewissen allerdings, dieser Mann, der mir nicht mal in die Augen sehen kann und vor sich hin gatzt – das ist die Krönung der schönsten Minuten.

Ich will ja nicht geheiratet werden und ich hatte keinerlei Erwartungen. Trotz dieser Nacht. Man ist ja erwachsen. Aber ein wenig geheuchelter Respekt und eine gewisse geschäftliche Eleganz wären doch angebracht.

KNACK macht es innen drin. Wie oft kann ein Herz eigentlich brechen??? Zu oft. Aber es tut nicht mehr so weh wie am Anfang.

Was empfinde ich jetzt? Bin ich wütend? Nein, nur traurig. Ach und dann ist da noch so ein Hauch von Mitleid, denn dieser armselige Kerl, der aufgeregt in Akten wühlt, rumstottert und ganz offensichtlich von seinen Füßen extrem fasziniert ist...nein, dem kann ich nicht böse sein. Aber ich kann ihn auch nicht mehr ernst nehmen. „Karl, lass dir Zeit. Such in Ruhe alles raus, was du brauchst. Ich gehe inzwischen allein ins Studio. Noch besser wäre, du lässt mir freie Hand, dann musst du dich um nichts kümmern“ schlage ich vor. „Ja. Eine gute Idee“ haucht er und sieht mich an wie ein Hund, der fürchtet, gleich geschlagen zu werden. Mitleid ist wirklich alles, was er jetzt noch bei mir auslöst. Interessant.

„Na dann...wir können uns wegen der Details mailen. Bis irgendwann also“ verabschiede ich mich. „Ja. Bis irgendwann...“ höre ich Karl leise sagen. Zum ersten Mal heute kann er mich ansehen. Er wirkt irgendwie völlig neben der Kappe. Der Fall ist klar: Gewissensbisse. Unfähigkeit zu dem zu stehen, was man(n) nun mal gemacht hat. Ein schlechtes Gewissen ihr und mir gegenüber.
Was tun? Ich werde bleiben. Mir den Spaß an meiner Arbeit nicht noch einmal nehmen lassen! Wenn er nicht damit umgehen kann, ist das nicht mein Problem.
Ich werde mich um professionelle Normalität bemühen.

Vielleicht kriegt der Mann das nach einer Weile auch hin. Wenigstens das. Sagt mein Kopf.

Aber die ohnehin erst frisch verheilten Narben auf meiner Seele sprechen eine andere Sprache. Ich kann sie ganz deutlich spüren. Gut, es tut nicht mehr so gnadenlos weh wie damals, am Anfang vom Ende. Ich hatte auch nichts anderes erhofft. Trotzdem ist es nicht grade charmant mir gegenüber, nach dieser <wunderschönen> Nacht kein noch so klitzekleines Lebenszeichen von sich zu geben.

Und dann der Auftritt grade...hat mich mehr getroffen, als ich erwartet hätte. Nicht, weil ich gedacht hätte, dass Karl eines Tages doch noch sein Verhaltensmuster ändert und zum großen Romantiker und Entscheider mutiert. Nein. Aber für mich war es tatsächlich ein wunderschönes, emotionales Erlebnis und durch sein verkrampftes Nicht-Umgehen mit der Situation hat er es nun geschafft, dass ich mich benutzt und billig fühle.

Wie ich ihn kenne, wird er eines Tages tot sicher kleinlaut bei mir antanzen. Versuchen, Schadensbegrenzung zu betreiben, mich wieder einzuwickeln. Zu spät.

Ich muss sofort aufhören, darüber nachzudenken. Das ändert nichts und zieht mich nur runter. Raubt mir meine Energie für die wirklich wichtigen Dinge des Lebens! Also? Kopf hoch Beverly und ab in die Zukunft! Diesmal garantiert Karl-frei!

Ein Urlaub wäre nicht schlecht. Vielleicht auf Mallorca? Eine kleine Finca in den Bergen, oben im Norden, mieten? Dort könnte ich mich nicht nur erholen, sondern was Sinnvolles tun. Mal wieder in dem liebevoll eingerichteten Domizil der <Tierhilfe Mallorca> vorbeigucken, ein wenig die Werbetrommel für die engagierten Tierschützer dort rühren.

Aktiv Gutes tun wird auch mir gut tun! Mich ablenken. Was die Menschen dort das ganze Jahr über leisten, ist enorm. Aber – ohne Moos nix los! Deshalb werde ich meinen Urlaub dazu nutzen, bei einigen Fernsehnasen anzuklopfen und sie bitten, mal ein paar Euros locker zu machen. Denn obwohl es auf Malle vor reichen Promis nur so wimmelt und sich jeder mit seinem tierischen Liebling medienwirksam ablichten lässt – in den meisten Fällen springt für das dortige Tierheim kein Cent raus. Deshalb kämpfen die Tierfreunde mit ihren Schützlingen dort praktisch jeden Tag ums Überleben. Ja, ich denke, das ist jetzt genau das Richtige für mich!

„Aber was ist mit der Kolumne? Findest du nicht, du bist den Frauen noch ein Fazit schuldig?“ fragt Madeleine, als ich ihr von meinen Aussteiger-Plänen berichte.

„Was soll ich schreiben? Dass wir es meistens nicht verhindern können und wenn, nur durch guten Sex? Erklär das mal Frauen, die einen Job und Kinder haben. Die werden sich schön bedanken, wenn ich denen rate, des Nächtens dann noch die heiße Verführerin zu geben“ seufze ich.

„Man kann das Leben nur rückwärts verstehen, aber leben muss man es vorwärts“

(Sören Kierkegaard)

Ende gut, alles gut?

Vier Monate später...

Es ist Winter geworden. Dick eingemummelt sitze ich mit Karl im Regieraum. Wir prüfen den Nachbericht meines zweiten Besuches im Tigerkäfig. Inzwischen hat dort ein neuer Verein die Verantwortung übernommen. Ebenfalls sehr engagiert und solange mit Futterspende für die herrlichen Tiere nicht mein Luxuskörper gemeint ist, ist alles gut! Die Raubkatzen fanden mich sicher zum Anbeißen. Das wäre mal ´ne reichliche Mahlzeit geworden. Aber es ist ja noch mal gut gegangen. Der Dreh in Wallersdorf war hoch spannend und ich hoffe, es gelingt uns, den Zuschauern zu vermitteln, wie wichtig diese Einrichtung für die exotischen Katzen dort ist. Unser erster Bericht damals, hat Einiges gebracht. Vielleicht fühlt sich diesmal sogar ein Unternehmen davon angesprochen und übernimmt eine Futterpatenschaft? Getreu dem Motto <Tue Gutes und sprich darüber!>

Der Filmbeitrag ist ziemlich gut geworden. Zufrieden sehen wir uns an. Wir sind ein verdammt gutes Team.

Alles auf Anfang? Nein! Alles ist anders. Gut, Karl und ich arbeiten wieder zusammen. Viel besser als früher. Wir arbeiten jetzt auf Augenhöhe. Sind ein richtiges Erfolgsmodell. Er ist der Kopf, ich die Seele. Unser neues Konzept hätten wir locker an mehrere Sender verkaufen können. Die Quoten sind überragend. Trotzdem ist irgendwas merkwürdig. Zwischen uns. Selbstverständlich sprechen wir miteinander. Gehen respektvoll, ja, höflich miteinander um. Karl, der alte Stoffel, hält mir heute sogar die Türen auf. Wir sind Geschäftspartner, die sich um ein reibungsloses Miteinander bemühen. Wir sind wie zwei Fremde, die zufällig am gleichen Projekt arbeiten.

Das ist in Ordnung. Aber es fühlt sich auch verdammt seltsam an, weil dieser Fremde der Mann ist, mit dem ich leben wollte. Dem ich vertraut habe. Der mich sehr verletzt hat.

Von alledem kann ich nichts mehr in mir nachspüren. Alles weg! Die Liebe, der Schmerz.

Nur noch dieses undefinierbare Gefühl, wenn ich ihn ab und zu sehe. Wenn wir gemeinsam neue Ideen austüfteln.

Manchmal blickt er mich sehr nachdenklich an. Was er dann wohl denkt? Wie es ihm geht? Ob er noch mit Sandra zusammen ist? Keine Ahnung.

Früher war ich so sicher, dass er sich eines Tages trennen und neu durchstarten würde. Mit mir oder einer anderen. Heute glaube ich das nicht mehr.
So oder so, es kann mir egal sein.

Wenn überhaupt, interessiert mich eher mein eigenes Liebesleben. Nicht, dass es keine Bewerber um den Platz an meiner Seite und in meinem Bett gäbe...aber Karl hat die Messlatte schon sehr hoch zurückgelassen. Außerdem – mein Optimismus heilt zwar langsam die Wunden auf meiner Seele, aber so richtig offen bin ich für eine neue Liebe noch nicht.
Wenn sie eines Tages anklopft, werde ich sehr genau prüfen, wer da vor meiner Tür steht. Euphorie verspüre ich also nicht unbedingt. Eher so ein neutrales Gefühl. Genau das richtige

Gefühl für das Ende meines Karl-Dramas. Alles andere wäre vermutlich unrealistisch.
Aber welchen Abschluss werde ich für meine Kolumne finden? Der Sauer-Verlag gönnt mir eine literarische Auszeit, denn ich wüsste im Moment nichts mehr, was in Sachen Fremdgehen noch schockieren oder interessieren könnte. Es wurde alles gesagt. Deshalb sollte ich mich langsam auf den Weg nach Hause machen, meinen PC anwerfen und ein letztes Mal dienstlich über Männer nachdenken. Die X-Akte <Männer>

< *Nach den vielen Kolumnen und den vielen Zuschriften, die mich zum Thema Fremdgeher erreicht haben, wird es Zeit, ein vorläufiges Resümee zu ziehen. Irgendwer brachte vor ein paar Jahren die These von den Männern vom Mars und den Frauen von der Venus ins Spiel. Da ist was dran. Männer haben etwas Außerirdisches an sich. Mich erinnern sie an die Ufo-Sichtungen der letzten Jahrzehnte: Ein Großteil dieser Erscheinungen konnte mit naturwissenschaftlichen Fakten erklärt werden, ein weiterer Teil ist auf Spaßvögel und Schwindler zurückzuführen.*

Aber es bleibt ein kleiner Rest dieser Himmelsrätsel, für die es keine logische Erklärung gibt.

Genauso ist das mit Männern. Wir haben von ihnen erfahren, dass sie aus sexueller und emotionaler Unzufriedenheit heraus fremdgehen. Wissenschaftler haben ihnen gar den freien Willen abgesprochen, ihr Gehirn und ihre Gene als die wahren Verantwortlichen für Seitensprünge ausgemacht. Zahlreiche Männer haben uns verraten, dass sie niemals fremdgehen würden, wenn in ihrer Beziehung alles okay ist. Andere haben sich einfach neu verliebt und folgten dem Ruf ihres Herzens. Für andere wiederum ging es darum, Erfahrungen zu sammeln, die wahre Liebe überhaupt erst zu finden oder ihr angegriffenes Ego aufzubauen. Manchmal wurden sie Opfer einer (für sie) außergewöhnlichen Situation oder sie wollten einfach nur Sex. Einige leben ihren Traum von der Polygamie oder können sich schlichtweg nicht zwischen zwei Gefühlen (= zwei Frauen) entscheiden.

Was mir persönlich immer wieder auffiel, war, dass fast alle Befragten der festen Überzeugung waren, dass Frau seinen Seitensprung n i c h t verhindern kann und dass Männer eine Beziehung sowie den Seitensprung per se anders empfinden, anders definieren als wir Frauen.

Und das ist – Emanzipation hin, metrosexueller Mann her- ein Problem, das wir nie wirklich in den Griff kriegen werden. Bei manchen Paaren ist die Liebe und ihre Kommunikationsfähigkeit offenbar stark genug, um dieses Hemmnis zu überwinden. Andere schweigen ihre Beziehung zu Tode oder reden aneinander vorbei. Kreisen vielleicht zu sehr um sich selbst.

Das sind alles Fälle, die wir getrost zum Aktenberg mit den „geklärten" Fällen legen können.

Einige X-Akten in Sachen <Warum gehen Männer fremd?> bleiben allerdings weiter ungelöst.

Mein persönliches Männer-Fremdgeh-Rätsel ist, wieso die Marsmenschen, die wissen, dass ihnen eine Frau niemals genug sein wird, für ihren kurzen Lendenspaß einer Frau mit Gesülze und falschen Liebesschwüren das Herz brechen müssen anstatt einfach ins Freudenhaus zu gehen. Dort bekämen sie guten Sex nach Wunsch gegen Bares und keiner wäre verletzt (außer der Hauptfrau - aber die würde es ja sowieso nicht erfahren!) Die <X-Akte-Mann> - ein auf ewig *unlösbares Rätsel oder am Ende vielleicht sogar ein riesiges kosmisches Experiment? Mal ehrlich -manche Geschichten und Verwicklungen sind so ungewöhnlich, da fragt man sich schon, ob wir nicht alle nur kleine Figuren sind auf einem Riesenschachbrett, aufgestellt irgendwo im Universum. Und kichernde Aliens schieben die Figuren nach einem Plan, den nur sie kennen, hin und her.*

Wie auch immer...auch wenn wir in den letzten Monaten viel Unerfreuliches über unsere Machos erfahren haben, so möchte ich in meiner letzten Kolumne endlich mal ein positives Licht auf unsere Testosteronpakete werfen.

Denn, Ladies, mal ganz ehrlich und ganz unter uns - ohne Männer wären Weiberabende langweilig! Worüber schließlich sollten wir reden??? Ohne Männer würde einem Frauenleben die Würze fehlen! Ohne Männer gäbe es keine romantischen Filme! Kein Herzklopfen! Keine Dauertelefonate = ein kompletter Wirtschaftssektor läge brach! Ohne Männer wären Anwälte und Therapeuten arbeitslos. Also? Ist doch richtig gut, dass wir sie haben!

In diesem Sinne – ein schönes unproblematisches Liebesleben und nicht vergessen:
Auch Männer sind nur Menschen und manchmal sogar richtig nette...

Ihre und Euere Beverly!>

„Hach, was für ein Gesülze am Ende! Du hättest ruhig etwas härter mit diesen Fieslingen ins Gericht gehen können“ schimpft Madeleine, nachdem sie meine Abschiedskolumne gelesen hat.

„Ich schreibe diesen Mangel an Vergebung den Männern gegenüber deiner Jugend zu. Im wirklichen Leben gibt es eben nicht nur schwarz oder weiß. Außerdem – du lästerst doch auch dauernd über die blöden Männer, aber trotzdem glaubst du noch immer an die große Liebe. Das ist viel sülziger und widersprüchlicher, als ich je schreiben könnte“ grinse ich meine junge Freundin an. „Ich weiß nicht...es kann doch nicht nur Schweine geben. Apropos – ich pack´s sowieso nicht, dass du Karl so geschont hast und jetzt wieder mit ihm arbeitest. Ich könnt´ kotzen“ fährt sie ungerührt mit dem Eifer einer 26-Jährigen fort.
„Zu Punkt eins: Natürlich gibt es nicht nur Schweine! Und zu Thema Nr. 2: Karl und ich ergänzen uns beruflich optimal. Wir verdienen gemeinsam unanständig viel Geld. Es wäre also nicht nur unnötig sondern sogar dumm, dieses Potential brachliegen zu lassen. Im Übrigen – er ist zwar alles andere als ein Heiliger, aber gemessen an dem, was sich andere geleistet haben, ist er ziemlich harmlos. Außerdem haben wir uns, ich ihn auf jeden Fall, geliebt. Wieso soll man dann nicht auch befreundet sein können, wenn es vorbei ist?“ frage ich sie. „Du kannst doch nicht einen Menschen lieben und ihn dann, nur, weil es nicht so läuft, wie du es dir vorstellst, plötzlich nicht mehr mögen“ erkläre ich ihr meine Einstellung. Und ertappe mich bei der Frage, ob ich das wirklich so sehe oder ob ich einfach nur nicht zugeben möchte, dass die ehemalige Liebe meines Lebens ein Fehlgriff war.

„Waaaas??? Nö!!! Niemals! Wenn es aus ist, ist es aus! Dann will ich von so einem Arsch nichts mehr wissen!“ beharrt sie energisch. „Wieso bist du so nett zu ihm? Du bist bald 40, immer noch Single, kinderlos. Du hast viel zu viel Zeit mit ihm vergeudet“ konstatiert sie wenig einfühlsam.

„Ach Mäddie! Erstens bereue ich nichts, weil es neben dem

ganzen Herzschmerz auch viele wunderbare Momente gab und zweitens darf ich dir mitteilen, dass die heutige Trostliteratur für Frauen die Jahre ab 50 als die <neuen 30> bezeichnet. Will heißen, ich steuere nicht auf einsames Siechtum im Altenheim zu sondern bin mit meinen 38 noch nicht mal neue 30. Mit anderen Worten – ich habe noch jede Menge Zeit für meine Lebensträume! Reichlich Zeit für neue Männer! Die Zeit ist da – wir müssen sie nur richtig nutzen“ philosophiere ich.

„Klar. Du hast alle Zeit der Welt. Wenn du nicht vorher wegstirbst.“ Wie ermutigend!

„Können wir uns darauf einigen, dass niemand Pläne auf die lange Bank schieben sollte, aber deswegen noch lange nicht in unbegründete Torschlusspanik verfallen muss?“ frage ich, wie immer auf der Suche nach der goldenen Mitte.

Sie schaut mich ein wenig zweifelnd an, seufzt dann aber ergeben „Wie du meinst, meine Liebe, wie du meinst.“

Epilog

Warum gehen Männer denn jetzt wirklich fremd?

Mein persönliches Fazit aus rund zwei Jahren Recherche, Interviews und Beobachtungen:

-Sex
-weil sich die Gelegenheit bietet
-weil sie eine allgemeine Lebens- und Liebeskrise haben (inkl. Midlife-Crisis)
-weil sie in ihrer Beziehung ein emotionales Defizit haben, sich nicht mehr ausreichend gewürdigt und verstanden fühlen
-weil Männer offensichtlich den Begriff „Fremdgehen“ anders definieren als Frauen
-eine neue Liebe

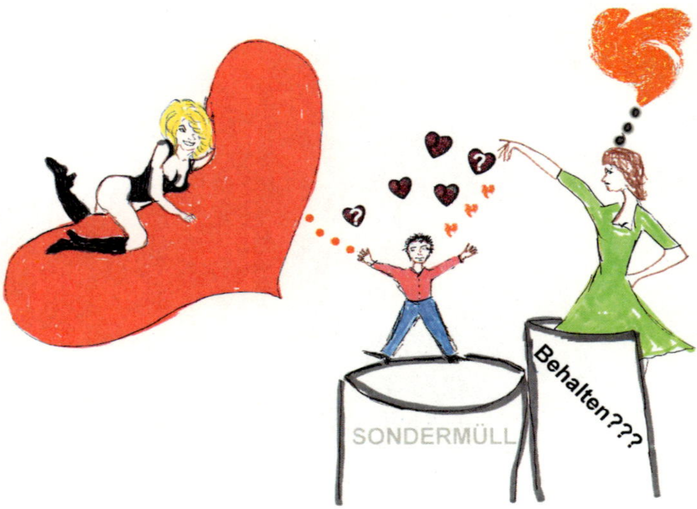

DER GROSSE TEST:
Geht IHR Partner fremd?

Stufe 1: Verdacht schöpfen...sollten Sie, wenn er

1. sich seit einiger Zeit noch nicht mal mehr für den Gang ins Bad von seinem Mobiltelefon trennen kann

2. Telefonate abrupt abbricht, sobald Sie den Raum betreten ständig SMS schreibt bzw. checkt
3. das Firmenhandy auch am Sonntag nicht aus den Augen lässt
4. vermehrt abendliche Job-Besprechungen hat bzw. Überstunden macht
5. plötzlich mehr auf sein Äußeres achtet als bisher
6. frisch geduscht und wohl duftend vom verräucherten Kneipenabend mit seinen Kumpels zurückkommt
7. eine große Tierliebe entwickelt und permanent mit dem Hund Gassi geht
8. auffallend lange am PC sitzt und mit hochrotem Kopf hektisch die Seiten schließt, sobald Sie dazu kommen
9. keine Lust mehr auf Sex hat
10. Körperkontakt generell meidet oder aber beim Sex urplötzlich neue Varianten einbringt, nachdem 10 Jahre alles nach Schema F abgelaufen ist
11. sich für ein neues Hobby begeistert, das nicht im heimischen Keller stattfindet sondern in irgendeinem Verein und dieses Hobby mit Ausflügen ohne Anhang verbunden ist
12. sich bei einem merkwürdig gelegenen Fitnessstudio anmeldet (könnte sein, dass die Wohnung der

Geliebten in der Nähe liegt...)

13. trotz mehrmaligem Fitnesstraining pro Woche einfach nicht straffer aussieht
14. vier Stunden zum Tanken braucht
15. länger anhaltend scheinbar grundlos sehr gut/schlecht drauf ist
16. das Telefon läutet und keiner dran ist, sobald SIE den Hörer abnehmen
17. nach einem Frauenparfüm duftet
18. plötzlich eine Allergie und blaue Flecken hat (damit könnte er eventuelle Knutschflecken oder andere Spuren erklären wollen)

Oder aber diese ganze Liste landet auf dem Müll und wir vertrauen dem Ergebnis einer Studie von britischen Forschern, die Folgendes als Hinweise fürs Fremdgehen ermittelt haben: Männer um die 40, die gern einen trinken, gut verdienen und beim Beziehungsstreit immer Recht behalten wollen, sind zu 70 % Fremdgeher...

Stufe 2: Vertrauen ist gut, Kontrolle ist besser

Einfache Beruhigungsmaßnahmen sind...
Kilometerstand an seinem Auto überprüfen
Handyrechnung nach häufig gewählten Nummern durchgehen
Handyverzeichnis durchsuchen
Kontoauszüge überfliegen (Achtung! Nicht nur auf Extrakosten achten, sondern auch darauf, wo das Geld abgehoben wurde)
Spy-Software bei seinem PC einsetzen
Internetseiten nachvollziehen (Browser vergisst nichts!)
Hotels, in denen Sie noch nie waren und die plötzlich

Broschüren schicken, anrufen
Kollegen/Freunde unauffällig ausfragen, wie es denn da und dort war (wo ER angeblich mit just diesen Menschen war...)
seine Klamotten vor der Wäsche/Reinigung lieber ein wenig genauer untersuchen (Kinokarten in der Hosentasche?)
Geldbeutel nach Kondomen durchforsten
einfach fragen! Manchmal ist er erleichtert, wenn es endlich raus ist. Allerdings kommt es auf das WIE an. Ich rate - falls Sie ihn zu Unrecht verdächtigt haben!!!- zu einer charmanten und möglichst subtilen Herangehensweise. Wir wollen doch nicht, dass Sie ihn mit unnötiger Eifersucht erst in die Arme einer anderen treiben!

Stufe 3: Es wird ernst...

... wenn sich o.g. Dinge häufen und die Unsicherheit an Ihnen zu nagen beginnt. Dann – vor allem wenn er unschuldig ist! - wäre das für Ihre Beziehung eher kontraproduktiv, weil SIE plötzlich merkwürdig werden. Ergo? Handlungsbedarf ist dringendst angesagt!
Nachstehende Tipps allerdings ohne Gewähr!
Professionelle Hilfe ist nun meist nicht mehr zu vermeiden: Je nach Geldbeutel empfiehlt sich ein
PRIVATDETEKTIV (im Gegensatz zu in Krimis weit verbreiteten Action-Stories ist das im ganz normalen Arbeitsalltag eine der Haupteinnahmequellen von Detekteien). Hier wird Ihr Holder auf Schritt und Tritt beobachtet und ein eventueller Fehltritt bildlich dokumentiert.

Oder für besonders kreative und mutige Frauen eine TREUETESTERIN. Könnte billiger und schneller arbeiten als die Detektei (dafür aber auch einen schlafenden Hund erst wecken...). Hier werden attraktive Frauen extra auf Ihr Goldstück angesetzt. Sprich angeflirtet, verführt. Ein Date für den <Vollzug> ausgemacht. Erst wenn er auch da schwach würde, springen die Ladies ab und
machen Meldung.

Für moderne, mit der TECHNIK vertraute Frauen empfehlen sich Handy- und Internetanbieter, welche die Handy-Ortung des Partners möglich machen. In Städten ist eine Ortung (der Spaß kostet etwa ab 99 Cent aufwärts) bis auf 50 Meter Entfernung möglich. Diese Art der Treuekontrolle ist übrigens ganz legal! Angeblich jedenfalls sind diese Services vom Landesamt für Datenschutz in NRW genehmigt, wie bild.de berichtet.

Ein PAARTHERAPEUT könnte auch nicht schaden. Kann ja sein, dass Ihre Beziehung einfach nur in einer ganz normalen Krise ist und sich Ihr Bester zurückzieht und noch gar nicht anderweitig geguckt hat. Dann haben Sie mit einer Therapie (falls er drauf einsteigt) vielleicht noch gute Chancen, das Schlimmste zu verhindern und ihre Partnerschaft erfolgreich zu reanimieren.

Eine kleine Lesehilfe/Fränkisch für Nicht-Franken:

Allmächd! -	Typisch fränkischer Ausruf, verursacht durch Entsetzen/Freude/Überraschung
Achgodderlana -	häufig genutzter Ausruf des Bedauerns
Bimbala Wichdich -	Person, die sich für bedeutend hält (es aber meistens nicht ist)
Bratkartoffelverhältnis -	nicht so ganz offizielle Liebesbeziehung
Weizen -	Weißbier
Schäufele-	Schulterstück vom Schwein
Kirschenmännla-	Kirschmichel
Drei in aan Wegglaa -	3 Rostbratwürste (klein, mager) in einer Semmel. Klassisches Nürnberger Gericht
der Glubb-	der 1. FCN, traditionsreicher Nürnberger Fußballverein
fei -	im Hochdeutschen nicht existierendes Füllwort, um eine Aussage zu unterstreichen

groood oooh- jemand, der sehr direkt ist und sagt, was er denkt (ohne Nachzudenken)

Moosbüffel- Bewohner der Oberpfalz

Grischbala- äußerst zierlicher Mensch

Schmankerl- was Leckeres, was Besonderes (auch metaphorisch gemeint)

Allgemeine Übersetzungshilfen:

Der Franke kennt kein <d> und <t> sondern das <harte deee und das weiche deee>. Man orientiere sich bei der Aussprache bitte an Vorzeige-Franke und Fußball- Weltmeister Loddar Maddäus.

Gleiches gilt für das <harte und das weiche beeee<. (<super> = <subber>)

Die Silbe <ig> wird gerne als <ich> gesprochen, auch da, wo es nach gültigen Ausspracheregeln nicht nötig wäre.

Das <ü> wird oft als <ä> ausgesprochen (Beispiel <Fürth> = <Färdd>)

Außerdem wird dem klassischen fränkischen Eingeborenen gerne unterstellt, er sei nicht kommunikativ. (Eine Behauptung, die selbstverständlich nicht zutrifft. Der Franke spricht nur nicht mit jedem)

Damit Sie sich in Beverlys Welt zurecht finden:

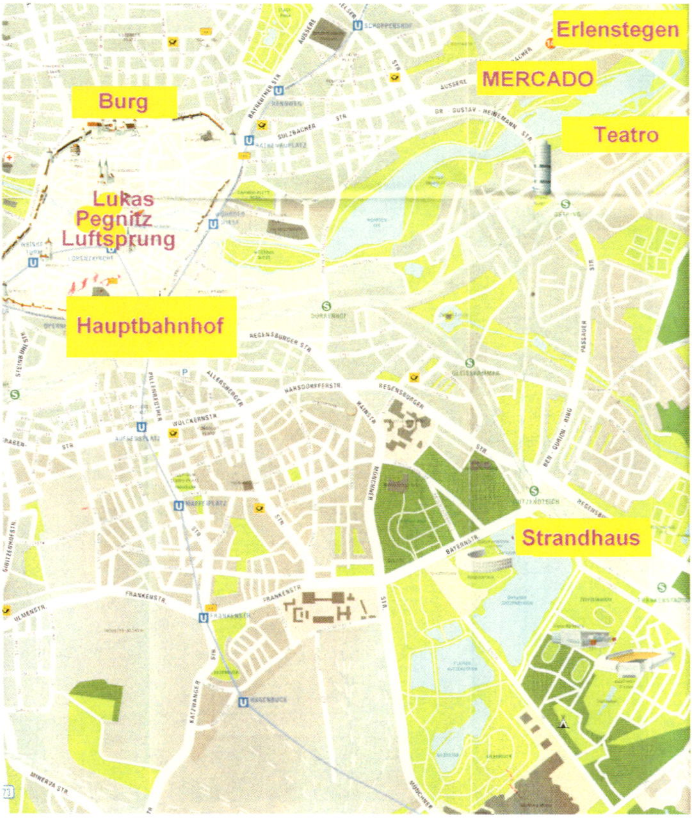

Im Buch auftauchende Orte:

Walberla -	Berg in der Nähe von Forchheim, beliebtes Ausflugsziel, gilt auch als Kraftort
Nürnberg –	alle Locations im Buch sind auf der Karte eingezeichnet.

QUELLENNENNUNG:

Danke an:

Apotheken-Umschau * STERN * Abendzeitung COSMOPOLITAN * BILD * FREUNDIN * FAZ SZ * Men´s Health * dpa * BRIGITTE WOMAN * TINA * BUNTE * TV Hören und Sehen * FOCUS * WOMAN * Nürnberger Nachrichten * YOUNG WOMEN´S MAGAZIN * FHM * Glamour

Des Weiteren lagen zugrunde Umfragen durchgeführt von GEWIS, GfK, Uni Göttingen, Uni Hamburg. Außerdem das Buch <Das weibliche Gehirn> von Lou Ann Brizendine (erschienen bei Hoffmann & Campe). Zitiert habe ich aus dem Buch <Wie Männer wirklich ticken> von Hauke Brost (Verlag Schwarzkopf & Schwarzkopf)

Wer tierisch viel Gutes tun möchte, darf sich gerne mal auf den Homepages oder vor Ort umgucken:

Tierhilfe Mallorca e.V.
www.tierhilfe-mallorca.de
Calle Pedro Seriol 20 in Andratx

Verein für exotische Tiere in Not
www.raubkatzenstation.de oder dem neuen Verein, ebenfalls in Wallersdorf bei Ansbach

Förderverein Gnadenhof Pegnitz
www.foerderverein-gnadenhof.de

www.peta.de

...und natürlich überall dort, wo Not am Mann bzw. am Tier ist!